人体生理学

汎盟誠明裕之章典洋
晨哲康隆一良孝
島野柳合田原井中屋
黒浦柏河窪篠高丸守

共著

朝倉書店

● 執筆者 ──────────

黒島 晨汎　旭川医科大学名誉教授
浦野 哲盟　浜松医科大学教授
柏柳 　誠　旭川医科大学教授
河合 康明　鳥取大学教授
窪田 隆裕　大阪医科大学教授
篠原 一之　長崎大学教授
髙井 　章　旭川医科大学教授
丸中 良典　京都府立医科大学教授
守屋 孝洋　長崎大学講師

はじめに

　本書は人体の生理学の要点を学ぼうとする人々のために，現在生理学の教育，研究の第一線で活躍している著者達が，各自の専門を中心に執筆したものである．からだ全体の視野のなかで，その複雑な生体現象であり，生きるためのからだの知恵ともいうべき生理を理解できるように心がけた．また，単なる知識の羅列ではなく，瑣末に至らないように，しかしある程度詳しい内容を盛り込むようにした．

　いうまでもなく，生理学は科学的な医学を構築するうえで重要な基礎分野であり，近年のその学問としての進歩は著しいものがある．著者達はそのような発達によって得られた新しい知見も，必要に応じて最小限度取り入れるように努めた．したがって本書は，一般的な人体生理学の確実な理解に役立つものとなっている．また，看護師，保健師をはじめとして，各種コメディカル職を目指す人々に必要な人体生理学の基本的な知識を提供するとともに，さらに参考文献，参考図書を併記して，専門的な学習への手引きとしても活用できる内容となっている．

　本書の前身は，『人体生理学入門』(1971)，『新版 人体生理学入門』(1985)，『最新 人体生理学入門』(1992)である．これらはいずれも伊藤眞次・黒島晨汎の2名の共著としてまとめたものであったが，今回，各先生方にご参画いただいて，全面的に書き改めた．内容的にいっそう充実したものとして各分野で人体生理学について学ぶ人々の要望に応えられるように心から願っている．

　なお，本書の企画と刊行について多大なご支援をいただいた朝倉書店の各位に深く感謝し，お礼を申し上げる．

　　　　　　　　　"われわれは科学的実験によってのみからだの知恵を理解することができ，それによって，疾病と苦痛を克服して，人類に課せられた苦しみから救われるであろう．"
　　　　　　　　　　　　—— Starling, E. H.（英国生理学者，1866-1927）

2006年2月

　　　　　　　　　　　　　　　　　　　　　　　　　　　黒 島 晨 汎

目　　次

1．人体生理学とは　　（黒島晨汎）

　　a．恒常性（ホメオスターシス）維持　1　　c．生体リズム　2
　　b．生理的適応　2

2．細 胞 生 理　　（高井　章）

2.1　細胞の微細構造 …………………………………………………………………… 4
　　a．核　5　　　　　　　　　　e．リボソーム　6
　　b．ミトコンドリア　5　　　　　f．リソソーム　6
　　c．細胞内小胞体　6　　　　　　g．細胞骨格　6
　　d．ゴルジ体　6　　　　　　　　h．細 胞 膜　6
2.2　体　　液 ………………………………………………………………………………… 7
　　a．体液分画　7　　　　　　　　b．電解質組成　7
2.3　細胞膜物質輸送 …………………………………………………………………… 9
　　a．受 動 輸 送　9　　　　　　　b．能 動 輸 送　10
2.4　膜　電　位 ……………………………………………………………………………… 10
　　a．静止膜電位　10　　　　　　　b．活動電位　11
2.5　伝達物質受容体 …………………………………………………………………… 11
　　a．7回膜貫通型受容体とGタンパク　　c．受容体チャネル　13
　　　　12　　　　　　　　　　　　d．細胞内受容体　13
　　b．1回膜貫通型受容体とチロシンリ
　　　　ン酸化　12

3．血液・造血器・リンパ系　　（浦野哲盟）

3.1　血液成分とその産生機構 ……………………………………………………… 14
　　a．血 液 成 分　14　　　　　　　c．造血に要する因子　16
　　b．産 生 調 節　15　　　　　　　d．貧　　血　16
3.2　血液の役割 …………………………………………………………………………… 17
　　a．運　　搬　17　　　　　　　　c．循環血液量の維持機構　21
　　b．pH調節機構　20　　　　　　　d．感染防御機構　23

3.3 血液型 ……………………………………………………………………………… 24

4. 神 経 系　（篠原一之・守屋孝洋）

4.1 神経系の基本 …………………………………………………………………… 26
　　a. 神経系を構成する細胞の種類　26　　c. 興奮の伝導　28
　　b. 神経細胞の構造　27　　　　　　　d. シナプス伝達　29
4.2 末梢神経系 ……………………………………………………………………… 31
　　a. 末梢神経系の分類　31　　　　　　c. 脊髄神経　32
　　b. 脳神経　31
4.3 自律神経 ………………………………………………………………………… 33
　　a. 自律神経の種類・構造　33　　　　b. 自律神経の作用　34
4.4 体性神経 ………………………………………………………………………… 35
　　a. 運動神経　35　　　　　　　　　　b. 脊髄反射　35
4.5 中枢神経系 ……………………………………………………………………… 37
　　a. 中枢神経系のあらまし　37　　　　e. 小　脳　42
　　b. 大　脳　38　　　　　　　　　　　f. 延　髄　43
　　c. 視床・視床下部　41　　　　　　　g. 脳の活動レベルと睡眠　44
　　d. 中　脳　42

5. 皮　膚　（柏柳　誠）

5.1 触圧覚 …………………………………………………………………………… 46
5.2 温度感覚 ………………………………………………………………………… 48
5.3 痛　覚 …………………………………………………………………………… 48
5.4 皮膚感覚の中枢への伝達 ……………………………………………………… 49

6. 運動器系　（高井　章）

6.1 骨格筋（錘外筋）………………………………………………………………… 51
　　a. 骨格筋の内部構造　52　　　　　　c. 骨格筋の機能的分化　55
　　b. 筋収縮の分子メカニズム
　　　：「滑り説」　55
6.2 骨格筋の神経支配 ……………………………………………………………… 56
　　a. α運動ニューロンとγ運動ニュー　　b. 神経筋単位　56
　　　ロン　56　　　　　　　　　　　　c. 神経-筋接合部：終板　57
6.3 骨格筋における興奮-収縮連関とCa^{2+}イオン ……………………………… 58
6.4 筋の伸展と張力の受容器：筋紡錘と腱紡錘 ………………………………… 59
　　a. 筋紡錘　60　　　　　　　　　　　c. 筋紡錘，腱紡錘の関与する重要な
　　b. 腱器官　61　　　　　　　　　　　　反射　62

6.5 心筋と平滑筋：骨格筋との比較 ·· 63
  a．心　　筋　64　 b．平　滑　筋　67

7. 循環器系　（河合康明）

7.1 心筋の収縮 ·· 71
  a．心筋の種類　71　 d．心筋の興奮-収縮連関　72
  b．心筋の特徴　72　 e．心筋の力学特性　73
  c．心筋の興奮　72

7.2 心臓の電気的活動と心電図 ·· 74
  a．刺激（興奮）伝導系　74　 c．心　電　図　75
  b．心臓リズムの調節　75

7.3 心　周　期 ·· 77
  a．収縮期と拡張期　77　 c．心　　音　78
  b．弁の働き　77　 d．心臓の仕事量　78

7.4 心拍出量の調節 ·· 79
  a．内因性調節機構　79　 b．外因性調節機構　79

7.5 体循環と肺循環 ·· 80
  a．血流分配　80　 c．血管抵抗　82
  b．血管の機能的分類　81

7.6 血　　圧 ··· 82
  a．血圧波形　82　 d．静水圧の影響　83
  b．血圧測定　83　 e．血圧調節機構　84
  c．静脈圧　83

7.7 毛細血管における物質交換 ·· 86
  a．微小循環の構造　86　 c．物質交換　87
  b．微小循環内の流れ　87

7.8 リンパ循環 ·· 88
  a．リンパ経路　88　 c．リンパ輸送　89
  b．リンパ産生　89

7.9 特殊な循環 ·· 89
  a．脳　循　環　89　 c．肺　循　環　90
  b．冠　循　環　90　 d．胎児循環　90

7.10 運動時の循環反応 ·· 91
  a．骨格筋循環　91　 c．肺　循　環　92
  b．心拍出量の増加　92

8. 呼吸器系　(丸中良典)

8.1　呼吸器の構成と構造 …… 93
8.2　呼吸器運動 …… 93
　　　a．肋骨の運動　94　　　b．胸膜腔　95
8.3　肺気量 …… 95
8.4　肺機能評価 …… 96
　　　a．肺活量　96　　　b．努力肺活量と強制呼出曲線　97
8.5　死腔・肺胞換気と呼吸数 …… 97
　　　a．解剖学的死腔と生理学的死腔　98　　　b．肺胞換気と呼吸数　98
8.6　換気と呼吸運動 …… 98
8.7　吸気・呼気・肺胞気・血液中のガス組成 …… 99
8.8　ガス交換 …… 100
8.9　酸素運搬におけるヘモグロビンの役割 …… 101
8.10　二酸化炭素の末梢組織から肺への輸送 …… 102
8.11　酸塩基平衡と血液のpH緩衝作用 …… 103
8.12　呼吸調節 …… 105
　　　a．神経性調節　105　　　b．化学性調節　106
8.13　呼吸異常 …… 107
　　　a．チェーン-ストークス呼吸　107　　　c．睡眠時無呼吸症候群　108
　　　b．過換気症候群　108

9. 消化器系　(黒島晨汎)

9.1　消化と吸収の調節機構 …… 109
　　　a．神経性調節　109　　　c．傍分泌性調節　111
　　　b．内分泌性調節　110
9.2　消化器系の運動 …… 111
　　　a．口腔と咽頭　111　　　d．小腸　115
　　　b．食道　113　　　e．大腸の運動　116
　　　c．胃　113
9.3　消化液の分泌 …… 117
　　　a．唾液　117　　　d．腸液の分泌　123
　　　b．胃液　118　　　e．胆汁の分泌　123
　　　c．膵液の分泌　121
9.4　消化と吸収の過程 …… 126
　　　a．糖質の消化と吸収　128　　　c．脂質の消化と吸収　129
　　　b．タンパク質の消化と吸収　129　　　d．ビタミンの吸収　131

e．水と電解質の吸収　*131*

10．腎・尿路系　　（窪田隆裕）

10.1　腎・尿路系の働きの概要 ……………………………………………………………… *134*
10.2　腎の構造 ………………………………………………………………………………… *134*
　　　a．血管系　*134*　　　　　　　　b．ネフロンの形態　*135*
10.3　腎循環 …………………………………………………………………………………… *136*
　　　a．腎血流量の自己調節能　*137*　　b．腎血流量の調節因子　*138*
10.4　腎クリアランス ………………………………………………………………………… *138*
10.5　糸球体機能 ……………………………………………………………………………… *140*
　　　a．有効ろ過圧　*140*　　　　　　c．尿細管・糸球体フィードバック
　　　b．傍糸球体装置　*140*　　　　　　　*141*
10.6　尿細管の構造と機能 …………………………………………………………………… *141*
　　　a．物質輸送機構　*142*　　　　　d．遠位尿細管　*144*
　　　b．近位尿細管　*144*　　　　　　e．接合尿細管　*144*
　　　c．細いヘンレ脚での輸送　*144*　　f．集合管　*144*
10.7　尿濃縮・希釈機構 ……………………………………………………………………… *145*
10.8　腎臓での酸-塩基平衡調節 ……………………………………………………………… *145*
10.9　排尿 ……………………………………………………………………………………… *147*
　　　a．尿管の機能　*147*　　　　　　b．膀胱と排尿反射　*147*

11．内分泌・代謝・栄養・体温　　（黒島晨汎）

11.1　ホルモンの作用機構 …………………………………………………………………… *149*
　　　a．ペプチド，タンパクおよびアミン　b．ステロイド，アミノ酸ホルモン
　　　　ホルモン　*149*　　　　　　　　　　*149*
　　　　　　　　　　　　　　　　　　　c．許容作用　*149*
11.2　ホルモン分泌の調節 …………………………………………………………………… *150*
　　　a．視床下部-下垂体系による調節　　c．自律神経，固有の分泌刺激による
　　　　150　　　　　　　　　　　　　　調節　*151*
　　　b．フィードバック調節　*151*
11.3　下垂体前葉 ……………………………………………………………………………… *152*
　　　a．成長ホルモン（GH）　*152*　　c．β-エンドルフィン　*152*
　　　b．プロラクチン（PRL）　*152*
11.4　下垂体中葉 ……………………………………………………………………………… *153*
11.5　下垂体後葉 ……………………………………………………………………………… *153*
　　　a．バゾプレッシン　*153*　　　　b．オキシトシン　*154*
11.6　松果体 …………………………………………………………………………………… *154*

- 11.7 膵内分泌系 154
    - a. インスリン 155
    - b. グルカゴン 156
- 11.8 甲状腺 157
    - a. T_4, T_3 157
    - b. カルシトニン（CT） 159
- 11.9 上皮小体（副甲状腺） 159
- 11.10 副腎 160
    - a. 副腎髄質 160
    - b. 副腎皮質 162
- 11.11 性腺 166
    - a. 性腺刺激ホルモン 166
    - b. 性ホルモン 166
- 11.12 その他の内分泌性因子 169
- 11.13 代謝・栄養・体温 170
    - a. エネルギー代謝 170
    - b. 体温 178

12. 生殖 （黒島晨汎）

- 12.1 生殖機能の発達 187
    - a. 脳と生殖機能 187
    - b. 性の決定と分化 187
    - c. 男性の生殖機能 189
    - d. 女性の生殖機能 192
    - e. 受精過程 194
    - f. 妊娠 195
    - g. 分娩 197
    - h. 授乳 198
    - i. 生殖能力の回復 198
    - j. 更年期と閉経 198

13. 特殊感覚 （柏柳　誠）

- 13.1 視覚 201
    - a. 眼球の構造 201
    - b. 網膜 202
    - c. 桿体・錐体 203
    - d. 遠近調節 205
    - e. 視力 206
    - f. 暗順応と明順応 207
    - g. 視覚情報の中枢への投射 207
    - h. 眼球運動 208
- 13.2 聴覚・平衡覚 208
    - a. 聴覚 208
    - b. 平衡覚 210
- 13.3 味覚と嗅覚 211
    - a. 味覚 211
    - b. 嗅覚 213

索引 215

1 人体生理学とは

　生理学は生体現象を追究することにより，生体機能の法則を解明しようとする学問である．単細胞生物ではあらゆる生命過程が一個の細胞内で行われているが，多細胞生物，とくに生物として最も精緻なさまざまな機構をもつヒトでは特殊の機能を受けもつ細胞の集まりである組織，器官，さらにそれらから形づくられる消化系，呼吸系，循環系，泌尿系，生殖系，さらにこれらの系の働きを統合調節する神経系および内分泌系によって，個体が成り立っている．人体生理学ではこのようなヒトで示される生命現象の分類，それらのもたらす結果と相対的な意義，身体機能の発現部位，さらに細胞を取り囲む体の内部の状態（内部環境）および体の周辺の状態（外部環境）の変化との相互関係を明らかにすることによって独立した個体すなわちシステムとして体を理解しようとする．

　たとえば運動時の体についてみると，収縮する筋肉へ酸素とエネルギー源を供給するために呼吸と循環の機能が高まり，筋肉の血管が拡張する．筋収縮によって産生された過剰の体熱を放散するために体温調節機能が働き，皮膚血管の拡張と発汗が促進する．さらにアドレナリン，グルカゴンの分泌が増加して肝臓に貯蔵されているグリコーゲンと脂肪組織の脂肪が分解して，グルコース，脂肪酸が出て，エネルギー源として筋肉に供給される．また下垂体後葉からのバゾプレッシンの分泌が尿量を減少させ，筋肉血管の拡張に伴う循環血液量の増加と発汗に必要な体水分の保有に働く．このように運動には体内の複数の機能系による複雑な共同調節が行われている．

　体の働きを支える調節機構の基本原理として次のものがある．

a．恒常性（ホメオスターシス，homeostasis）維持

　生体が不断の外的および内的状態の変化の中に置かれながら，種々の機能や体液，組織の化学組成などを生理的な範囲内に保ち，個体としての独自性と生存を確保する性質を恒常性という．生理学はこの恒常性維持のための機構を明らかにすることを目的とする学問であるともいえる．生理的な機能や量が変化すると恒常性維持機構が駆動され，反対方向への代償性の変化が起こる．恒常性を乱すような刺激は

ストレスといわれ，その結果引き起こされた反応はストレス反応（ひずみ）と呼ばれる．Selye, H. は前者をストレッサー，後者をストレスとしたが，生理学ではストレス-ストレス反応が一般的に使用される．

このような恒常性維持機構の必要な要素として次の三つがあげられる．

① **受容器**（sensor）：種々の変化に対して特異的に反応するように分化している．

② **効果器**（effector）：たとえば筋肉，分泌腺など．また循環器系，呼吸器系，消化器系，腎臓系は恒常性を促進する効果器系といえる．

③ **協調・統合系**（regulatory system）：①と②を連結するもので，神経系と内分泌系である．

まずこれらの要素は負のフィードバック機構によって恒常性を確立維持する．すなわち，ある恒常性の設定値と発現した制御量との差を誤差信号として捉え，その差をできるだけ小さくするように制御量を決めている操作量を変える．この機構には単に制御量の変化に反応するものと，変化速度に反応するものとがある．後者は誤差が完全に発現しないうちに，強くて，迅速な代償性反応を起こす．実際にほとんどすべての受容器は，たとえば血圧調節の圧受容器のように，変化量より変化速度を一層よく感受する．

b．生理的適応（physiological adaptation）

恒常性維持機構の上記の要素には適応性変化がみられる．すなわち内部環境および外部環境の変化が反復して，あるいは持続的に，長期間生体に作用すると，生体は恒常性維持機構の要素の働きを変化させて，内部環境および外部環境の変化に対して一層効率的に生体機能の恒常性の維持ができるようになり，さらにより大きな変化に対する生体の抵抗性が増強されるようになる．このような生体の変化を生理的適応という．たとえば暑熱暴露による発汗の促進，寒冷暴露による熱産生の促進，運動トレーニングによる骨格筋の肥大などがあげられる．適応性変化は新しい機能の発現によるものではなく，すでに遺伝子レベルで存在している形質の発現がいろいろな機序によって誘導される結果である．

c．生体リズム（biological rhythm）

生体機能には生物時計と呼ばれる遺伝形質として固定した振動現象があり，恒常性はこの振動現象の上に成り立っていると考えられる．振動現象のうちで周期性の明らかなものを**生体リズム**といい，ほぼ1

日の周期をもつ**概日リズム**（**サーカディアンリズム**，circadian rhythm）がよく知られている．たとえば睡眠-覚醒，体温，ホルモン分泌などのリズムがある．長い進化の過程で形成された生存のための基本的な有力な適応戦略ということができる．概日リズムの中枢，すなわち生物時計は視床下部視交叉上核に存在する．

以上にみたように，生体はそのすべての機能に対して統合的な調節を営む機構を備えており，この機構が生体をシステムとして成立させている．

参考文献

1) 本郷利憲他監修：標準生理学（第6版），医学書院，2005.
2) 岡田泰伸他訳：ギャノング 生理学（原書第21版），丸善，2004.
3) 荒木　峻他編集：環境科学辞典（特にストレスの項参照），東京化学同人，1985.

2 細 胞 生 理

われわれの体は，50兆（50×10^{12}）個とも100兆個ともいわれる細胞（cell）からなっている．体を構成するこのような膨大な数の細胞は，もともとはただ1個の受精卵が分裂を繰り返して生じたものであるが，大きさ，形，内部構造などにおいて著しく多様に分化し，神経，骨格筋，心臓，血管，消化管，分泌線などそれぞれ特有の機能を分担する**器官**（organ）を形成している．

個々の人体細胞の体積は200〜15,000 μm^3 と非常に小さいが，体全体では $50 \sim 100 \times 10^3$ cm^3 のオーダーになるので，細胞がその活動に必要とする物質の収支を，単純な拡散に基づく外界との直接的なやりとりでまかなうことは原理的に不可能である．実際には，細胞が直接的に接触しているのはそれを取り巻く**内部環境**としての**間質液**（interstitial fluid，**細胞間液**（intercellular fluid）ともいう）であって，細胞はそこから栄養素や酸素などを取り込んで絶えず物質代謝を行い，生じた炭酸ガスなどの老廃物を放出している．間質液の組成や温度はこうした細胞の絶え間ない代謝活動にもかかわらず大きく変動することはなく，**恒常性**（homeostasis）が保たれているが，それは血流循環を介し呼吸器，消化器，腎臓などの働きによって実現されているのである（図2.1）．**内部環境の恒常性**維持のメカニズムの詳細を理解することは，生理学の学習における最も重要な目標の一つである．

内部環境
フランスの生理学者ベルナール（C. Bernard, 1813-1878）の用語．

恒常性
米国の生理学者キャノン（W. B. Cannon, 1871-1945）の用語．

2.1 細胞の微細構造

細胞ひいては体全体の設計図に当たる遺伝情報は，DNAの塩基配列にコード化され記録されているが，ヒトなど**真核生物**（eukaryotes）の細胞では，それは**核**（nucleus）と呼ばれる二重の膜からなる袋状の構造（図2.2）の中に保存されている．真核生物の細胞（真核細胞）の中を電子顕微鏡で観察すると，核の他に，ミトコンドリア，粗面小胞体，滑面小胞体，ゴルジ装置，リボソームといった多くの微細な構造が認められる．これらを**細胞（内）小器官**（organel-

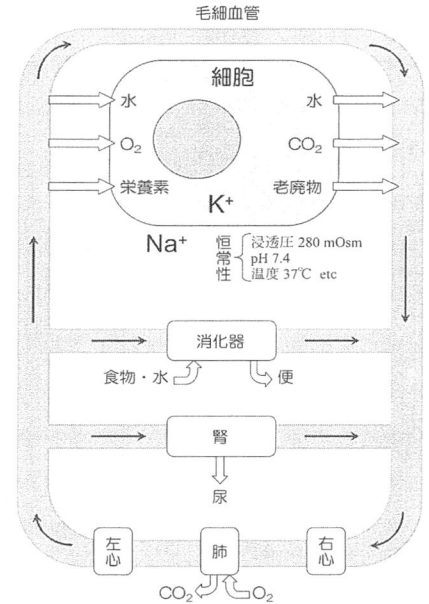

図 2.1 内部環境の恒常性
細胞を取り巻く内部環境の恒常性は，血液循環を介し呼吸器，消化器，腎臓などの働きによって維持されている．

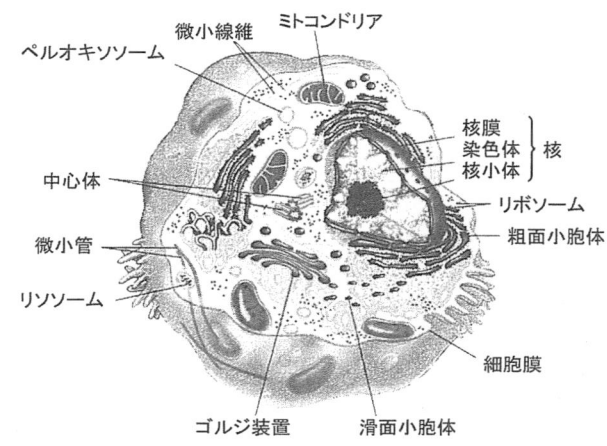

図 2.2 細胞の内部構造
一般的な真核細胞の模式図．細胞体の一部を切り去って内部構造が見えるように描いてある．細胞内には核の他，ミトコンドリアや小胞体などさまざまな小器官が存在する．

1a）と呼ぶ（図2.2）．はっきりとした細胞内構造物をもたないバクテリアのような**原核生物**（prokaryotes）と比べるとき，核をはじめとした細胞小器官をもち，それらが多くの複雑な機能を効率的に分担して遂行していることは真核細胞の最も重要な特徴である．細胞内の核以外の部分を**細胞質**（cytoplasm，または細胞基質，細胞形質）と称する．細胞質は**細胞膜**（cell membrane，または**形質膜**（plasma membrane））によって外界と境されている．

a．核（nucleus）

核膜に包まれ，分裂期以外の細胞では核は原則として1個の細胞に1個存在する．核の内部には染色体があり，その中に遺伝情報を担うDNAが塩基性タンパク質の一種である**ヒストン**（histone）により安定化された状態で保存されている．RNAとタンパク質とからなる**核小体（仁）**（nucleolus）は**リボソーム**（ribosome）（後述）の前駆体が合成される場である．

核は，赤血球では分化の途中でその他の細胞小器官とともに完全に失われてしまい存在しない．一方，多数の筋芽細胞が融合して形成される骨格筋細胞は多数の核をもつ．

b．ミトコンドリア（mitochondria）

真核生物の細胞質中に多数分散して存在する楕円型の細胞小器官．内部に**クリスタ**（cristae）と呼ぶ棚状の構造がある．トリカルボン酸サイクル，電子伝達系および両者に共役する酸化的リン酸化

(oxidative phosphorylation) の酵素群を含み，好気的条件下における主要な ATP 産生の場になっている．独自の環状二本鎖 DNA をもち，自己増殖する．独立した好気性細菌が進化の過程で別の細胞に取り込まれ，共生したものといわれている．

c. 細胞内小胞体 (endoplasmic reticulum)

細胞質内で網目状に連なる扁平な嚢や細管からなる袋状の細胞内構造物．単に小胞体と呼ぶこともある．その表面をなす膜の基本構造は，細胞膜（下記）と同様である．リボソームが付着した粗面小胞体は分泌性タンパク質（消化酵素やペプチドホルモンなど）や膜タンパク（チャネル，トランスポータ，受容体など）の合成に，付着していない滑面小胞体はステロイドの合成などに関与する．

d. ゴルジ体 (Golgi body，または**ゴルジ装置**，Golgi apparatus)

> **ゴルジ体**
> 発見者ゴルジ (C. Golgi, 1844-1926) にちなむ．

細胞内小胞体と同じく，脂質二重層とタンパク質とからなる扁平な袋状の**槽** (cisterna) が 3 層かそれ以上重なって特徴的な槽板 (stack) を形成している．その主要な機能は，小胞体で合成された**前駆体タンパク質**を受け取り，修飾・加工して別々の小胞に包装し，細胞膜，リソソームといった最終目的地に選別輸送されるようにすることにある．

> **前駆体タンパク質**
> 酵素，ペプチドホルモンなどの分泌性タンパク質やイオンチャネル，受容体などの膜タンパク質は，まず粗面小胞体において 1 本の長いアミノ酸の連鎖である前駆体タンパク質として合成されたあと，ゴルジ体内に存在する酵素の働きで裁断されたり糖鎖付加などの化学的修飾を受けて完成する．

e. リボソーム (ribosome)

遺伝情報の翻訳，すなわちタンパク質生合成の場となる細胞内構造体．数種類のリボソーム RNA (rRNA) と多数のリボソームタンパク質の複合体．細胞質内に散在して細胞内酵素などを合成する場合には細胞質内に遊離した状態で，分泌型タンパクや膜タンパクを合成する場合には小胞体に結合して働く．

f. リソソーム (lysosome)

ゴルジ体から分離する形でつくられ，細胞内に散在する小さな球形の袋状小器官．内部にタンパク質，核酸，脂質を分解する加水分解酵素を含み，**細胞内消化**を行う．

g. 細胞骨格 (cytoskeleton)

細胞質内にあって細胞に一定の形態を与えている構造要素．微小管と種々の微小線維，中間径フィラメントからなる．主な構成タンパク質は，微小管ではチューブリン，微小線維ではアクチン，ミオシン，トロポミオシン，中間径フィラメントではデスミン，ビメンチンである．

h. 細胞膜

細胞膜は厚さが約 75 nm のきわめて薄い膜で，その主成分は脂質とタンパク質である．脂質の 80 % はリン脂質で，残りはコレステロ

ールや糖脂質が占める．図2.3に示すように脂質は二重層を形成し，親水基を膜の内外に，疎水基を膜の内層に向けている．タンパク質はこの膜中にモザイク状に浮かぶような形で存在する．後述のように，膜に存在するタンパク質（**膜タンパク質**，membrane protein）の中には，イオンチャネル，水チャネル，トランスポータや伝達物質受容体などとして働くものがある．なお，膜タンパク質の細胞外側は糖鎖による修飾を受けていることが多い（図2.3）．

1972年にシンガー（S. J. Singer）とニコルソン（G. L. Nicolson）によって提唱され，現在では広く受け入れられているこの膜構造のモデルは流動モザイクモデル（fluid mosaic model）と呼ばれる．

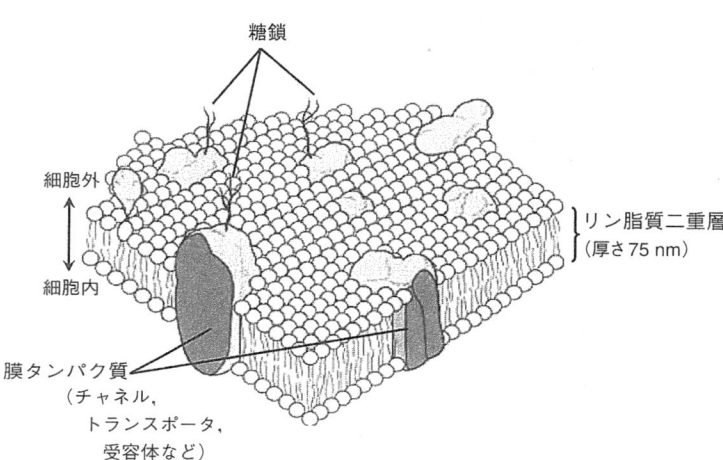

図 2.3 細胞膜の基本構造
細胞膜は，厚さ約 75 nm の薄いリン脂質二重層の中に，タンパク質がモザイク状に浮かんだ基本構造をもっている．

2.2 体　液

a．体液分画

成人男子で体重の60％を占める**体液**（body fluid）は，最大の生体成分である．その他，20％は脂肪，15％はタンパク質，残り5％は無機質である．

体液は細胞内液2/3と細胞外液1/3に区分される．細胞外液の3/4は管外細胞外液（間質液または細胞間液）で，1/4は管内細胞外液（血漿，リンパ液，脳脊髄液）である．

b．電解質組成

体液には細胞機能に重要な役割を果たす多くの電解質が含まれている．細胞外液と細胞内液の電解質組成には大きな違いがあり，細胞外液には陽イオンとしてNa^+が，陰イオンとしてCl^-が多いのに対し，細胞内液には陽イオンとしてK^+が，陰イオンとしてリン酸HPO_4^{2-}やタンパク質やアミノ酸などの膜を透過しない有機物が多い（図

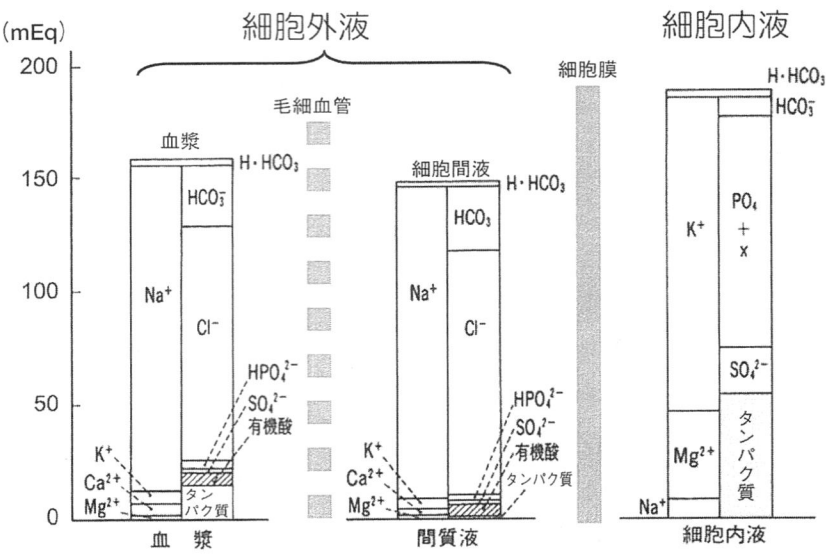

図 2.4 体液の電解質組成
ヒト体液の電解質組成．縦軸数値は当量モル濃度（1 L 当たりに含まれる電荷のモル数；単位 mEq）で表してある．（伊藤・黒島，1992 および Ganong, 2005 などによる）

2.4)．

このような細胞内と細胞外との著しい電解質組成の違いは，主に後述の Na^+/K^+ ポンプによる一次性能動輸送と，それに間接的に支えられる二次性能動性イオン輸送とによって生ずるものである．

なお，細胞外には 2.4 mM の Ca^{2+} が存在するが，細胞内の遊離 Ca^{2+} 濃度は，通常その 1/10,000 以下の 10^{-7} M 程度に保たれている．非常に多くの細胞において，細胞内の遊離 Ca^{2+} 濃度はさまざまな刺激によって一過性に数十倍に上昇し，細胞の活動状態を調節する信号としてきわめて重要な役割を演ずる（たとえば 6.1 節「骨格筋」を参照）．

> このような細胞内 Ca^{2+} の上昇は，イオンチャネルを通った細胞外からの流入や，細胞内小胞体内の貯蔵の放出などによって起こる．

細胞膜のような，溶媒としての水は比較的よく通すが，ほとんどの溶質に対しては不透過な膜（**半透膜**，semi-permeable membrane）では，膜を隔てて溶質濃度に差があると，濃度の低い側から濃度の高い側に向けて溶媒の移動が起こり圧差を生ずる．これが**浸透圧**（osmotic pressure）で，溶質の種類によらず単位重量の溶媒中に含まれるモル数に比例して強くなる．その比例係数は非常に大きく，わずかな基質濃度差によって非常に大きな**浸透圧効果**が現れる．Na^+ や K^+ をはじめとする電解質は，体液中の溶質として最もモル濃度が大きいため，体液浸透圧の成因としても最も重要である．そのわずかな乱れでも細胞の破裂など致命的な損傷を引き起こす危険性があるため，体

> 浸透圧効果
> たとえば，わずか 1 mM の NaCl 濃度差によって約 50 cmH_2O もの浸透圧が生ずる．

液浸透圧は腎臓の働きにより常に非常に狭い範囲に保たれている（10章「腎・尿路系」を参照）．

　細胞外液のうち，血漿と細胞間液とはほぼ同一の電解質組成をもつ（図2.4）．これは両者を境する毛細血管壁が大半のイオンを自由に透過させるためである．ただし，血漿中のタンパク質（アルブミン，グロブリンなど）は毛細血管壁を通らず組織間にほとんど漏れていかないので，血管内は間質液に比べタンパク濃度の分だけ濃度が高くなる（図2.4）．この濃度差によって生ずる浸透圧を**膠質浸透圧**（colloid osmotic pressure）と呼ぶが，これはいったん血管外に出た水分を血管内に回収するための力として重要である（7章「循環器系」を参照）．

2.3　細胞膜物質輸送

　細胞膜は細胞質と外界の境として細胞内成分の流出を阻止する働きがある一方，細胞の外側と内側との間における物質往来の場としても重要である．膜を通った物質の移動の形式は，受動輸送と能動輸送とに大別される（図2.5）．

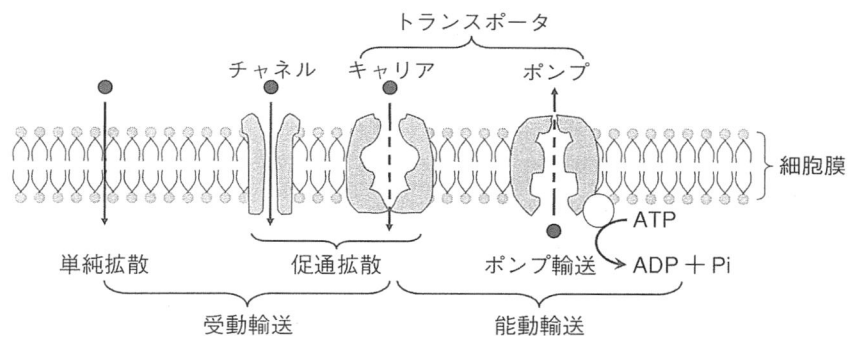

図 2.5　細胞膜物質輸送の様式
膜を通った物質の移動の形式は，受動輸送と能動輸送とに大別される．チャネル，キャリア，ポンプなどの本体は，細胞膜を貫通する膜タンパクである．詳細は本文参照．

a．受動輸送（passive transport）

　膜内外の**電気化学ポテンシャル**の勾配に従って物質が移動する場合である．単純拡散と促通拡散とがある．

　単純拡散（simple diffusion）は，濃度の高い方から低い方へ向かって脂質二重層中を物質が移動する場合で，脂肪，尿素やガス（O_2やCO_2）などはこの様式で細胞膜を通る．

　促通拡散（fascilitated diffusion）は，膜を貫通するタンパク質で

> **電気化学ポテンシャル**
> 濃度差に基づく拡散力と電位差に基づくクーロン力との和．

あるチャネル（channel）やキャリア（carrier）を通って物質が膜を通過する場合である．多くのイオンチャネル（ion channel）（後述2.5節を参照）やグルコース，アミノ酸など栄養素のキャリアが知られている．

b. 能動輸送（active transport）

膜内の担体タンパクの働きで電気化学ポテンシャル勾配に逆らって物質が輸送される場合である．何らかの形で外からエネルギーが供給される必要がある．担体そのものがATPを加水分解してエネルギーを取り出す酵素活性をもつ場合を一次性能動輸送（primary active transport）という．Na^+/K^+Mg^{2+}-ATPase（Na^+/K^+ ポンプ）がその典型である．一方，消化管や腎臓の尿細管の吸収上皮では，非常に多くの物質が，Na^+/K^+ ポンプの働きで生じた Na^+ の電気化学ポテンシャルを利用して作動するキャリアを介して輸送されている（図2.6）．このように，一次性能動輸送でつくり出された電気化学ポテンシャルを利用して起こる能動輸送を二次性能動輸送（secondary active transport）という．

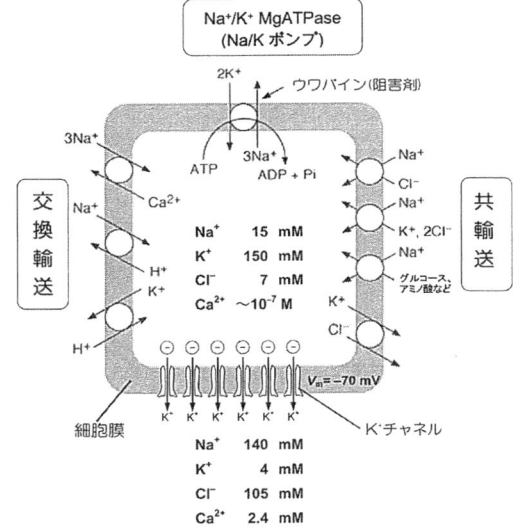

図 2.6 Na^+/K^+ ポンプと物質輸送
Na^+/K^+ ポンプによる一次性能動輸送によってつくり出された Na^+ の電気化学ポテンシャルは，共輸送，交換輸送などの形の二次性能動輸送に必要なエネルギーを供給する．一方，Na^+/K^+ ポンプによって細胞内にため込まれた K^+ は，K^+ チャネルを通って細胞外に流出しようとするが，細胞内に多く存在する負電荷を帯びた不透過なイオンはそれを引き留めるように働く．その結果，細胞内が負の細胞膜電位を生ずる．（Ganong, 2005を改変）

2.4 膜電位（membrane potential）

a. 静止膜電位（resting potential）

生きた動物細胞にKCl溶液を詰めたガラス管電極を刺入すると負の電位が記録される．このような電位差が発生する主因は，Na^+/K^+ ポンプの働きによって細胞内の K^+ イオン濃度が細胞外に比べて常に高く維持されている（前述）ことと，細胞膜に K^+ に対して選択的に

高い**透過性**（permeability）を示すイオンチャネル（K^+ チャネル）が数多く存在し開口していることとにある．すなわち，細胞内に多く存在する K^+ チャネルは電気化学ポテンシャルの勾配に沿って細胞外に流出しようとするが，細胞内に多く存在する負電荷を帯びた不透過なイオンがそれを引き留めるように働く結果，細胞内が負の細胞膜電位を生ずることになる（図 2.6）．このようにして生ずる非興奮時の細胞膜電位が**静止膜電位**である．

b．活動電位（action potential）

神経や骨格筋などのいわゆる**興奮性細胞**（excitable cell）では静止膜電位は $-70 \sim -90$ mV に達するが，これらの細胞には K^+ チャネルとともに，Na^+ に対して高い選択性の透過性を示すチャネル（Na^+ チャネル）が存在する．非興奮時には Na^+ チャネルは閉じているので膜電位に影響を与えないが，何らかの刺激によりわずかな**脱分極**（depolarization，膜電位がプラス側に変化すること）が起こると，非常に速く開きすぐにまた閉じる．Na^+ は K^+ とは細胞内外に逆の濃度差をもつため，この Na^+ チャネルの開口は，非常に速い一過性の膜電位の反転を生ずる．これが活動電位である．活動電位は数十〜100 m/s の速さで細胞膜を伝導する．神経においては信号が活動電位の頻度に変換されて送られるので，非常に速い信号の搬送が可能になっている．骨格筋を特徴づける非常に速い収縮の発生にも活動電位が深く寄与している（6.2 節参照）．

心筋や多くの平滑筋には Ca^{2+} に選択的な透過性を示すチャネル（Ca^{2+} チャネル）が存在する．細胞内 Ca^{2+} 濃度は，細胞外に比べ非常に低く保たれているので，その開口は Na^+ チャネルの場合と似た速い一過性の脱分極性膜電位変化を生じ，その場合も活動電位と呼ばれる．Ca^{2+} チャネルの開口によって生ずる活動電位は心筋や平滑筋の収縮調節に重要な役割を演ずる（6.5 節参照）．

2.5　伝達物質受容体

体を形づくる細胞は常に互いに**信号**（signal）を交換し合い，個体全体として目的に適合した働きをすることを可能にしている．細胞間における信号授受の様式として最も一般的なのは，送る側の細胞から放出された微量の**化学伝達物質**（chemical transmitter）を，受け取る側の細胞が特異的な**受容体**（receptor）で検知するというものである．各種の**ホルモン**（hormone）は化学伝達物質の典型である（11章「内分泌・代謝・栄養・体温」を参照）．信号が途中で神経の活動

電位頻度に変換され神経軸索を伝導して伝えられる場合であっても，最終的に神経終末から別の神経または筋や分泌細胞などの効果器に信号が渡される場所である**シナプス**（synapse）においては，神経終末から放出される**神経伝達物質**（neural transmitter）がいわばバトンとしての役割を演ずる．

一般的に伝達物質の受容体の本体は，細胞膜または細胞内に存在するタンパク質であることが知られている．伝達物質の受容体への結合から細胞に所定の反応が起こるまでの**信号伝達**（signal transduction）の様式には，図2.7に示すようなタイプが知られている．

> 細胞間を特殊なチャネルタンパク質が小孔で連結するギャップ結合（gap-junction）では，比較的低分子量の物質や，電気的信号の受け渡しが伝達物質を介さず直接的に起こる．

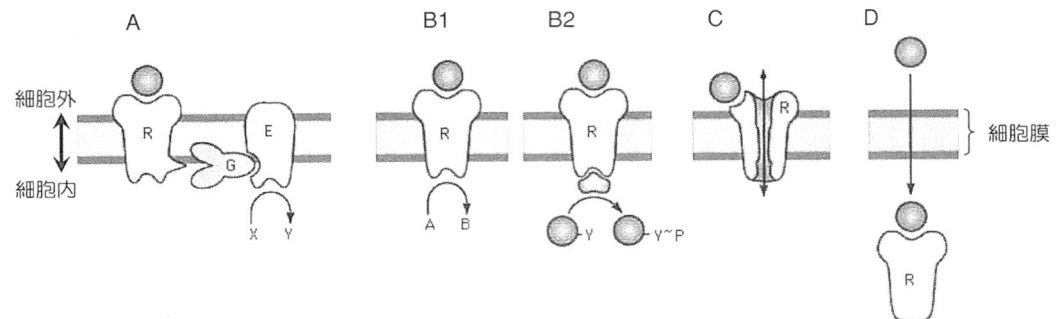

図 2.7　伝達物質受容体のいろいろ
A：膜を7回貫通する基本構造をもつタンパクが受容体（R）として機能し，三量体性GTPタンパクと共役して膜酵素を活性化して，cAMPやイノシトール三リン酸（IP$_3$）などの二次伝達物質の合成を起こす．B：膜を1回貫通する基本構造をもつタンパクが受容体として機能する．受容体そのものがチロシンリン酸化を起こす酵素（チロシンキナーゼ）活性を示すもの（B1）や，別分子として存在するチロシンキナーゼを活性化するもの（B2）などがある．C：受容体タンパクそのものがイオンチャネルを形成するタイプ．神経-筋接合部や神経間シナプスにみられる．伝達物質の結合によりチャネルが開口して，シナプス後電位を起こす．D：伝達物質は細胞膜を通過し細胞内にある受容体に結合し作用を表す．

a．7回膜貫通型受容体とGタンパク

膜を7回貫通する基本構造をもつタンパクが受容体として機能する．一般に三量体性GTP結合性タンパク（**Gタンパク**，G protein）と呼ばれる分子と共役して膜酵素を活性化し，cAMPやイノシトール三リン酸（IP$_3$）などの二次伝達物質を合成する（図2.7 A）．アドレナリン受容体（α型，β型とも），ムスカリン性アセチルコリン受容体，視床下部や下垂体から分泌されるペプチド型ホルモンの受容体などきわめて多くのものが知られている．発現が速やかで比較的短時間で完結する反応の調節に関わるものが多い．

b．1回膜貫通型受容体とチロシンリン酸化

膜を1回貫通する基本構造をもつタンパクが受容体として機能す

る．受容体そのものがチロシンリン酸化を起こす酵素（チロシンキナーゼ）活性を示すもの（図 2.7 B1）や，別分子として存在するチロシンキナーゼを活性化するもの（図 2.7 B2）などが知られている．前者に属するものとしてはインスリン受容体があり，後者に属するものとしては成長ホルモン受容体があげられる．7 回貫通型受容体に比べ，細胞分裂などの絡んだ複雑な反応の調節に関わるものが多い．

c．受容体チャネル（receptor channel）

受容体タンパクそのものがイオンチャネルを形成するタイプ（図 2.7 C）．伝達物質の結合によりチャネルが開口して，**シナプス後電位**（postsynaptic potential）を起こす．速い信号伝達に向いており，神経-筋接合部（6.2 節参照）や神経間シナプスにみられる．

d．細胞内受容体

この種の受容体は細胞内または核内にあり，亜鉛（Zn^{2+}）を含むタンパク質である．伝達物質は膜を単純拡散で通過し受容体に達する．伝達物質と受容体は複合体を形成し，核内の遺伝子の一定の配列に結合して，その下流にある特定の遺伝子の転写を開始させタンパクの発現を促す．ステロイドホルモン，ビタミン D や甲状腺ホルモンの受容体がこのタイプに属する．

引用文献

1) 伊藤眞次，黒島晨汎：最新人体生理学入門，p.5，朝倉書店，1992.
2) Ganong, W. F.：Review of Medical Physiology, 22nd ed., p.30, 35, 2005.

参考文献

1) 本郷利憲，廣重 力，豊田順一編：標準生理学（第 6 版），第 1 章「細胞の一般生理」，医学書院，2005．当該分野の専門家により新しい知見を盛り込んだ記述がなされている．

3 血液・造血器・リンパ系

人体は多様な細胞で構成されており,個々の細胞は適切な環境下で固有の機能を発揮する.細胞周囲を一定の適切な環境に保つ(**恒常性**)上で重要な役割を果たすのが体液,血液とその循環である.血液は肺循環と体循環の両系を循環することにより,個々の細胞の活動に必要な酸素,グルコース等の栄養素を供給し,またその結果産生される二酸化炭素や老廃物を運び去ることにより細胞周囲の環境を維持する.血液はまた,ホルモンやさまざまな生体反応の結果産生される情報伝達物質の運搬を通じ,内分泌調節機構,炎症,免疫反応に関わり,個体としての恒常性の維持にも深く関わる.本章では最初に血液構成成分の産生機構を説明した後,(1)酸素,二酸化炭素の運搬,(2)pH調節機構,(3)止血と血液流動性維持機構,(4)感染防御機構,を中心に血液の役割を解説する.

3.1 血液成分とその産生機構

a. 血液成分

血液は体重の1/13を占め,細胞成分と液体成分に分けられる.細胞成分は,赤血球,白血球,血小板からなる.液体成分を**血漿**(plasma)といい,凝固因子,免疫グロブリン,アルブミン等の機能タンパクや電解質を含む(表3.1).血液凝固の後に得られる液体成分は**血清**(serum)といい,血漿と区別する.血液における細胞成分の容積率をヘマトクリットと呼ぶ.

> **血漿と血清**
> 抗凝固剤を加えた全血を遠心分離して得られた上清(血液の液体成分)を血漿という.抗凝固剤を加えず血液が凝固した後に得られる上清を血清といい血漿と区別する.血漿はフィブリノーゲンを含み,多くの凝固因子を酵素前駆体として含む.血液凝固によりフィブリンが産生されるため,血清はフィブリノーゲンを含まず,また凝固因子の多くもすでに活性化されている.

表 3.1 血液の組成

細胞成分	赤血球	
	白血球	(好中球,好酸球,好塩基球,単球,リンパ球)
	血小板	
液体成分	血漿	血漿タンパク(凝固因子,免疫グロブリン,アルブミン等)
		糖,脂質
		電解質
		水

b．産 生 調 節

赤血球，白血球，血小板はそれぞれ骨髄で前駆細胞から成熟分化した後，流血中に出る．おのおのの前駆細胞は（多機能性）**幹細胞**と呼ばれる同一の細胞からそれぞれ異なる刺激により分化して得られる（図3.1）．血小板は，骨髄中で巨核球として成熟した後，その細胞質の一部が流血中に放出されてできる．赤血球の分化誘導には腎臓で産生される**エリスロポエチン**が必要であり，出血や赤血球の破壊亢進による貧血時，あるいは高地等の低酸素状態ではその産生が亢進し，赤血球産生が高まる．白血球，巨核球の分化にもそれぞれ，コロニー刺激因子，トロンボポエチン等の造血因子が働く．

血液の細胞成分は，胎生初期は卵黄嚢で産生され，その後肝臓，脾臓等の網内系，生後は主に骨髄で産生される（図3.2）．造血機能を

高地トレーニング
酸素濃度の低い高地でトレーニングするとエリスロポエチンが増加し，赤血球数が増加する．マラソン選手や水泳の中長距離の選手の高地トレーニングでは，赤血球数増加による酸素運搬能の増強も期待される効果の一つである．

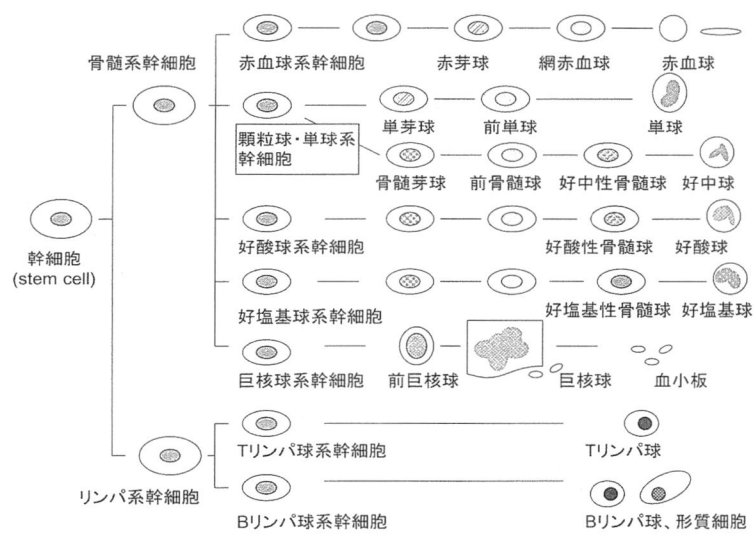

図 3.1 血液細胞の分岐

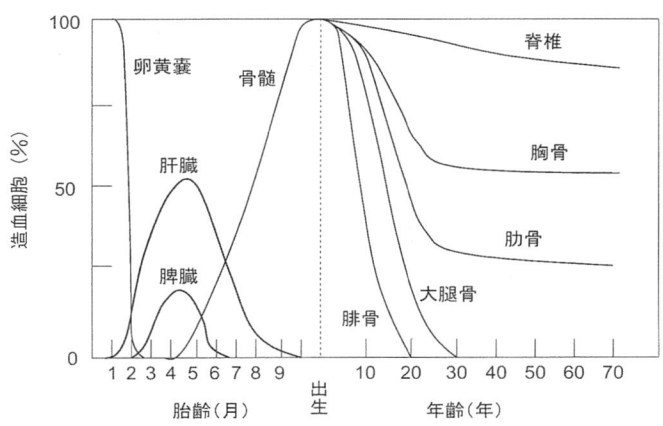

図 3.2 造血能力の経過

有する骨髄は赤色髄であるが，長管骨などのように成人後に造血機能を失うと脂肪組織化して黄色髄となる．脾臓や肝臓は潜在的な造血能力を保ち，各種病態時に造血を示すことがある．

c．造血に要する因子

赤血球の産生には**ヘモグロビン**の成分であるヘムに含まれる鉄やグロビンをつくるアミノ酸が必要である．鉄は成人では生体内に3～4g存在する（表3.2）．食事により1日1mg程度吸収するが，汗や糞便中にほぼ同量が排泄される．したがって過多月経や消化管出血により余分な鉄を体外に喪失すると鉄欠乏となる．月経による鉄の喪失は，成人女性の赤血球数やヘモグロビン値が男性より低値を示す原因と考えられている．造血には細胞のDNA合成に必須の**ビタミンB_{12}**や**葉酸**も補助因子として必要である．

表 3.2 鉄の体内分布

総鉄量	3～4 g
ヘモグロビン	2～3 g
貯蔵鉄（フェリチン）	1 g
組織機能タンパク	0.3 g
（ミオグロビン，チトクローム等）	
血清鉄	0.006 g
（トランスフェリン，フェリチン）	

d．貧　　血

持続する出血や赤血球の破壊（溶血）亢進，あるいは赤血球の産生が低下することにより赤血球数が減ることを貧血といい，ヘモグロビン値の低下として定義される．**鉄欠乏性貧血**ではヘモグロビンの産生が低下するため低色素性貧血となり，また小さい赤血球になりやすい（小球性低色素性貧血）．一方，DNA合成の障害では赤芽球が分割できず赤血球数は少なくなるが，個々の赤血球は大きく多量のヘモグロビンを含む（大球性高色素性貧血）．ビタミンB_{12}の吸収には胃の壁細胞から分泌される**内因子**を必要とするため，胃切除等により内因子が欠乏すると同様の貧血となる．これらの貧血を鑑別するために赤血球に関わるいくつかの指標が提唱されている（表3.3，3.4）．

表 3.3 血液に関する標準値

	男性	女性
赤血球数（$10^4/\mu L$）	500（410～530）	450（380～480）
ヘモグロビン（g/dL）	16（14～18）	14（12～16）
ヘマトクリット（％）	45（38～54）	42（36～47）
白血球数（$/\mu L$）	7,000（5,000～8,000）	
血小板数（$10^4/\mu L$）	15～30	

表 3.4 赤血球に関する指数

平均赤血球容積（Mean Corpuscular Volume；MCV）
$= \dfrac{\text{Ht 値 (\%)}}{\text{赤血球数}/\mu L \times 10^6} \times 10$　　[正常値] 83～93 fL

平均赤血球血色素量（Mean Corpuscular Hemoglobin；MCH）
$= \dfrac{\text{Hb 値 (g/dL)}}{\text{赤血球数}/\mu L \times 10^6} \times 10$　　[正常値] 27～32 pg

平均赤血球色素濃度（Mean Corpuscular Hemoglobin Concentration；MCHC）
$= \dfrac{\text{Hb 値 (g/dL)}}{\text{Ht 値 (\%)}} \times 10$　　[正常値] 32～36 %

3.2　血液の役割

a．運　　搬

（1）酸素運搬機構　酸素の運搬は赤血球中のヘモグロビン（Hb）が担う．ヘモグロビンは酸素と結合する鉄を含むヘムと，グロビンというペプチドで構成され，四量体として存在する．おのおののヘモグロビン鎖は酸素1分子と結合するため，一つのヘモグロビン分子は4分子の酸素と結合することができる（図3.3）．ヘモグロビンは酸素分圧が高いと酸素と結合しやすく，逆に低いと結合しにくい性質を有するため酸素分圧に対する酸素飽和曲線はS字状となる（図3.4）．これにより酸素分圧が高い肺で酸素と結合し，動脈血中を運搬した後，酸素分圧の低い組織で酸素を離すという生理機能を果たすことができる．呼吸運動により肺胞内の酸素分圧はおよそ100 mmHgに維持されている．肺動脈血から肺胞周囲毛細血管に流入する静脈血中の酸素分圧は末梢組織とほぼ同じ40 mmHgであり，ヘモグロビンの酸素飽和度は低い．酸素や二酸化炭素等のガスは主に脂質で構成される細胞膜を自由に通過できるため，酸素は分圧の高い肺胞から，肺

ヘモグロビン
成人ヘモグロビン（HbA）では$\alpha 2 \beta 2$の四量体であり，胎児ヘモグロビン（HbF）では$\alpha 2 \delta 2$である．

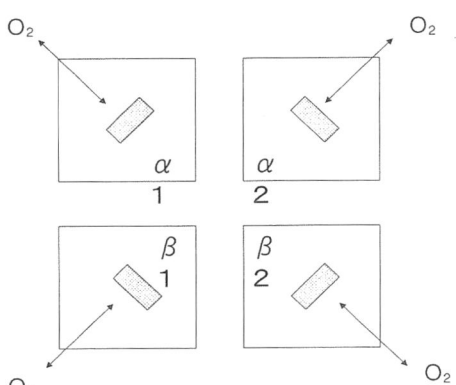

図 3.3　ヘモグロビンの構造

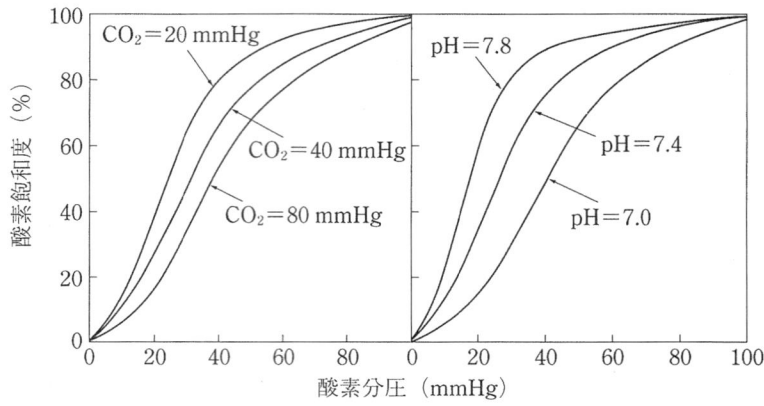

図 3.4　ヘモグロビン（伊藤・黒島，1992）

胞細胞壁，基底膜，血管内皮細胞膜，を透過して分圧の低い血液に拡散し，ヘモグロビンに結合する（図3.5）。100 mmHg の酸素分圧下ではほぼすべてのヘモグロビン分子が4個の酸素分子と結合する（酸素飽和度100％）。動脈血中ではあまり酸素は消費されずに組織に運ばれ，酸素分圧の低い組織の毛細血管でヘモグロビンから遊離し血管外の組織に拡散する。ヘモグロビンの酸素結合能は生理的要因により変化し，より効率的な酸素運搬を可能にしている。すなわち，温度上昇，pH 低下，CO_2 濃度上昇等では酸素解離曲線が右に移動（右方移動）するために低酸素領域での結合能がさらに低下し，多くの酸素が遊離する（図3.4）。これにより代謝が亢進している環境下（運動時の筋肉等）での酸素供給が容易になる。赤血球中の 2-3 DPG と呼ばれる嫌気性解糖系中間産物が増加しても酸素解離曲線は右方移動す

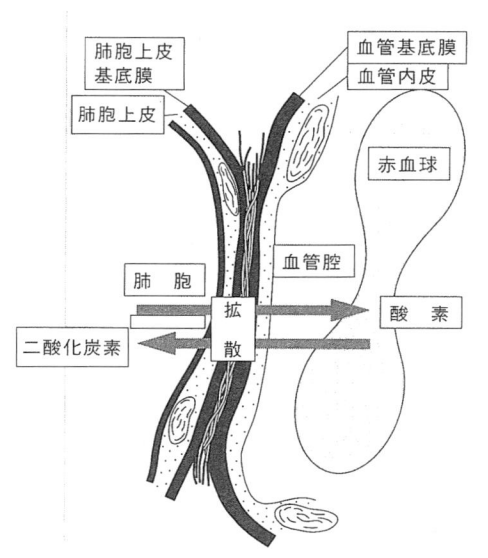

図 3.5　血液ガスの拡散

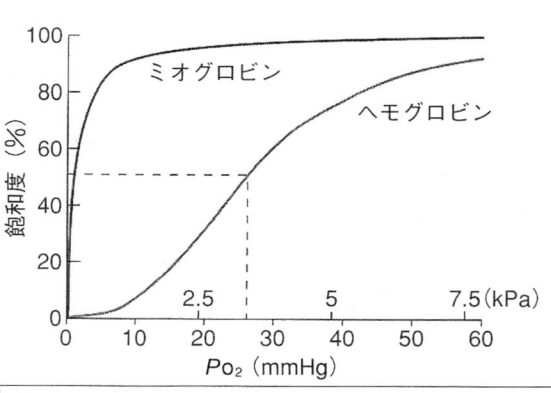

胎児ヘモグロビンの酸素解離曲線は成人ヘモグロビンとミオグロビンの間に位置する

図 3.6　ミオグロビンとヘモグロビンの O_2 飽和曲線

る．これは，やはりエネルギー産生亢進時に増加するとされる．筋肉中には酸素結合能を有するミオグロビンという鉄を含むタンパク質が存在する．ミオグロビンや胎児のヘモグロビンである **HbF** の酸素結合能は成人の Hb（**HbA**）と比べて高く（図3.6），酸素分圧の低い組織や胎盤で HbA から遊離した酸素を受け取るのに適している．

赤血球の寿命は約120日で，主に脾臓や肝臓で破壊される．処理された赤血球中のヘモグロビンはヘムとグロビンに分かれ，ヘムは最終的に肝臓で処理（**グルクロン酸抱合**）され**抱合型ビリルビン**となり，胆汁中に排泄される（図3.7）．ヘモグロビンに結合していた鉄は再利用される．グロビンもまたアミノ酸に分解され他のタンパク合成に再利用される．

ビリルビンの増加と黄疸
胆石や膵頭部癌等による総胆管閉塞では抱合型ビリルビンの排泄が障害され血中に増加し黄疸をきたす．また溶血が亢進したり，肝不全等で肝における処理能力が低下すると非抱合型ビリルビンが増加し黄疸をきたす．いずれのビリルビンが増加しているかを知ることにより疾患の鑑別が可能である．

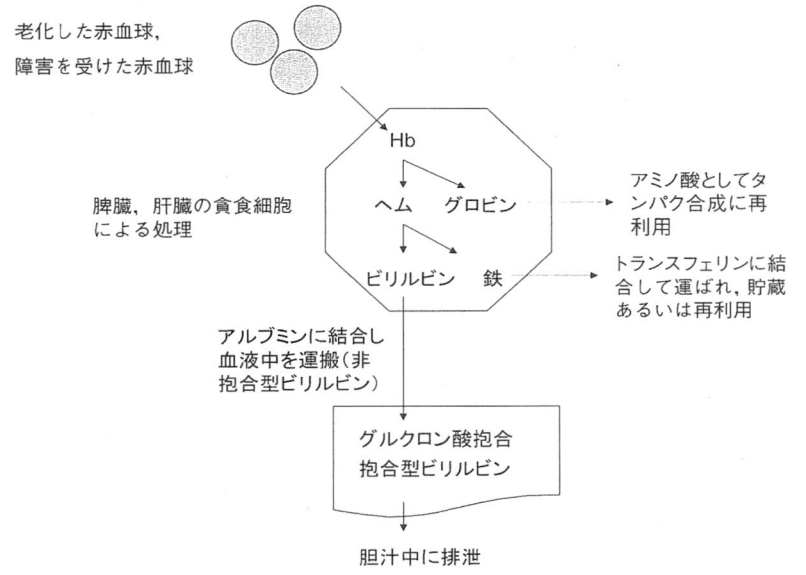

図 3.7　ヘモグロビンの運命

（2）二酸化炭素の運搬　組織での代謝の結果産生された二酸化炭素もまた血液により運搬され，肺から呼出される．多くは赤血球中の**炭酸脱水酵素**により重炭酸イオン（HCO_3^-）となり，塩素イオンと交換に再び血漿中に出て輸送される（65％）．肺では逆の反応により二酸化炭素となり呼出される（図3.8）．一部はヘモグロビン鎖のアミノ基にカルバミノ結合（図3.9）して運ばれ（25％），また一部は血漿中に溶け込み運ばれる（10％）（表3.5）．二酸化炭素とカルバミノ結合したヘモグロビンは酸素の結合能が低いため酸素遊離が容易となる．これもまた組織の代謝亢進（二酸化炭素増加）時に酸素供給を増加させる機構である．

図 3.8 血液による CO_2 の運搬

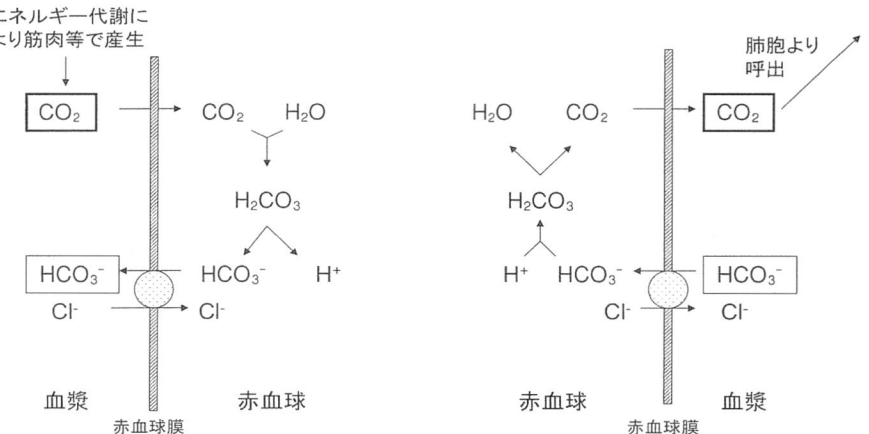

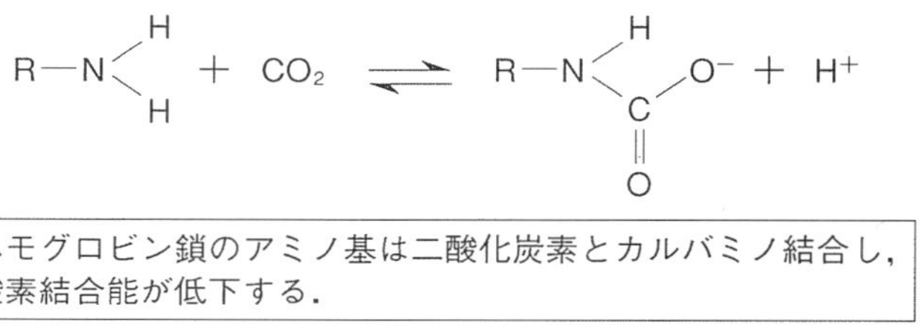

ヘモグロビン鎖のアミノ基は二酸化炭素とカルバミノ結合し，酸素結合能が低下する．

図 3.9 ヘモグロビンと CO_2 の結合

表 3.5 主要な二酸化炭素運搬法

種類	運搬（％）
HCO_3^-	65
ヘモグロビンに結合（カルバミノヘモグロビン）	25
溶解二酸化炭素	10

b．pH 調節機構

生体，臓器および個々の細胞の機能を維持する上で，pH を一定に保つことは重要である．生体は代謝の結果，多くの水素イオンを産生するために酸性に傾きやすいが，種々の緩衝系によりこれを調節している（図 3.10）．細胞内では陰イオンとしてリン酸の占める割合が多く（別項，図 2.4 参照）またその緩衝域が pH 7.4 に近いことから，リン酸系による緩衝が重要である．またタンパク分子による緩衝も大きい．血漿中では重炭酸系による緩衝作用が中心となる（図 3.11）．これは，(1) その血漿中濃度が高いこと，(2) H^+ 中和の結果産生された二酸化炭素と水はそれぞれ呼気および尿中に容易に排出されるた

H・Hb（ヘモグロビン）　⟷　$H^+ + Hb^-$
H・Prot（タンパク）　⟷　$H^+ + Prot^-$
$H_2PO_4^-$　⟷　$H^+ + HPO_4^{2-}$
H_2CO_3　⟷　$H^+ + HCO_3^-$

図 3.10　生体内の緩衝系

炭酸脱水酵素
$CO_2 + H_2O$ ⟷ H_2CO_3 ⇌ $H^+ + HCO_3^-$

図 3.11　血漿の HCO_3^- 緩衝系

め高い中和能力を維持できることによる。血漿中の重炭酸イオンは腎糸球体膜を容易に通過し，尿細管から分泌された H^+ を中和して二酸化炭素として再吸収されるため，腎における H^+ の排泄量を調節することにより身体全体のpH調節でも主要な役割を果たす（10章「腎・尿路系」参照）。これには，赤血球膜，尿細管，肺胞に存在する**炭酸脱水酵素**が重要である。

c．循環血液量の維持機構

血液量はおよそ体重の1/13（8％）である。環境温度や運動量の変化に伴う発汗量や尿量が変化しても，さまざまな機構で代償し循環血液量を一定に保つ。また血管損傷時には血小板および凝固系により速やかに止血血栓が形成され，血液の流出を防ぐ。

（1）止血：血小板　正常血管内腔を流れる血液は固まらないが，血管内皮が障害されると障害部位は血栓で被覆され止血される。止血血栓の形成には血小板が重要な役割を演ずる。血小板は直径 2〜2.2 μm で円盤状である。血小板は膜表面の結合タンパク質を介しコラーゲン等の細胞外基質タンパク質に粘着する。粘着に伴う細胞内信号伝達（活性化）（図3.12）により血小板は結合タンパク質の数や構造を

血小板活性化に伴う膜変化
細胞膜はリン脂質の二重層でできているがその組成は均一ではない。血小板膜の内側には血液凝固系の活性化に必須となるフォスファチジルセリン

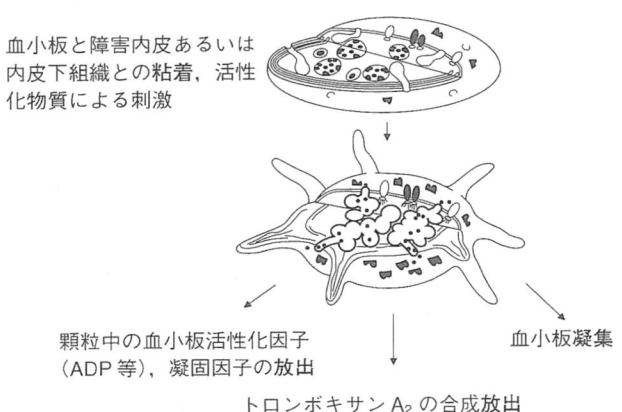

図 3.12　血小板活性化

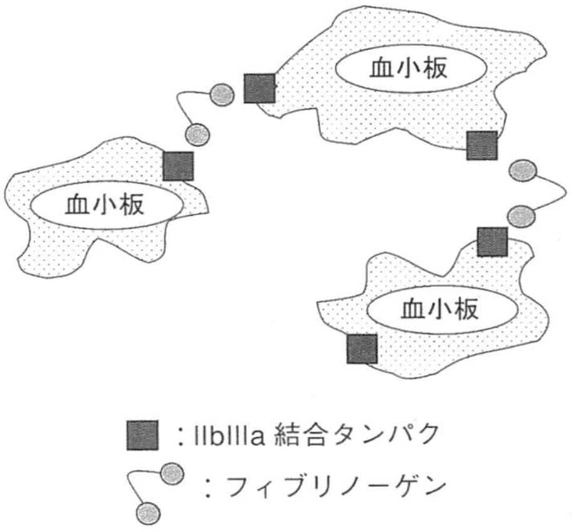

図 3.13　血小板凝集
活性化に伴い血小板膜表面にIIbIIIaインテグリンが露出し，血中のフィブリノーゲンを介して凝集する。

というリン脂質が存在し，活性化に伴い細胞膜内側から外側に移動し表面に露出する．ビタミンK依存性の凝固因子（II，IV，IX，X）はこのリン脂質に結合しその活性化が促進されるため，凝集した血小板の上でのみ有効に凝固系が活性化されることになる．経口抗凝固剤であるワルファリンは，ビタミンK依存性の凝固因子が活性化リン脂質に結合できないようにして凝固活性を抑える．心臓の人工弁移植や心房細動等に伴う血栓症の予防に使われる．

変化させ血漿タンパク質である**フィブリノーゲン**を介する血小板どうしの接着（血小板凝集）（図3.13）を促す．活性化に伴い血小板はADPや**トロンボキサンA_2**（TXA_2）等の血小板凝集促進物質や凝固促進物質を放出するとともに，血小板膜リン脂質の組成が変化し凝集血小板膜上での凝固系活性化をさらに促進する．TXA_2は活性化に伴い血小板内でアラキドン酸からシクロオキシゲナーゼにより産生されるため，これを抑制するアスピリンはTXA_2合成を抑えて血小板凝集を抑制する．

（2）止血：血液凝固　凝集血小板上で凝固系が活性化されフィブリンが産生されると，より強固な血栓となる．凝固因子の多くはセリン酵素であり血漿中には酵素前駆体として存在する．凝固系は，内皮下の陰性荷電を有するタンパク質や異物面に血液が接することにより接触因子が活性化されて開始される内因系と，血管外の細胞の膜表面に発現する組織因子といわれる膜貫通型タンパク質に血漿中のVII因子が結合することにより開始される外因系がある（図3.14）．前者は炎症や免疫にも関わるとされているが，その詳細は不明である．現時点では血液凝固の開始には外因系が関わり，内因系はこれを増幅すると考えられている．VII因子や，共通経路のII（prothrombin），IX，X因子はビタミンK依存性の凝固因子で，活性化血小板膜上のリン脂質に結合し活性化が促進される．最終的には可溶性のタンパクであるフィブリノーゲン（線維素原）に**トロンビン**が作用し不溶性のフィブリン（線維素）ができる．血漿中には活性化凝固因子の阻害物質（アンチトロンビン等）や，血栓を溶解する（線維素溶解：線溶）機構も存在する．正常ではこれらのバランスで血栓の大きさを調節し血管の開存性を保ち血流を維持する．線溶とは**プラスミン**がフィブリンを可溶性の**フィブリン分解産物（FDP）**に分解することをいう．プ

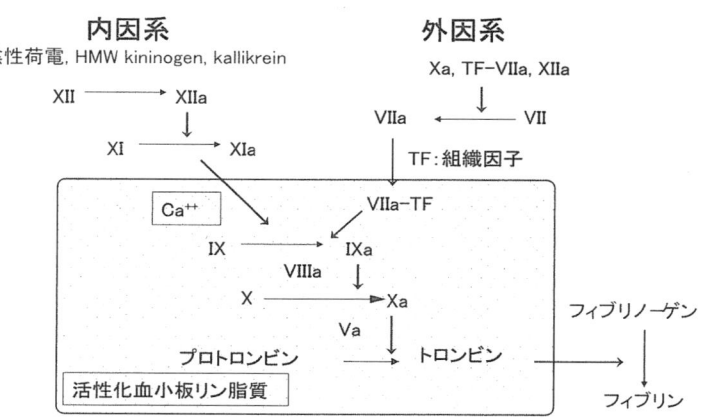

図 3.14　血液凝固カスケード

```
プラスミノーゲンアクチベータ (PA)
                    ↓    プラスミノーゲンアクチベータ
                    ○      インヒビター (PAI)
                    ↓
プラスミノーゲン ────→ プラスミン
                            ↓        プラスミン
                            ○        インヒビター
                            ↓
    フィブリン ────→ フィブリン分解産物 (FDP)
      不溶性              可溶性
```

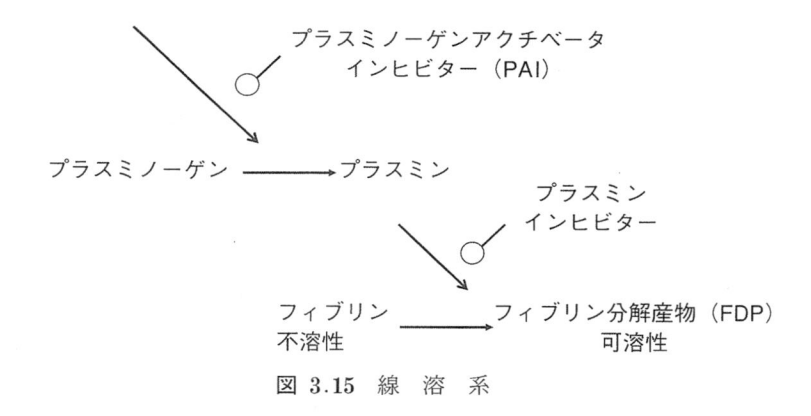

図 3.15 線 溶 系

ラスミンも血中では酵素前駆体として存在し，必要に応じアクチベータにより活性化される（図 3.15）．これらのアクチベータは心筋梗塞等の血栓症の治療薬としても用いられる（線溶療法）．

（3）**血漿膠質浸透圧** 物質交換が行われる毛細血管では血圧は水分を血管外へ濾しだす力として働くが，逆に血管内腔に水分を引き込む力も存在する．それは血漿中のタンパクによる膠質浸透圧であり，血漿タンパク中で最も高濃度のアルブミンによるところが大きく，これにより循環血漿量を維持する．広範な火傷や腎疾患によるタンパク喪失，あるいは肝硬変等によるタンパクの産生障害による血漿タンパク濃度の低下は，循環血液量の減少に伴う血圧の低下や，血管外腔への水分貯留（浮腫，腹水等）の原因となる．

d．感染防御機構

白血球が感染防御において主要な役割を果たす．白血球は顆粒球（好中球，好酸球，好塩基球），リンパ球，単球に大別できる．白血球数は約 7,000（5,000～8,000）/μL であるが，炎症などで増加する．

（1）**好中球による細菌感染防御** 好中球は最も数が多く，細菌感染防御に主要な役割を果たす．好中球は感染巣があると血管内から遊出して組織に集まり（走化），細菌を貪食，殺菌し消化する．一連の過程には好中球と血管内皮との接着，炎症部位の肥満細胞等から分泌され好中球を呼び寄せる走化因子，好中球中の多様なタンパク分解酵素，殺菌作用を有する活性酸素などが関わる．

（2）**免疫機構** 一度体内に侵入したことのある異物が再度侵入したときにこれを排除し防御する機構を免疫系という．リンパ球により産生される**抗体**が関わるものを液性免疫，リンパ球が直接反応する細胞性免疫に分類される．侵入した抗原をマクロファージが処理し，その情報を**ヘルパーT細胞**というリンパ球に伝える．ヘルパーT細胞

はB細胞に情報を伝えるとともに，その分裂と抗体産生を担当する形質細胞へと分化を促す．抗体にはIgG，IgM，IgA，IgD，IgEの五つの型がある．型により抗原抗体結合による生体反応が異なるが，IgGやIgMは補体系と呼ばれる別の血漿タンパク群の助けを借りて異種の細胞の融解に関わる．細胞性免疫は抗原を処理したマクロファージによって提示された抗原によって感作された細胞障害性T細胞により，その抗原提示細胞が障害されるものであり，感染細胞の破壊や臓器移植の際の拒否反応に関わる．

3.3 血液型

赤血球膜上には多くの糖脂質が存在し，その有無や微細な構造の相違により異なる抗原性を示す．代表的なものはABO血液型に関わるA抗原，B抗原であり，その他にRh等多くの抗原が存在する．抗原性が異なる血液を輸血すると，**抗原抗体反応**による赤血球の凝集，破壊（溶血）やショック等，重篤な症状を惹起する．

ABO型を決定する糖脂質はH型物質と呼ばれるもので，A型とB型ではおのおの異なる糖鎖が結合しており，O型ではこれらが結合していない．これらの糖鎖の結合を触媒する酵素の有無が遺伝的に決定され，血液型が決まる（表3.6）．Rh型は複数の抗原により決まるが，最も強く影響するのがD抗原である．ABO血液型の場合，抗体は自然に生じ（自然抗体），A型では抗B抗体，B型では抗A抗体，O型では抗A抗体および抗B抗体を有する（表3.7）．AB型ではいずれの型の抗体ももたない．Rh型は輸血等によりRh(−)の個体がRh(+)の血液に感作されることにより抗体が産生される．Rh(−)の母親がRh(+)の胎児を妊娠すると，出産時等に胎児血で感作され

抗体の胎盤通過
Rh型の抗体は通常IgG型で胎盤を通過し，胎児の赤血球を認識する．これに対し，ABO型では抗体は通常IgM型であり，胎盤を通過しないため血液型不適合による胎児赤芽球症は発症しないとされる．

表3.6 血液型の判定

凝集反応		判定
抗A血清	抗B血清	
+	−	A
−	+	B
+	+	AB
−	−	O

被検者血球と抗A血清および抗B血清の凝集反応により血液型を決定する．輸血の際は受血者と供血者の赤血球と血清の組み合わせによる凝集反応（交差試験）で適合性を決定する．

表 3.7 血液型と遺伝子型，抗原および抗体

遺伝子型	血液型	赤血球膜上の抗原	血清中の抗体
AA or AO	A	A	抗B抗体
BB or BO	B	B	抗A抗体
AB	AB	A & B	なし
OO	O	なし	抗A抗体 & 抗B抗体

抗体を産生することがある．母体の抗体は胎盤を通過するため，次回の妊娠の際に胎児のRh(＋)の赤血球と反応し胎児赤芽球症を発症することがある．

引用文献

1) 伊藤眞次，黒島晨汎：最新人体生理学入門，p.12，朝倉書店，1992．

4 神経系

　神経系は，内分泌系とともに高度に発達した体内の情報伝達システムとして働いており，体外の環境変化や体内の内的変化を適切に処理し，体内の**恒常性**（**ホメオスターシス**，homeostasis）**維持**における重要な役割を担っている．解剖学的に神経系は，脳と脊髄で構成される中枢神経系と，感覚神経や運動神経，自律神経などで構成される末梢神経系の二つに大別できる．

　神経系は大きく三つの働きを有する．一つめの働きは入力機能であり，これは末梢などで感知されたさまざまな情報を中枢に伝達する．二つめの働きは統合機能であり，中枢に伝達された情報を適切に処理する役割をしている．三つめは出力機能であり，中枢で処理された情報に基づき，適切な情報を筋肉や各臓器に伝えている．

　また，ヒトは会話をしたり，思考をめぐらせたりと高度な精神活動を営むことができるが，これは中枢神経系の一部である大脳皮質がヒトでは高度に進化発達しているためである．

4.1　神経系の基本

a．神経系を構成する細胞の種類

　神経系を構成する細胞は，**神経細胞**（ニューロン，neuron）と**グリア細胞**（glia cell）の二つに大別できる（図4.1）．さらにグリア細胞は，アストログリア（星状膠細胞），オリゴデンドログリア（稀突起膠細胞），ミクログリア（小膠細胞），シュワン細胞の4種類に分類することができる．神経系の情報伝達システムとしての働きの中心を担う細胞は神経細胞であり，さまざまな情報が神経細胞の一部である神経線維を通って適所に伝えられる．グリア細胞はヒトの脳では神経細胞の約10倍多く存在し，さまざまな働きを担っている．アストログリアは星のような形をしており，神経細胞にとっての適切な環境をつくり出している．オリゴデンドログリアは限られた数の突起をもち，神経細胞の軸索を取り巻いて，神経細胞の情報伝達の速度を上げる役割をしている．ミクログリアは貪食能をもち，中枢神経系での異

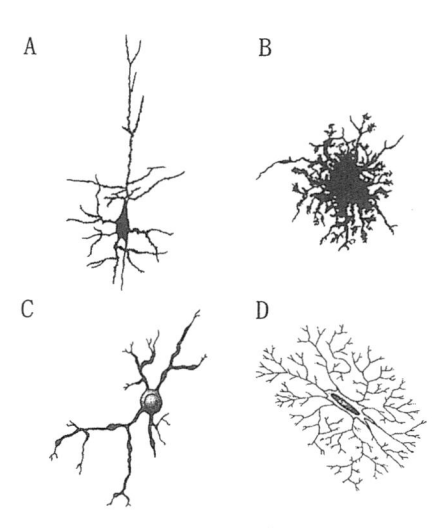

図 4.1 神経系を構成する神経細胞とグリア細胞
A：神経細胞，B：アストログリア，C：オリゴデンドログリア，D：ミクログリア（Berne and Levy, 2000 を改変）

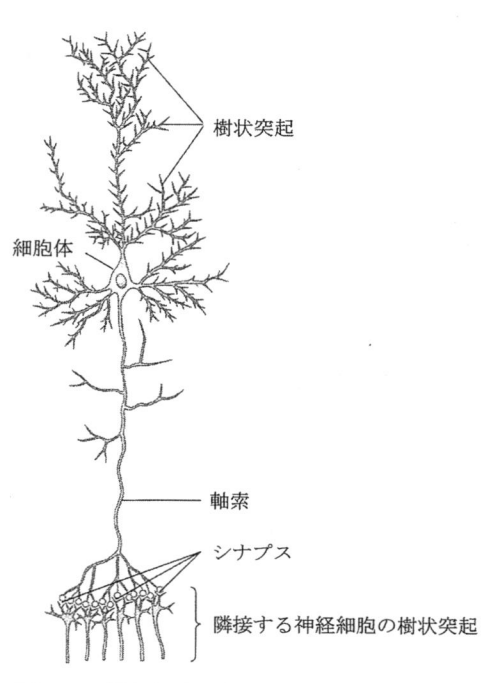

図 4.2 神経細胞の構造（Guyton and Hall, 2000 を改変）

物処理を行う．シュワン細胞は末梢神経系にみられる細胞で，神経細胞の軸索を取り巻き，神経細胞の情報伝達の速度を上げる役割をしている．

b．神経細胞の構造

神経細胞はその役割を果たすために特殊な形をしており，細胞体と1本あるいはそれ以上の樹状突起，および1本の軸索から成り立っている（図 4.2）．細胞体の中にはさまざまなオルガネラが存在し，遺伝子の存在する核や，タンパク質の合成・輸送に必要な粗面小胞体（これをニッスル小体という）やゴルジ装置，エネルギー産生に重要なミトコンドリアが豊富に存在している．樹状突起は細胞体から伸びている神経突起の一つであり，神経細胞の種類によりその数は異なる．神経細胞の軸索の終末は樹状突起に結合しており（シナプス結合：後述），樹状突起は細胞体に情報を伝える役割をもつ．軸索は細胞体から伸びる1本の神経突起であり，情報を細胞体から伝える役割を有する．一部の軸索の周囲には髄鞘と呼ばれる絶縁体が巻きついており，この絶縁体は中枢神経系ではオリゴデンドログリアの細胞膜が，また末梢神経系ではシュワン細胞の細胞膜が何重にも巻きついて形成されている（図 4.3）．髄鞘は軸索すべてを覆っているわけではなく，およそ1mmの間隔で隙間が存在し，これをランビエの絞輪という．髄鞘を有する神経細胞を有髄神経といい，髄鞘をもたない神経

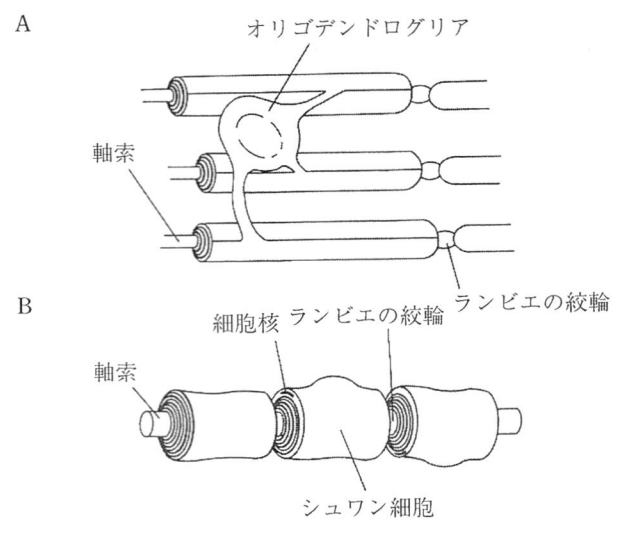

図 4.3 髄鞘の形成
A：中枢神経系，B：末梢神経系（Conn, 1995 を改変）

細胞を無髄神経という．

c．興奮の伝導

　一般に細胞膜の外側と内側との間には電位差があり，これを**膜電位**という．神経細胞が静止状態のときには，細胞膜の外側に対して内側は負（マイナス）の電位（$-70 \sim -90$ mV）を帯びており，これを**静止膜電位**という．ところが，膜電位が 0 に近づき（これを**脱分極**という），閾膜電位に達すると膜電位が逆転して正の値を示し，またすぐに負の値に戻る変化を示す．このような一過的に観察される細胞膜での電位変化を**活動電位**という（図 4.4）．神経細胞が情報を伝える際には，軸索に電気的な興奮，すなわち活動電位が伝播しながら軸索上に発生し，これをとくに興奮の伝導という．活動電位は，ある強さ（これを閾値という）の刺激によって一度発生すれば，刺激の強さに関係なく一定の大きさと速さで発生するが，この性質を全か無の法則

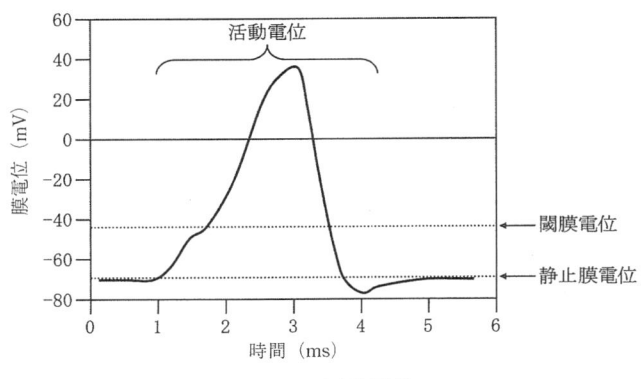

図 4.4 活動電位

という．また活動電位の発生後，どのような強い刺激を加えても次の活動電位が発生しない時期があり，これを**不応期**という．この伝導は，温度や麻酔薬の影響を強く受けることが知られている．さらに興奮の伝導には次の三つの原則がある．

① 不減衰伝導：一度，活動電位が発生すれば，その強さは一定のまま，途中で減衰することなく軸索上を伝導する．

② 絶縁性伝導：ある軸索上を流れる活動電位は，隣接する軸索の興奮性にまったく影響を与えない．

③ 両側性伝導：軸索の一部を人工的に刺激すると，そこで発生した活動電位はその両方向に伝播していく．ただし，生体内では後述するシナプスの構造と働きのために，活動電位は細胞体側から終末に向かって軸索上を伝導する．

軸索上を伝播する活動電位の速さ，すなわち興奮の伝導の速さは，有髄神経と無髄神経で大きく違っている．有髄神経の軸索では，オリゴデンドログリアあるいはシュワン細胞の細胞膜から構成される絶縁性の髄鞘で覆われているので，活動電位はその間隙に存在するランビエの絞輪を飛ぶように伝播していく．このような伝導を跳躍伝導といい，このため有髄神経の伝導は無髄神経の伝導に比べて速い（表4.1）．また伝導の速さは，軸索の太さによっても違い，一般に太い軸索ほど伝導は速く，細い軸索ほど遅くなる（表4.1）．

表 4.1 神経線維（軸索）の種類

名称	髄鞘	直径（μm）	伝導速さ（m/s）	分布
Aα	有髄（厚い）	12〜20	70〜120	α運動神経
Aβ	有髄（厚い）	5〜12	30〜70	感覚神経（触覚・圧覚）
Aγ	有髄（厚い）	3〜6	15〜30	γ運動神経
Aδ	有髄（厚い）	2〜5	12〜30	感覚神経（痛覚・温度覚）
B	有髄（薄い）	<3	3〜15	交感神経の節前線維
C	無髄	0.4〜1.2	0.5〜2	感覚神経（痛覚）交感神経の節後線維

d．シナプス伝達

軸索上を伝導した興奮は神経終末に到達し，隣接する神経細胞に情報を伝える．神経細胞と神経細胞の接合部を**シナプス**（synapse）という（図4.5）．通常，シナプスは軸索の終末と樹状突起，または軸索の終末と細胞体の間で形成されるが，軸索間や樹状突起間で形成されるシナプスも存在する．また，シナプスは神経細胞間だけでなく，神経細胞と骨格筋細胞など標的臓器を構成する細胞との間でも形成される．シナプスでは，二つの神経細胞は物理的には接触しておらず，

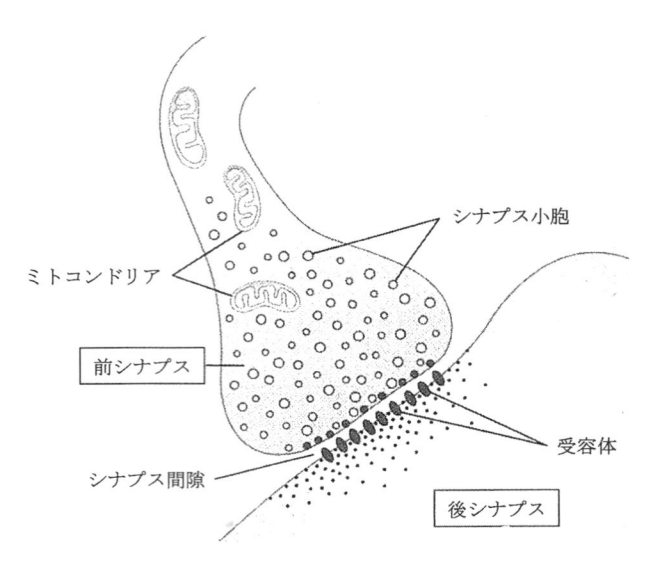

図 4.5 シナプス伝達（Guyton and Hall, 2006 を改変）

長さ 10〜50 nm ほどの隙間が存在し，これを**シナプス間隙**という．また，シナプスを介して情報を送る側を**前シナプス**といい，情報を受け取る側を**後シナプス**という．神経終末などの前シナプスでは，神経伝達物質と呼ばれる化学物質が含まれているシナプス小胞が多数存在している．後シナプスの細胞膜には，神経伝達物質の受容体が存在している．

軸索上を伝導する活動電位が神経終末に到達すると，細胞外から細胞内にカルシウムイオンの流入が引き起こされ，それが引き金となってシナプス小胞が前シナプスの細胞膜と融合を始める．その結果，シナプス小胞に蓄えられていた神経伝達物質はシナプス間隙中に拡散し，後シナプスの細胞膜に存在する受容体に作用して情報が伝えられる．このように，シナプスを介して神経細胞から情報が伝わることをとくに**シナプス伝達**という．シナプスにおける情報の伝達は，軸索上の伝導と異なり，前シナプスから後シナプスへの一方向性である．

シナプス伝達により，後シナプスの神経細胞は興奮したり，逆に興奮が抑制されたりする場合があり，前者を引き起こすシナプスを**興奮性シナプス**，後者を引き起こすシナプスを**抑制性シナプス**と呼ぶ．シナプスが興奮性か抑制性かは，神経伝達物質の種類や受容体の種類によって決まる．神経伝達物質には多くの種類があり，代表的なものとしてはアセチルコリン，ノルアドレナリン，セロトニン，ドーパミン，グルタミン酸，**ガンマアミノ酪酸**（γ-aminobutyric acid；GABA）などが知られており，これらの神経伝達物質やその受容体の多くは脳の機能や疾病，または薬物の作用と深く関係している．

通常，一つの神経細胞の軸索が枝分かれをし，多数の神経細胞にシナプスを形成するが，この場合は一つの神経細胞の興奮が多くの神経細胞の興奮性に影響を与えることになり，これを興奮の発散という．一方，一つの神経細胞の樹状突起や細胞体にいくつもの神経細胞からシナプスを形成されている場合では，その神経細胞の興奮性は，多くの神経細胞の興奮性により決定されるが，これを**興奮の収束**という．

4.2 末梢神経系

a．末梢神経系の分類

脳と脊髄以外の神経系を末梢神経系という．末梢神経系をその働きから分類すると随意的な情報を司る体性神経系と，不随意的な情報を司る自律神経系の二つに分類できる（図4.6）．これらの末梢神経系は情報が伝わる方向性によりさらに分類される．一般に中枢神経系に情報を伝える神経を**求心性神経**といい，中枢神経系から情報を伝える神経を**遠心性神経**というが，体性神経系のうち求心性のものは感覚神経といい，遠心性のものは運動神経という．いわゆる運動神経については，その細胞体は脊髄内にあるので中枢神経系に存在するが，その軸索のほとんどは末梢神経系に存在する．また，自律神経系のうち求心性のものを内臓知覚神経といい，遠心性のものを狭義の自律神経といい，自律神経はさらに交感神経と副交感神経に分類できる．内臓知覚神経系は動脈圧や動脈酸素濃度のような末梢の状態を中枢神経系に伝える役割を有する．一方，末梢神経系を解剖学的に分類すると，脳から発する脳神経と，脊髄から発する脊髄神経に大別できる．

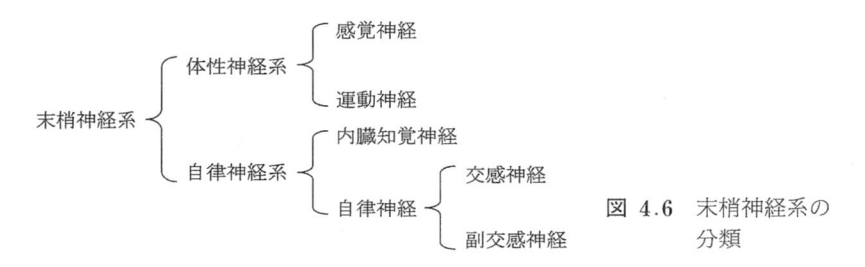

```
                    ┌ 感覚神経
          ┌ 体性神経系 ┤
          │          └ 運動神経
末梢神経系 ┤
          │          ┌ 内臓知覚神経
          └ 自律神経系 ┤          ┌ 交感神経
                      └ 自律神経 ┤
                                └ 副交感神経
```

図 4.6　末梢神経系の分類

b．脳 神 経

脳神経は脳から発する左右12対の神経線維の束であり，そのうちの10対は脳幹から出ている．1本の脳神経の中には，体性神経や自律神経，求心性神経，遠心性神経などさまざまな神経が走行しており，それぞれの脳神経は固有の働きを担っている．

Ⅰ：嗅神経　　嗅覚情報を嗅粘膜から脳の嗅球に伝える．

Ⅱ：視神経　　視覚情報を網膜から脳に伝える．
Ⅲ：動眼神経　眼球運動や，眼筋の感覚，瞳孔の縮小反応を司る．
Ⅳ：滑車神経　眼球の運動を支配する．
Ⅴ：三叉神経　咀嚼や嚥下などの運動機能や顔面の体性感覚を司る．
Ⅵ：外転神経　眼球運動や，眼筋の感覚を司る．
Ⅶ：顔面神経　顔面の運動機能や鼓膜の弛緩などの運動機能や，味覚などの感覚機能，流涙，唾液分泌などの自律機能を司る．
Ⅷ：内耳神経　聴覚や平衡覚などの感覚情報を伝える．
Ⅸ：舌咽神経　嚥下などの運動機能や，外耳，味覚，舌・咽頭の感覚，圧受容体からの情報を伝える．
Ⅹ：迷走神経　嚥下や発声などの運動機能や，外耳，舌・咽頭の感覚，内臓感覚，味覚などの感覚情報を伝える．また，副交感神経線維を含み，内臓運動，血管運動，分泌などの自律機能を支配する．
Ⅺ：副神経　　主に頸部の運動機能を支配する．
Ⅻ：舌下神経　主に舌の運動を支配する．

c. 脊髄神経

　脊髄神経は脊柱の椎間孔から出入りする左右31対の神経線維の束であり，そのうち頸髄から出入りする頸髄神経が8対（C1〜C8），胸髄から出入りする胸髄神経が12対（T1〜T12），腰髄から出入りする腰髄神経が5対（L1〜L5），仙髄から出入りする仙髄神経が5対（S1〜S5），尾髄から出入りする尾髄神経が1対（C0）存在する．

　それぞれの脊髄神経の中には，運動神経や感覚神経，さらに自律神経などの神経線維が含まれている．運動神経の細胞体は脊髄内の前角に存在し，その軸索は前根を通って骨格筋を支配している．一方，感覚神経の細胞体は後根近傍の脊髄神経節と呼ばれる部位に存在し，その軸索の一つは後根を通って皮膚に到達し，皮膚からのさまざまな情報を脊髄内に伝えている．それぞれの感覚神経が支配する皮膚領域は，それが出入りする椎間孔の高さによって決まっており，これを皮膚分節という（図4.7）．

　脊髄神経中の自律神経は，内臓，血管，心臓，生殖器などを支配し，それぞれの機能を調整している．交感神経の節前線維は胸髄神経と上位腰神経（L1，L2）中に含まれ，副交感神経の節前線維は仙髄神経中を走行している．

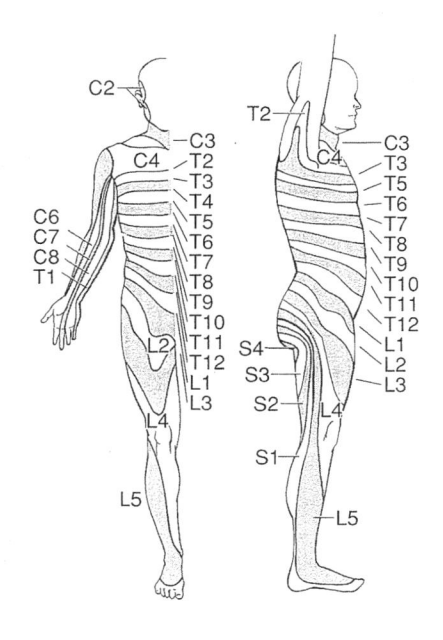

図 4.7 感覚神経の皮膚分節
C：頸髄神経支配，T：胸髄神経支配，
L：腰髄神経支配，S：仙髄神経支配
(Conn, 1995 を改変)

4.3 自律神経

a. 自律神経の種類・構造

　自律神経系は，ほとんどの内臓の機能を調節する重要な神経系であり，血圧や胃腸管運動・分泌，排泄，発汗，体温など多くの生理機能を制御している．自律神経系による調節の特徴は，その調節の速さと強さであり，上記の生理機能は自律神経により数秒以内に変化することが知られている．自律神経系はその働きや解剖学的特徴から，交感神経系と副交感神経系に分類することができる．また，それぞれの自律神経系は，2本の神経細胞から直列に並ぶようにして構成されている（図4.8）．1本目の神経細胞は**節前神経**といい，中枢神経系に細胞体をもち，軸索を脊髄の前根から発して，脊髄の外に存在する自律神経節に入り，2本目の神経細胞である節後神経にシナプス結合をしている．節後神経の軸索は，各標的臓器の細胞に向かっており，シナプスを形成している．

　交感神経の節前神経は，胸髄と上位腰髄の前根から軸索を発し，**交感神経幹**や腹部の神経節で節後神経にシナプス結合する．副交感神経に比べて，交感神経では節前神経の軸索は短く，節後神経の軸索は長い．また，節前神経と節後神経間のシナプスにおける神経伝達物質はアセチルコリンであり，節後神経と標的臓器間のシナプスにおける神経伝達物質は一部の例外を除いてノルアドレナリンである．

　副交感神経の節前神経は，4対の脳神経（動眼神経，顔面神経，舌

交感神経幹
交感神経の節前ニューロンは脊髄第1胸髄から上位腰髄（L1〜L3）の側柱にあり，その節前線維は脊髄の前根から脊髄神経に入り，その後神経から分かれて，脊柱の両側に沿って縦走する神経索に入る．これを交感神経

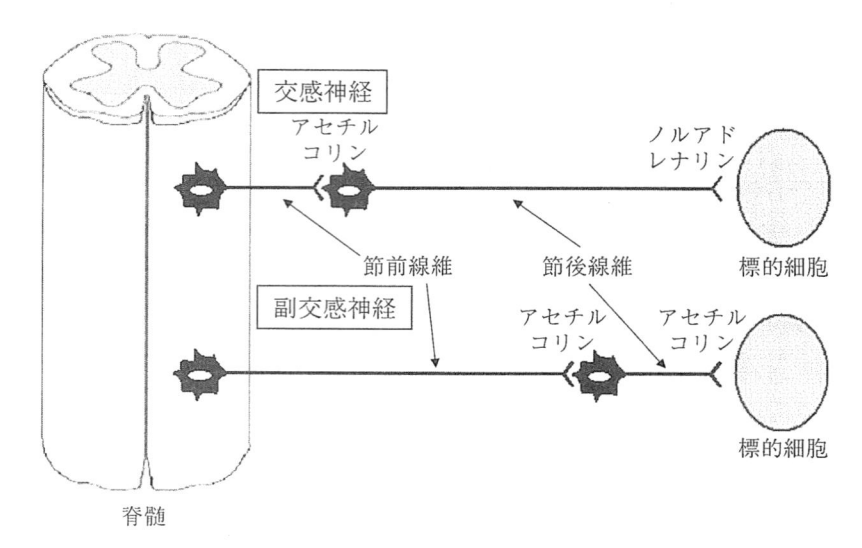

図 4.8　自律神経の模式図

幹という．この神経幹は一定の間隔をおいて並ぶ約20個の紡錘状のふくらみをもち，この部位で節後ニューロンとシナプスを形成して交感神経節となっている．

咽神経，迷走神経）および脊髄神経の仙髄神経から軸索を発している．このうち迷走神経中には，全副交感神経の約75％が含まれており，胸部および腹部に存在する心臓，肺，食道，胃，小腸，大腸近傍部，肝臓，胆嚢，膵臓，腎臓などを支配している．副交感神経の節前神経は非常に長く，標的臓器壁に存在する節後神経にシナプス結合する．副交感神経の節後神経の長さは，数mmから数cmと短く，標的臓器の細胞とシナプス結合をしている．また副交感神経では，節前神経と節後神経間，および節後神経と標的臓器間のシナプスにおける神経伝達物質はともにアセチルコリンである．

b．自律神経の作用

自律神経の興奮は，迅速に，かつ強力に標的臓器の働きを変化させる（表4.2）．一般に，運動したり，興奮したりするときには，交感神経系の活動が高まり，エネルギーを消費し，代謝活動が高まる方向に生体を導くが，反対に食事をしたり，睡眠をとったりして生体が休息する際には，副交感神経系の活動が活発になり，エネルギーを蓄える方向に生体を導く．自律神経の特徴として，

① 意思と直接関係なく，不随意的にその活性が調整される（自律性支配）
② 二つの自律神経系，すなわち交感神経系と副交感神経系は一つの臓器の働きを反対方向に調節する（二重拮抗支配）
③ 二つの自律神経系の活動は，相反的に調整されている（相反神経支配）

などがあげられる．

表 4.2　自律神経の各臓器に対する作用

臓器		交感神経の作用	副交感神経の作用
瞳　孔		散大	縮小
唾液腺		粘稠で少量の分泌	酵素の豊富な大量の分泌
汗　腺		大量の発汗	――
血　管		収縮	外陰部血管拡張
心　臓	収縮力	促進	
	心拍数	増加	減少
肺	気管支	拡張（弛緩）	収縮
	肺血管	収縮	
消化管	運動	抑制	促進
	分泌	抑制	促進
肝　臓		糖新生・グリコーゲン分解	――
副腎髄質		分泌促進	
膀　胱		排尿抑制	排尿促進
陰　茎		射精	勃起
脂肪組織		脂肪分解	
皮膚血管		収縮	――

4.4　体性神経（運動神経）

〔体性神経（体性感覚神経）については 5 章「皮膚」を参照〕

a.　運 動 神 経

骨格筋の収縮は姿勢や反射，随意運動など，さまざまな運動機能において重要な役割を果たしている．この骨格筋収縮を支配する最終共通経路は，脳（中脳，橋，延髄）および脊髄内に存在する運動神経である．運動神経は筋線維を支配するアルファ（α）運動神経と，骨格筋内に存在する筋紡錘を支配するガンマ（γ）運動神経の二つに大別される．

　α 運動神経は，その細胞体の直径が 70 μm ほどで，大型の神経細胞であり，脊髄の前角に存在する．また，5〜22 本の樹状突起を伸ばし，大脳皮質運動野からの下行伝導路（脊髄の側索後部）の入力を受けている．また，α 運動神経の細胞体および樹状突起は，末梢感覚神経や脊髄内の介在神経からのシナプス入力も受けており，この中でも介在神経細胞からの入力が一番多い．さらに α 運動神経の 1 本の有髄軸索は脊髄の前根を通って，骨格筋細胞にシナプスを形成している．α 運動神経と骨格筋細胞間のシナプスはとくに神経筋接合部といい，脊椎動物ではすべて興奮性に作用する．また，その神経伝達物質はアセチルコリンである．軸索の一部は枝分かれをし，脊髄内の介在神経とシナプスを形成しており，**反回性の神経回路**を形成している．

b.　脊 髄 反 射

手や足が熱いものに触れてしまったときに，意識する前に手や足を

反回性神経回路
あるニューロンからの出力線維の分岐が，介在ニューロンを介して自らの機能を抑制あるいは促通する神経回路．

熱いものから遠ざけるような，瞬時に起こる反応を**反射**という．反射は反射弓という神経経路によって引き起こされ，このうち脊髄レベルで起こる反射を脊髄反射という．反射弓が二つの神経細胞，すなわち一つのシナプスだけで構成される反射を**単シナプス反射**といい，三つ以上の神経細胞，すなわち二つ以上のシナプスで構成される反射を**多シナプス反射**という．

脊髄反射の特徴として，瞬時に惹起される（迅速性），知らないうちに惹起される（不随意性），意識しない（無意識性），生まれながらにして有している（生得性）などがあげられる．代表的な脊髄反射に以下のようなものが知られている．

（1）伸張反射　最もよく知られている脊髄反射であり，骨格筋の伸展刺激により，その骨格筋が収縮する反射をいう．代表的なものに膝蓋腱反射がある（図 4.9）．これは，膝蓋のすぐ下（大腿四頭筋の腱）をハンマーなどで軽く叩くと，大腿四頭筋が伸展することにより筋紡錘が興奮し，GIa 感覚神経線維を介して，脊髄内の α 運動神経が興奮し，大腿四頭筋を収縮させることにより，下腿がのびる反射である．膝蓋腱反射の反射弓にはシナプスが脊髄内で一つしかなく，したがって単シナプス反射である．伸張反射は，伸展した骨格筋を収縮

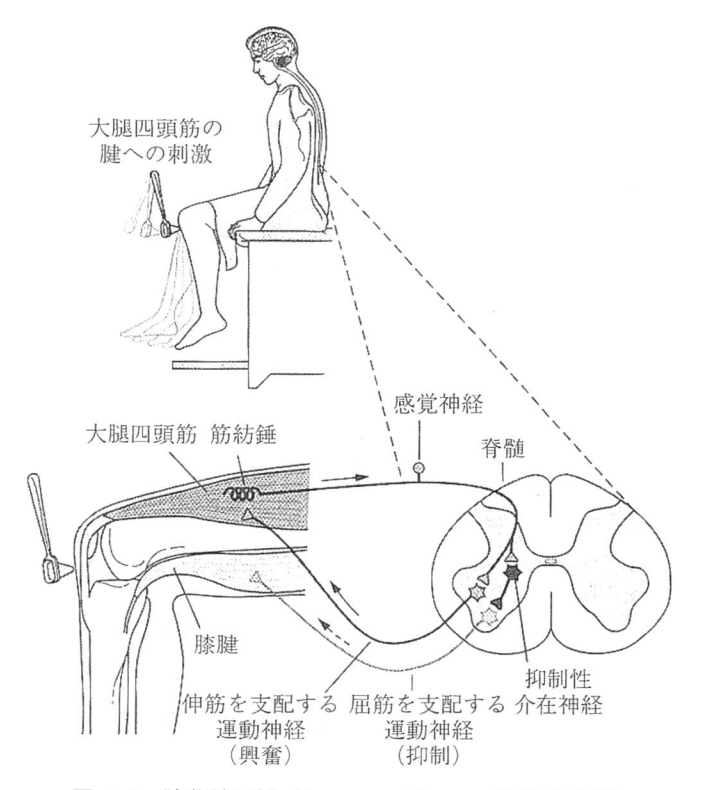

図 4.9　膝蓋腱反射（Berne and Levy，2000 を改変）

させて，その筋長を保とうとする負のフィードバック機構として捉えることができる．

（2）屈曲反射（逃避反射，ひっこめ反射） 手や足が熱いものに触れてしまったときに瞬時に手や足を熱いものから遠ざけようとする脊髄反射を屈曲反射（または逃避反射，ひっこめ反射）という．これは，皮膚や粘膜に存在する侵害受容体からのGIII感覚神経線維を介して，脊髄内の興奮性および抑制性の介在神経細胞が興奮し，興奮性介在神経細胞は屈筋の，抑制性介在神経細胞は伸筋を支配するα運動神経を刺激し，その結果，伸筋は弛緩し，屈筋は収縮して，屈曲反応は惹起される．屈曲反射の反射弓にはシナプスが脊髄内で多数存在するので，多シナプス反射である．

（3）自原抑制（反筋伸張反射） 骨格筋の収縮刺激により，その骨格筋の収縮が抑制され，逆に拮抗筋が収縮する反射をいう．伸張反射と正反対の反射なので，反筋伸張反射ともいう．これは腱と筋の移行部に存在するゴルジ腱器官の感覚神経終末（張力受容器）が骨格筋の収縮に伴い興奮し，GIb感覚神経線維を介して，脊髄内の抑制性および興奮性の介在神経細胞を刺激する．抑制性介在神経細胞は同名筋を支配するα運動神経を，興奮性介在神経細胞は拮抗筋を支配するα運動神経を刺激し，その結果，同名筋は弛緩し拮抗筋は収縮して，自原抑制が惹起される．伸展反射と同様に，自原抑制は収縮した骨格筋を弛緩させて，その筋長を保とうとする負のフィードバック機構として捉えることができる．

（4）バビンスキー反射（足底伸筋反射） 足底の外側縁をかかとから上に向かってゆっくりこすると，拇指が背屈し他の4指が開く反射のことをバビンスキー反射という．通常，バビンスキー反射は2歳未満の幼児には観察されるが，年齢に伴い観察されなくなる．2歳を過ぎてもバビンスキー反射が観察される場合は，病的反射とみなされ，錐体経路などの神経伝導路の障害を疑う．

4.5 中枢神経系

a. 中枢神経系のあらまし

脳と脊髄をあわせて中枢神経系という．中枢神経系は骨で保護されており，脳は頭蓋に，脊髄は脊柱にそれぞれ囲まれている．さらに脳と脊髄は骨の内側に存在する3種類の髄膜に囲まれている．髄膜は外側から，硬膜，クモ膜，軟膜といい，それぞれの間には隙間が存在している．クモ膜と軟膜の隙間をクモ膜下腔といい，ここには脳脊髄液

が循環しており，脳および脊髄を保護する役割を果たしている．また，脳脊髄液は脳内の脳室や脊髄内の中心管にも循環しており，脳および脊髄内に存在する神経細胞に適切な環境を与えている．

（1）脳の分類　脳の分類は中枢神経系の発達過程を考慮すると理解しやすい（図 4.10）．中枢神経系はまず，胚の背部に生まれる神経管という1本の管状の構造から発生する．妊娠 25 日ごろを過ぎると，神経管の前端部に三つの膨らみが生じ，それが成長して，前方より前脳，中脳，後脳（または菱脳ともいう）を形成する．また，前脳はさらに終脳と間脳に分かれていく．終脳には左右の大脳皮質が含まれ，また間脳は視床や視床下部に発達していき，一方，後脳は橋や小脳，延髄になっていく．神経管の後部は成長して脊髄になる．

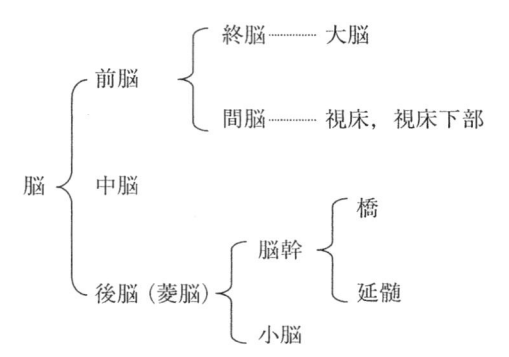

```
     ┌ 前脳 ┬ 終脳 ── 大脳
     │      └ 間脳 ── 視床，視床下部
脳 ┤ 中脳
     │      ┌ 脳幹 ┬ 橋
     └ 後脳（菱脳）┤      └ 延髄
                    └ 小脳
```

図 4.10　脳の分類

（2）脳脊髄液　神経管の中心部も発生とともに複雑に変形していき，脳においてはいくつかの脳室とそれらをつなぐ水道に発達する（図 4.11）．終脳の左右それぞれには側脳室（第一脳室，第二脳室）があり，大脳水道を介して前脳の腹側部を中央に走る第三脳室につながる．第三脳室は中脳水道を介して後脳に存在する第四脳室へ，さらに脊髄の中央部を走る中心管へとつながっていく．

脳室や水道の中には脳脊髄液が循環しており，物理的な衝撃から脳を保護する役割や，栄養素やホルモンを運搬することにより脳内の神経細胞やグリア細胞に適切な環境を与える役割をしている．脳脊髄液は脳室表面に存在する脈絡叢で血液をろ過することによって産生され，このためイオンは含むが血球や大きなタンパク質をほとんど含まない．脳脊髄液は，脳室や水道を循環した後，最終的には脳表面（実際には硬膜の内側）を通ってクモ膜絨毛から静脈に吸収される．

b．大　脳

大脳は頭蓋内で最も大きい脳部位で，後部では小脳を覆っているほどである．大脳は左右の大脳半球に分かれており，それぞれは脳梁という白質でつながっている．大脳の最も外側の数 mm は，大脳皮質

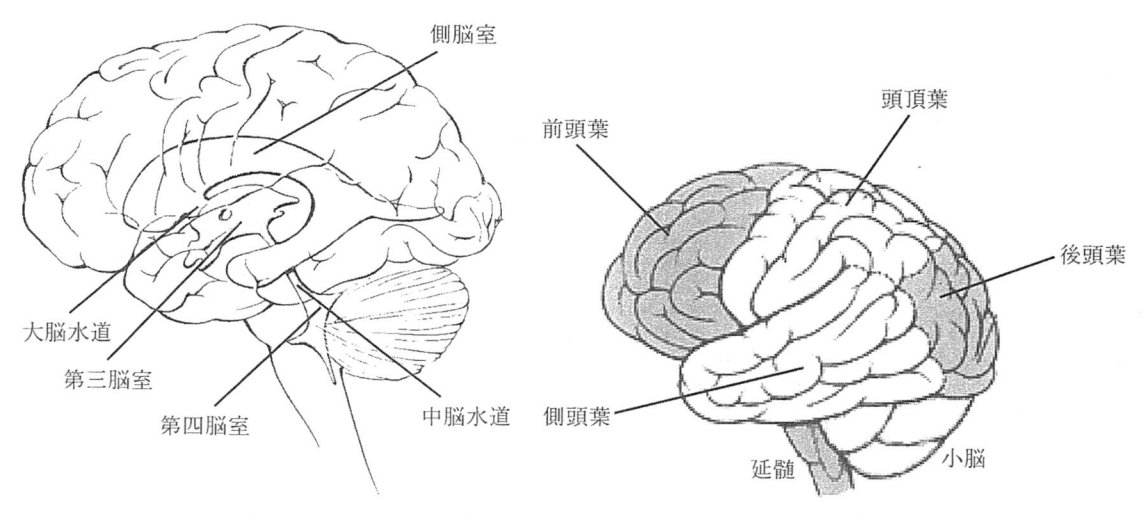

図 4.11　脳室と水道（Conn, 1995 を改変）　　　　図 4.12　大脳皮質の区分

と呼ばれる灰白質で構成されており，約 140 億個の神経細胞が集まっている．また，ヒトでは大脳皮質が進化発達しており，表面積が拡大して，しわ状構造をとっている．しわの谷の部分をとくに溝（こう）といい，山の部分を回（かい）という．解剖学的に最も明瞭な溝は脳を前後に分断する中心溝である．また，大脳は前頭葉，頭頂葉，側頭葉，後頭葉の四つの領域に分類することができる（図 4.12）．大脳皮質は領域ごとに感覚や運動などの特定の機能を担っており，これを機能局在という．さらに特定の機能をもたず，認知，思考，意識など，複合的な機能を司る領域を連合野という．さらに大脳深部には大脳核という複数の神経核があり，大脳皮質や視床，視床下部と神経連絡を行っており，ここの部位の障害は運動失調や麻痺などの疾患の原因になる．

（1）**感覚機能**　視覚や聴覚，触覚などの感覚情報は，大脳皮質の感覚野という領域で感知される．これらの感覚野は大脳皮質のさまざまな領域に分散して存在しているが，触覚などの皮膚感覚情報処理は，頭頂葉の最前部（中心溝のすぐ後ろ側）に位置する中心後回（体性感覚野）で担っている．

いくつかの大脳皮質部位を刺激すると，実際には受けていないさまざまな感覚を知覚することが知られており，このような知見から大脳皮質上には各部位ごとに，それぞれ特異的な感覚情報が入力することが明らかになっている（図 4.13）．

（2）**運動制御機能**　腕や足，顔，舌などの運動は，大脳皮質の一次運動野と呼ばれる随意運動の中枢で直接的に制御されている．一次運動野は中心溝のすぐ前部に位置する中心前回に存在している．また，特定の骨格筋の収縮は，一次運動野の特定の部位で行われている

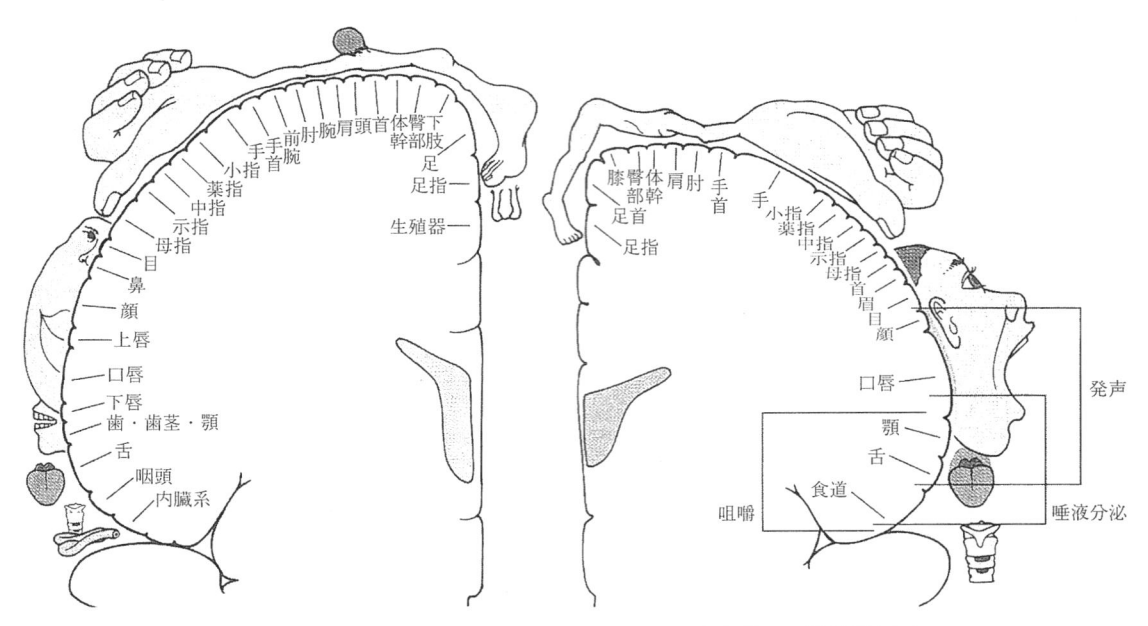

図 4.13　大脳皮質への感覚情報入力（Berne and Levy, 2000 を改変）

図 4.14　一次運動野の機能限局（Berne and Levy, 2000 を改変）

（図4.14）．さらに，一次運動野の前部には，運動前野や運動補足野といった領域が存在し，複雑な運動の企画や，体平衡の維持に関わっている．

　一次運動野に存在する神経細胞の一部は，その軸索を下方に伸ばしていき，内包，中脳，脳幹，脊髄を通って，最終的に脊髄内の運動神経にシナプスを形成する．この経路は脳幹の錐体と呼ばれる部位で左右交叉を行うので，この経路のことを錐体路という．それに対して運動野の神経細胞が大脳深部に存在する大脳基底核や脳幹でシナプスを形成し，神経細胞を交代して運動を制御する経路が存在し，これを錐体外路という．一方，大脳基底核と呼ばれる脳部位は，尾状核，レンズ核から構成されている．レンズ核はさらに被殻，淡蒼球に分類され，また尾状核と被殻をまとめて線条体という．尾状核と被殻の間には，運動野からの遠心性神経線維が通る内包が存在しており，脳内出血や脳腫瘍などで内包が障害されると運動障害が現れる．錐体外路系は，姿勢の動作と維持や，運動の円滑化などの不随意運動の制御に加え，随意運動の調節などの役割を担っており，この部位の障害でパーキンソン症候群などの運動障害が現れる．

（3）言語機能　　大脳皮質には二つの言語中枢が存在する．一つは，前頭葉に存在する運動性言語中枢であり，**ブローカ中枢**ともいわれる．運動性言語中枢が障害されると，文章を読んだり，言葉を聞いたりして理解することはできるが，発語することができない運動性失

語症があらわれる．もう一つの言語中枢は，側頭葉に存在する感覚性言語中枢であり，**ウェルニッケ中枢**とも呼ばれる．感覚性言語中枢の障害により，文章を読んだり，言葉を聞いたりして理解することが不可能になり，意味のない言葉を並べて書いたり，しゃべったりする錯書や錯語が生じる．このような感覚性言語中枢の障害による言語障害を**感覚性失語症**という．

（4）大脳辺縁系　　大脳皮質のさらに深部に位置する進化学的に古い大脳のことを総じて大脳辺縁系という．大脳辺縁系には，扁桃体，海馬体，海馬傍回，帯状回，中隔核などがあり，主に**本能**（instinct）や**情動**（emotion）の表出に関与している．このうち扁桃体が損傷すると，快（好き）・不快（嫌い）の情動が表出できなくなることから，扁桃体は情動の決定に重要な役割を果たしているものと考えられている．また，海馬体は学習や記憶に関与するが，この仕組みについては完全に明らかになっていない．海馬体内のシナプスは使われれば使われるほど，その伝導効率が上昇し，それが比較的長期間持続することが知られており，このようなシナプス伝達効率の長期的変化を**シナプス可塑性**といい，記憶の素過程ではないかと考えられている．

c．視床・視床下部

（1）視　床　　視床は第三脳室の両側で，大脳の腹側に位置する領域であり，複数の神経核がここに存在する．視床は主に大脳皮質への感覚性求心路の中継所として機能し，体性感覚や，視覚，聴覚，味覚などの求心性神経は視床へと入力し，ここでシナプスを形成して神経細胞を変え，さらに大脳皮質の特定の感覚野へと入力する．視床から大脳皮質の感覚野に向かう神経線維のことをとくに視床皮質路という．

（2）視床下部　　視床下部は視床の下部で，第三脳室の両側および腹側に位置し，複数の神経核から構成されている．視床下部の働きは多岐にわたり，それぞれの神経核がそれぞれ特定の役割を担っている．視床下部の代表的な働きとしては，性行動などの本能行動を引き起こす役割や，自律神経機能や内分泌機能を制御して体内の恒常性（ホメオスターシス）を維持する役割がある．その他にも視床下部には，摂食中枢（空腹中枢）や飽食中枢（満腹中枢），飲水中枢，体温調節中枢，睡眠中枢が存在している．また，睡眠・覚醒などに代表されるようにヒトの生理的機能は一日の中で変化することが知られているが，この日内リズムは，視床下部の下部に存在する視交叉上核に存在する体内時計によって制御されていることが知られている．

本能と情動
本能は生後の経験や学習によらず，生得的，遺伝的に備わっている，おのずから形成される欲求であり，性欲，摂食欲，飲水欲，集団欲などがある．個体や種の維持に不可欠な基本的な生命活動を引き起こすのに働く．これらの欲求に基づいて発現する行動が性行動，摂食行動，飲水行動，集団行動と呼ばれ，その統合中枢が視床下部および大脳辺縁系にある．本能的な欲求が充足あるいは充足されないときに生じる快感あるいは不快感，怒りなどの感情を情動という．

d．中　脳

中脳は前脳と後脳の中間部分に位置し，その腹側部は視床下部および脳幹につながり，背側部は上丘と下丘という2対の脳部位から形成されている．

中脳は大脳皮質運動野からの遠心性神経路の通り道であるだけでなく，黒質からは線条体や視床に向けてドーパミン神経を投射しており，錐体外路系の一部分を構成している．また，目に光を当てると瞳孔が縮小する対光反射経路は中脳を中継するので（図4.15），この対光反射は中脳の機能を調べる上で臨床的に広く利用されている．

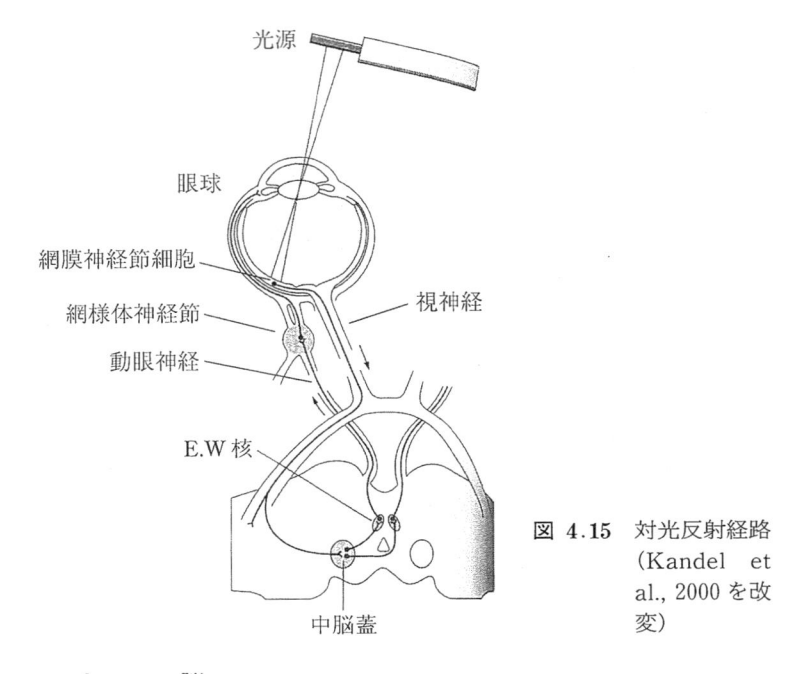

図4.15　対光反射経路（Kandel et al., 2000を改変）

e．小　脳

小脳は脳幹の上部に存在し，運動の調整や，運動の学習や記憶に関わっている．解剖学的に小脳は，左右の小脳半球および，上下方向に三つの葉（上より前葉，後葉，片葉小節葉）に分かれている．また，小脳は表面の皮質部と深部の髄質部に区分され，皮質部は外側から分子層，プルキンエ細胞層，顆粒細胞層という三つの灰白質層から構成されている．一方，髄質部には小脳核が存在している．小脳の神経回路は比較的単純であり，小脳からの神経出力は一つしかなく，また小脳への神経入力は二つしかない（図4.16）．小脳からの出力はプルキンエ細胞から小脳核に達する神経線維である．一方，小脳への神経入力の一つは延髄の下オリーブ核からの登上線維であり，これはプルキンエ細胞に投射する．もう一つの神経入力はいくつかの脳部位からの苔状線維であり，これは顆粒細胞層に存在する顆粒細胞に投射し，一

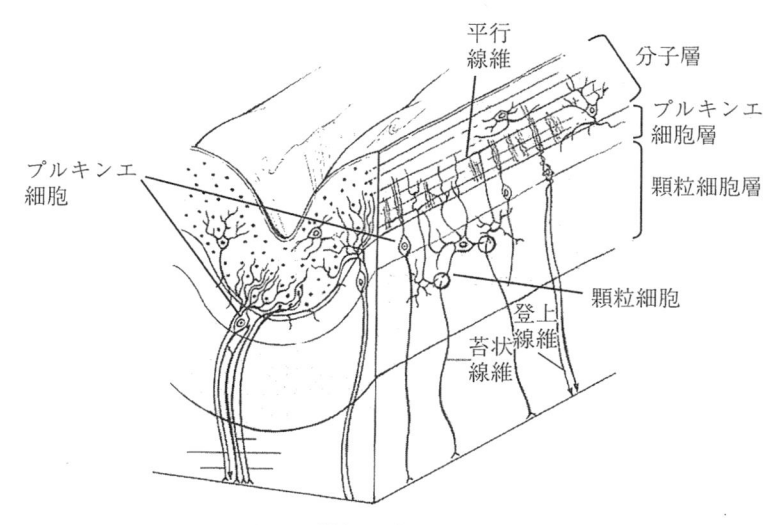

図 4.16 小脳の神経回路（Conn, 1995 を改変）

方，顆粒細胞からは平行線維がプルキンエ細胞に向けて入力している．登上線維と平行線維が同時に興奮すると，平行線維とプルキンエ細胞間のシナプスの伝導効率は長期にわたって抑制されることが知られており，これを長期抑制現象（**シナプス可塑性**の一つ）といい，運動の学習・記憶の基本的素過程であると考えられている．

f．延　髄

延髄は脊髄の上部に位置し，機能的には生命活動を維持する上できわめて重要な働きを担っている．

延髄に存在する循環中枢（心臓血管中枢）は，心臓中枢や血管運動中枢に分類され，それぞれから発する遠心性神経により心臓の働きや血管の収縮度合いを変化させて，全身の血圧を調節する働きをもつ．また，循環中枢には，大動脈弓や頸動脈洞に存在する圧受容器からの求心性神経が入力しており，血圧の上昇を感知して心臓および血管の働きを弱めて血圧を下降させる負のフィードバック機能を有している．

また，ヒトは意識しなくても自律的な呼吸を行うことができるが，これは延髄に呼気中枢と吸気中枢と呼ばれる呼吸中枢が互い違いに興奮と休息を繰り返し，肺の内圧が周期的に変化するためである．吸気中枢が興奮すると，その信号が遠心性神経を介して肺の大きさを調節する外肋間筋と横隔膜に伝わり，胸腔が拡大することによって肺の内圧が低下し，吸気が行われる．一方，延髄の呼吸中枢には末梢からの求心性神経入力があり，これにより呼吸運動は修飾される．この求心性入力には肺や気道に存在する機械（伸展）受容器や，大動脈体や頸動脈体，および延髄に存在する化学受容器からの入力がある．大動脈

シナプス可塑性
シナプス伝達の効率や結合が，シナプス活動やその他の要因によって変化して，要因が消失した後も持続する性質．

体や頸動脈体の化学受容器は主に血液中の酸素分圧の低下を，また延髄に存在する化学受容器は脳脊髄液中のpHの低下（水素イオン濃度の上昇）をそれぞれ感知して，それを呼吸中枢に伝え，呼吸運動を促進する役割を果たしている．

g. 脳の活動レベルと睡眠

（1）脳の活動レベル 脳の活動レベル（すなわち意識のレベル）は，頭皮上においた電極によって測定される脳波のパターンを調べることによって知ることができる．覚醒開眼時にはベータ（β）波と呼ばれる13 Hz以上の周波数の速波が観察され，リラックス時や覚醒閉眼時にはアルファ（α）波と呼ばれる8〜13 Hzの周波数を有する脳波が現れる．また脳の活動レベルがさらに低下すると，4〜8 Hzの周波数を有するシータ（θ）波や4 Hz以下の周波数を有するデルタ（δ）波（睡眠時）が現れる．

ヒトの脳内にはいくつかの賦活系と呼ばれる神経経路が存在し，脳，とくに大脳皮質の活動レベルを高く維持させ，ヒトが意識を保つようにする役割をしている．賦活系の一つである脳幹網様体賦活系は，延髄や橋，中脳の脳幹の神経核とその間を走る神経線維網の混成体である脳幹網様体を起始核とする．脳幹網様体には脊髄から上向性伝導路や視覚，聴覚などの感覚性求心路からの入力があり，さらに視床を介して，あるいは介さないで大脳皮質の広範な部位に投射しており，その活動レベルを維持する役割を果たしている．一方，視床下部の後部からは，とくに大脳辺縁系に投射する神経経路があり，これを視床下部賦活系という．

（2）睡眠 ヒトは一生のうち3分の1の時間を眠って過ごす．しかし，ヒトを含む動物がなぜ睡眠をとる必要があるのかについては，脳や身体の休息のためであるとか，記憶を整理するためだとかいろいろ考えられてはいるが，まだ完全にはわかっていない．睡眠は脳波パターンと筋の活動状態から，レム睡眠（REM睡眠）とノンレム睡眠（non-REM睡眠）に分けることができる．さらにノンレム睡眠は浅い睡眠から順に，段階1から段階4までの四つに分けることができる．ノンレム睡眠とレム睡眠は一晩の間に約90分周期で4〜5回繰り返される．

レム睡眠の「レム」とは，Rapid Eye Movementの略であり，レム睡眠中では，急速に眼球が動いているのが特徴である．また，レム睡眠中には脳波は覚醒期に近い低振幅速波であり，抗重力筋の緊張は消失しているので（表4.3），レム睡眠中は，脳は活動し，逆に身体が休息している．「夢」はこのレム睡眠中にみると考えられている．

表 4.3 ノンレム睡眠とレム睡眠の比較

	ノンレム睡眠	レム睡眠
脳波	低振幅徐波（1,2） 高振幅徐波（3,4）	低振幅速波 PGO波（棘波）
眼球運動	なし	急速眼球運動（REM）
筋活動	緊張	弛緩（自発活動・脊髄反射抑制）
自律神経 （呼吸・血圧・ 心拍・体温）	安定	不安定
生理的意義	脳の休息	身体の休息
睡眠障害	夢遊症	REM睡眠行動障害

　一方，ノンレム睡眠中では，抗重力筋の緊張はある程度保たれており，脳波は一時的に現れる小さい振幅が特徴の睡眠紡錘波（12〜14 Hz）（段階2）や，δ波（0.5〜3.5 Hz）の高振幅徐波（段階3および4）が観察されるようになり（表4.3），ノンレム睡眠は，脳の休息のための睡眠として捉えることができる．

■ 引用文献

1) Berne, R. M. and Levy, M. N.：Principle of Physiology, p.24, 69, 88, 124, Mosby, 2000.
2) Guyton, A. C. and Hall, J. E.：Medical Physiology, p.556, 560, Elsevier Saunders, 2006.
3) Conn, P. M.：Neuroscience in Medicine, p.35, 175, 199, 218, J. B. Lippincott Company, 1995.
4) Kandel, E. R., Schwartz, J. H., Jessell, M.：Principles of Neural Science, 4th Ed., p.528, McGraw-Hill Health Professions Division, 2000.

■ 参考文献

1) デルコミン, F. 著，小倉明彦・冨永恵子訳：ニューロンの生物学，pp.1-637，トッパン，1999.
2) 坂井建雄：情報の受容と処理，系統看護学講座 専門基礎1人体の構造と機能［1］解剖生理学，pp.351-399，医学書院，2005.
3) Kandel, E. R., Schwartz, J. H. and Jessell T. M.：Principles of Neural Science 4th Ed., pp.1-1414, McGraw-Hill Health Professions Division, 2000.

5　皮　　膚

　皮膚は，外部からの侵襲を防ぐのみならず，体性感覚と呼ばれる触圧覚，温度感覚および痛覚を感じる感覚器としての機能も有している．これらの感覚の大部分は，脊髄の後根に細胞体が存在する後根神経節細胞で受容され，その情報が中枢に送られている．ただし，頭蓋部の触圧覚，温度感覚および痛覚に関する情報は三叉神経により受容されている．後根神経節細胞は，情報を受容する部位の形態から大きく2種類に分類できる．神経終末が何らかの付帯物に覆われずに皮膚に近く存在する，自由神経終末を有するタイプは，温度感覚と痛覚を受容する．また，**マイスナー小体**（Meissner corpuscle），**パチニ小体**（Pacinian corpuscle）および**ルフィニ終末**（Ruffini end-organ）のような神経終末が非神経の構造で覆われているタイプは，触圧覚を伝える．これらの受容体は神経細胞の一部が触圧覚，温度感覚および痛覚を受容するように特殊化したもので，それらの情報を受容した神経細胞の神経軸索を経由して中枢に送られるために，一次感覚細胞と分類されている．触圧覚を受容する**メルケル盤**（メルケル細胞-神経終末複合体，Merkel's disk）は，メルケル細胞が機械刺激を受容し，その情報をメルケル神経にシナプスを介して伝達する様式をとっているために二次感覚細胞と分類される．

5.1　触　圧　覚

　触圧覚は，皮膚表面あるいは毛に触れる，触れるよりも強く圧するなどの機械的な刺激により生ずる．マイスナー小体，パチニ小体およびルフィニ終末などの神経終末を覆う構造は，触圧刺激により皮膚に生じた構造変化を効率的に神経終末に伝える働きをしている．メルケル盤（メルケル細胞-神経終末複合体）は，メルケル細胞と神経終末から形成されている（図5.1）．皮膚表面に近い部位には，マイスナー小体やメルケル盤が存在している．これらの受容器が触圧覚を感じる領域（受容野）は狭く，刺激を受容した位置を特定することに優れている（図5.2）．マイスナー小体は**順応**（adaptation）が非常に速

5.1 触圧覚

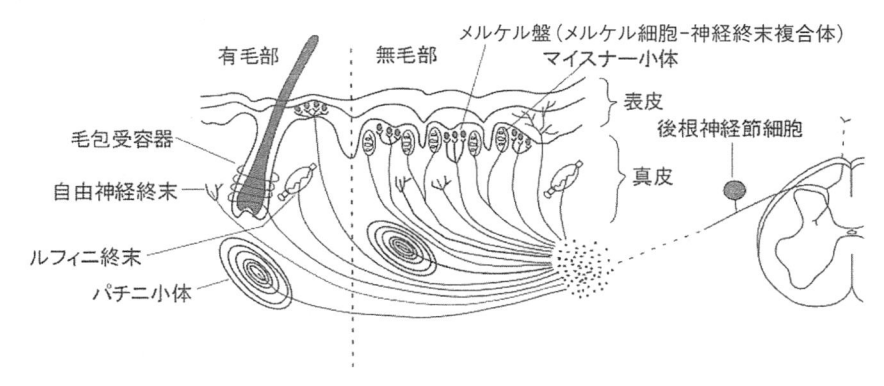

図 5.1 皮膚の有毛部および無毛部に存在する触圧受容器

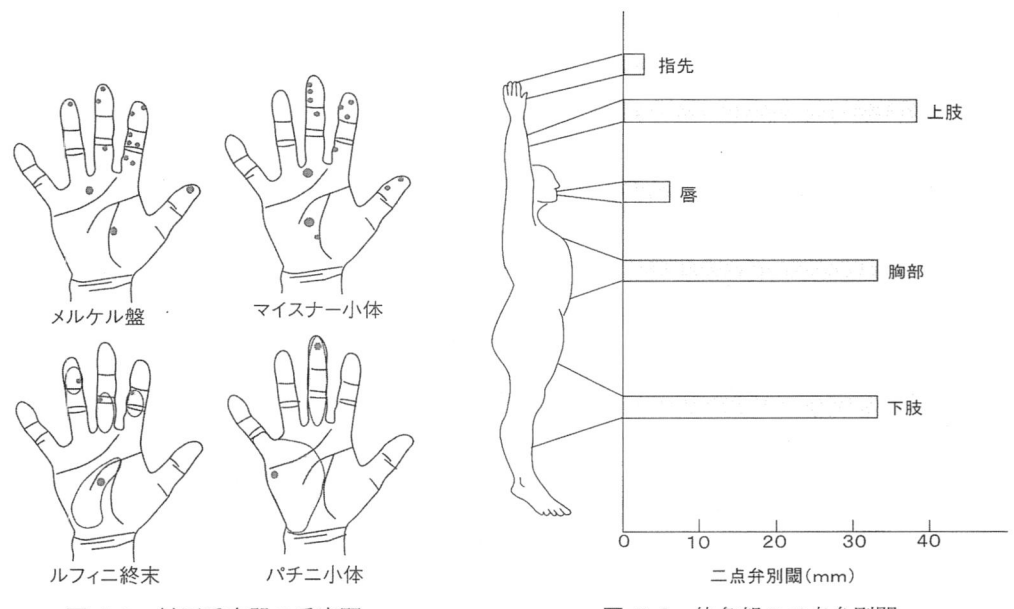

図 5.2 触圧受容器の受容野

図 5.3 体各部の二点弁別閾

い性質を有する．このため，振動を感じる役割を演じている．一方，メルケル盤は順応が遅いので，持続的に皮膚の変位を感じることができる．真皮には，パチニ小体およびルフィニ終末が存在している．これらは，皮膚表面から深い部位に位置しているために広い受容野をもっている．パチニ小体は**順応**が速いため振動を感じ，ルフィニ終末は順応が遅いために持続的な触圧刺激を感ずる．

受容野の大きさは，皮膚の部位でも異なっている（図5.3）．二つの触刺激が2点として弁別されるのに必要な最小距離である**二点弁別閾**（tow point discrimination threshold）は，指先や唇などでは非常に短い．これは，触受容器が指先に密に存在していることと対応している．このため，指先で点字を読むことができるように，触れた対象の細かい構造の違いを識別できる．一方，上肢，胸部や下肢などで

順応
われわれは，衣類を身につけるときには，皮膚が衣類に接触していることを感じている．しばらくすると，衣類による接触感が生じなくなる．これは，皮膚の触圧覚に順応が生じたためである．痛覚では順応は顕著ではないが，多くの感覚器で順

は二点弁別閾は長い．以上の特性は，指先や唇の表面積は体幹や四肢に比べて狭いにもかかわらず，触刺激を受けた情報量が非常に多いことを意味している．一方，体幹や四肢から受容した体性感覚情報は，相対的に少なくなる．このため大脳皮質の体性感覚野では，指先や唇からの情報が投射する領域は体幹や四肢などからの情報が投射する領域と比べて広い（4章「神経系」を参照）．

5.2 温度感覚

温度感覚は，皮膚と接する空気中の温度，あるいは接触する物体の温度と皮膚の温度の違いを認識する．冷痛，冷感，温感，熱痛の四つの感覚で広い温度範囲がカバーされている．15°C以下に低下すると，低温により生ずる痛みの一種である冷痛が生ずる（図5.4）．冷感を感じる冷受容器は，10°C〜43°Cの間の温度範囲で活性化され，25°C付近で最も強く活性化されて冷感を受容する．また，30°C〜50°Cの間で活性化され，45°C付近で最も強く活性化される温受容器は温感を受容する．さらに，45°C以上の温度になると高温により生ずる痛みの一種である熱痛が惹起される．通常の皮膚の温度である34°C付近では，冷受容器と温受容器の両者が活性化されている．4種類の温度感覚は，それぞれが**トランジェントリセプターポテンシャル（TRP；transient recepter potential）チャネル**ファミリーに属する，異なる受容体タンパク質を介して受容されている．

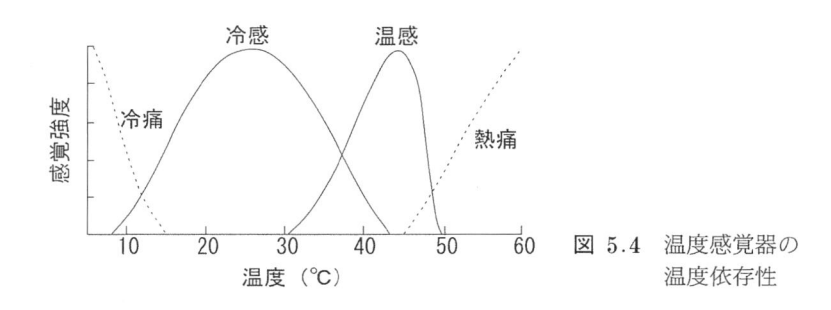

図5.4 温度感覚器の温度依存性

5.3 痛覚

痛みは体に有害な異常が生じたことを中枢に伝えるために，生理的に非常に重要な情報である．一方，疾病や傷害により生ずる痛みは，患者にとって大変な苦痛となるので臨床的に重要な問題でもある．痛みは，速い痛みと遅い痛みの2種類に分類できる．速い痛みは，ピンセットで強くつままれたり，先端の鋭いもので刺されたりしたときに

応がみられる．ある刺激に対する順応は，他の刺激がきたときに感じることができる状況を整える上で非常に重要な機能である．また，振動を感じることができるのは，早く先の変位を感じてすぐに順応しているために次の変位を感じる準備ができているためである．

カプサイシンにより惹起される温感とメントールにより惹起される冷感
ヒトは，唐辛子を食べると体が温かく感じられることを体験してきた．これは，体温が上昇したときに働く温受容体を唐辛子の主成分であるカプサイシンが刺激する効果を有するためである．一方，ハッカの香りは涼しさを感じさせる．これは，ハッカの主成分であるメントールが温度が低下したときに感じる冷受容体を刺激するためである．

トランジェントリセプターポテンシャル（TRP）チャネル
ショウジョウバエの視覚異常ミュータントから発見された陽イオンチャネルで，哺乳動物でも30種類以上のファミリーを構成することがわかっている．TRPチャネルは，温度感覚に重要であるばかりではなく，味覚，聴覚，痛覚，嗅覚などの各種感覚受容で機能している可能性が示されつつある．

生じ，機械侵害受容器で受容される．**ポリモーダル**（polymodal）**侵害受容器**は，機械刺激，発痛物質および極端な低温と高温により生ずる遅い痛みを受容する．ヒスタミン，ブラジキニン，サブスタンスP，セロトニン，ATPや障害を受けた細胞から放出されたK^+が発痛物質として痛みを誘起する．また，局所のpHの低下も化学的な痛みを誘起する．かゆみは弱い痛みと考えられていたが，痛みを受容する線維とは独立した線維で受容される．かゆみは，物理的刺激が神経終末を刺激する，あるいは肥満細胞から放出されたヒスタミンなどのケミカルメディエータが自由神経終末を刺激することにより生ずる．

皮膚で生じた痛みは，脊髄の後核で脊髄視床路を上行する神経に連絡する．この際，同じ体節を支配している内臓からの痛覚情報も混合してしまう．たとえば，狭心症などで心臓が痛んだ場合，首の側面，肩および左胸筋由来の痛みと混同されて認識される．このような痛みは**関連痛**（referred pain）と呼ばれ，内臓疾患の診断に重要な情報である．

5.4 皮膚感覚の中枢への伝達

神経線維は，**髄鞘**（myelin sheath）を有する**有髄神経**（myelinated nerve）と髄鞘をもたない**無髄神経**（unmyelinated nerve）に分類できる．有髄神経の場合，活動電位は神経軸索の髄鞘と髄鞘のとぎれた部位（ランヴィエ絞輪；Ranvier's node）を活動電位が跳躍して伝わっていく（**跳躍伝導**，saltatory conduction）．このため，活動電位が伝わる速度は，無髄神経よりも速い．また，有髄神経と無髄神経に共通する神経軸索の伝導速度に関する性質として，神経軸索の直径が太い方が伝達速度が速い．このような神経軸索が有する特徴を必要最小限に利用して，皮膚の感覚情報は有髄および無髄，あるいはさまざまな太さの神経線維を使い分けて，中枢に送られている．

毛包受容器，パチニ小体やマイスナー小体などで受容される触圧覚は有髄で比較的太い$A\alpha$，$A\beta$あるいは$A\gamma$線維を介して速い速度で情報が送られる（図5.5）．鋭い痛みは有髄の$A\delta$線維を介して速く，じっくりとした痛みである疼痛は無髄のC線維を介してゆっくりと中枢に伝達される．冷覚および温覚も有髄の$A\delta$線維と無髄のC線維を介して中枢に送られる．ちなみに，筋肉の収縮の程度を検知し，姿勢制御や運動制御に関わる深部感覚器として働く筋紡錘の一次終末からの情報は，$A\alpha$線維よりも速いIa線維，筋紡錘の二次終末からは$A\beta$や$A\gamma$線維に性質が近いII線維を介して脊髄に送られる．ま

ポリモーダル（多種）侵害受容器
機械侵害受容器の末端は完全にシュワン細胞で覆われているのに対し，ポリモーダル侵害受容器の末端はシュワン鞘に覆われずに露出した部分が存在する．このため，機械的な刺激のみならず，発痛物質に応答すると考えられている．皮膚に存在するポリモーダル受容器の情報はC線維により伝えられる．

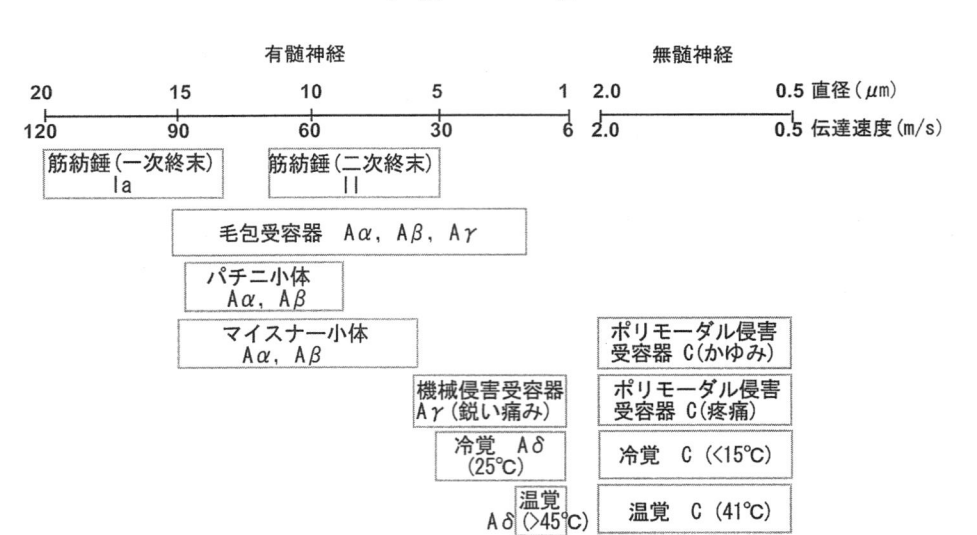

図 5.5 体性感覚情報を伝達する神経線維

た，遠心性の線維で速い制御が必要な骨格筋を支配する運動神経は Ia 線維と同程度の速度を有する有髄の Aα 線維から構成されている．

参考文献

1)「特集」痛みとかゆみ，ファルマシア，**41**(3), 2005.
2)「特集」痛みのメカニズム，神経研究の進歩，**42**(3), 1998.

運動器系　6

　意志や思考といったヒトを特徴づける精神的活動は大脳の高次機能によって生ずるものであるが，それらが，走る，投げる，指先を動かして字を書いたり，ものを作ったりする，といった身体の運動を通して具体的な表現をうるのは，直接的にはすべて骨格筋の収縮による．本章では，骨格に付着し四肢や体幹の随意運動を司る，この骨格筋の構造と収縮メカニズムについて学習する．

　ところで，随意運動といっても単純に脳からの一方的な命令だけで完遂されるわけではない．身体の微妙な運動が調節されたり，平衡が保たれたりするためには，筋の収縮状況に関する求心性の情報が即時的に中枢に送られ，そこで随意的また不随意的に処理され，その結果，運動ニューロンの活動が調節される必要がある．ここでは，そのために重要な役割を果たす，筋の伸展や収縮速度に関する情報の受容体である筋紡錘と腱紡錘についても述べる．

　本章ではまた，われわれの体内で骨格筋の他に「筋」と呼ばれる組織，すなわち心筋と平滑筋についても略述し，骨格筋との比較を試みる．それらはそれぞれ，心臓の律動的収縮と，消化管，血管，泌尿生殖器など内臓の動きを司るもので，構造，収縮速度，神経支配などにおいて骨格筋とは一見大きく異なる．しかし，いずれも栄養物の代謝により取り出された化学的エネルギーを機械的エネルギーに変換する装置であるという点では骨格筋と同じである．そして，アクチンとミオシンというタンパクの相互作用により収縮を起こし，またその調節を細胞内 Ca^{2+} を用いて行うという点でも骨格筋と著しい共通性を示す．収縮器官として比較的原始的な形態を留める心筋や平滑筋に関する知識は，最も分化の進んだ形態を示す骨格筋の働きを考察する上にも参考になることが多い．

6.1　骨格筋（錘外筋）

　骨格筋は，筋収縮力の発現に関与する**錘外筋線維**（extrafusal muscle fiber）と，後述の感覚受容器である**錘内筋線維**（intrafusal muscle fiber）とからなる．ここではまず錘外筋について述べ，ついで錘内筋について別項を設けて説明することにする．（以下，この節では，とくに断らない限り錘外筋および錘外筋線維を骨格筋および筋線維と呼ぶ．）

筋線維は運動神経により制御され，生理的には，神経からの指令によってのみ収縮を起こす（図6.1）．神経からの化学伝達により誘発された活動電位は，瞬時に全体に伝搬し，T管系を伝導して速やかに細胞内部に至り，筋小胞体からCa^{2+}を遊離する．Ca^{2+}はトロポニンに結合し，アクチンフィラメントとミオシンフィラメントの滑り運動を開始させ，収縮が起こる．神経インパルスの到達から最大レベルの張力に達するまでに要する時間はわずか数十msである．

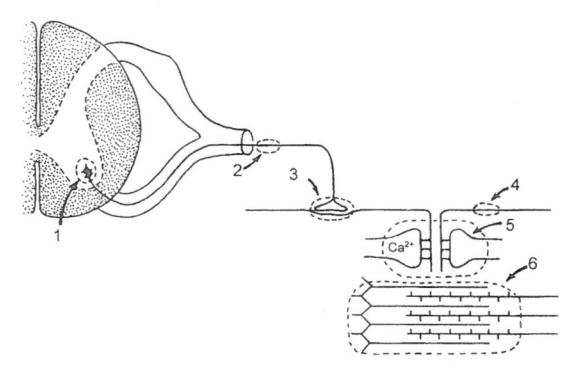

図 6.1 運動神経と骨格筋
運動神経からの指令によって骨格筋が収縮するまでの過程（1～6）を示す．1：皮質脊髄路などからの指令を受けて脊髄前角細胞が活動電位を発生する．2：活動電位が$α$運動ニューロンをその終末部まで伝導する．3：運動神経終末からその筋側の受口である終板に向けて化学伝達物質アセチルコリンが分泌され終板電位を引き起こす．4：終板電位が終板の周辺に活動電位を誘発し，それが筋線維鞘（筋細胞膜）全体に広がる．5：活動電位は，さらに筋線維鞘の連続である横行小管（T管）によって，数msの間に筋線維（筋細胞）内部に行きわたり，筋小胞体（SR）からCa^{2+}を放出させ，Ca^{2+}濃度を高める．6：Ca^{2+}がトロポニンに結合し，アクチンフィラメントとミオシンフィラメントの滑り込みを開始させる．

a．骨格筋の内部構造

骨格筋を特徴づける収縮の素早さは，高度に分化したその内部構造によるところが大きい．

骨格筋を構成するのは，**筋線維**（muscle fiber）と呼ぶ直径10～

100 μm の細長い細胞である（図 6.2）．この細胞は発生の途上で単核の**筋芽細胞**（myoblasts）が多数融合してできあがるため多核である．一般に，このように多数の細胞が癒合して一つの機能的単位となったものを**合胞体**（syncytium）と呼ぶ．筋線維は束状に集まり**筋線維束**（muscle fasciculus）を形成する（図 6.2 B）．筋線維束が多数集まったものが筋であり，その両端は腱を介して骨に付着する．筋線維を包む細胞膜を**筋線維鞘**（sarcolemma）と呼ぶ（図 6.3）．筋線維鞘の神経と接合する部位は**終板**（end-plate）という特殊化した構造を示す（6.2 c 項参照）．運動神経からの化学伝達は終板に一種の興奮性シナプス電位を起こし，それにより誘発された活動電位は，筋線維

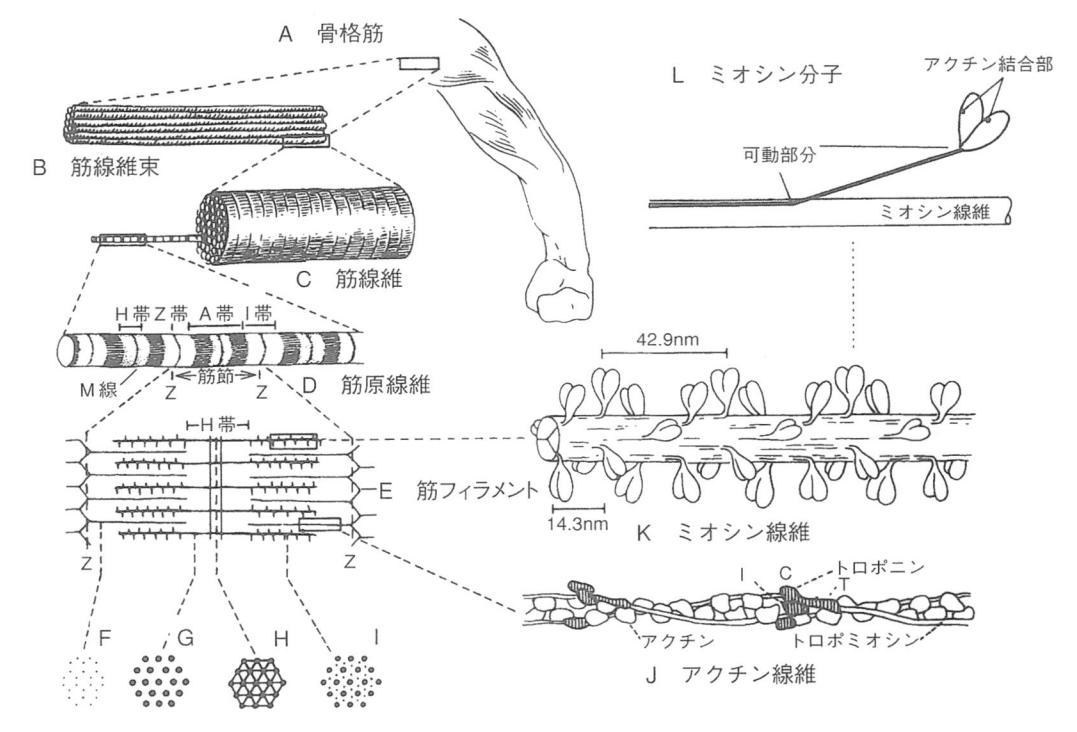

図 6.2 骨格筋の微細構造
A〜E：骨格筋の構造，とくに収縮タンパクフィラメントの構造を次第に拡大して示す．アクチンフィラメントとミオシンフィラメントの重なりの位置関係に注意．異質の両フィラメントが重なる A 帯は偏光に対し光学的異方性（<u>A</u>nisoscopic）なのに対し，アクチンフィラメントのみからなる I 帯は等方性（<u>I</u>soscopic）である．F〜I：2 種のフィラメントは，きわめて規則的に配列しており，筋原線維の各部の横断面を電子顕微鏡で観察すると，きれいな正六角形の網目状文様が認められる．J：アクチンフィラメントは，主にアクチンとトロポミオシンというタンパク分子の重合により形成される．K と L：ミオシン線維は二つの頭部と 1 本の尾部とからなるミオシンタンパク分子が，その尾部で多数束状に重合することによって形成されるもので，その 1 本当たりの直径は 10 nm，長さは 1.5 mm である．ミオシンの頭部にはアクチン結合部と ATP 結合し加水分解する部分とが含まれている．(Bloom and Fawcett, 1986 ; Gordon, 1989 ; Pollack, 1990 などによる)

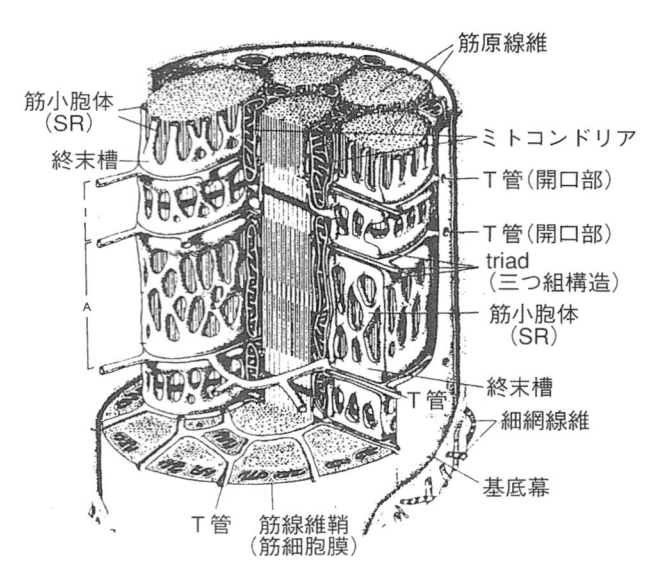

図 6.3　骨格筋の T 管系と筋小胞体
哺乳動物骨格筋の横行小管（T 管）系と筋小胞体（SR）との位置関係を示す．T 管は，A 帯と I 帯の境目で陥入し，ほぼそのレベルで分枝して筋原線維を取り巻く．SR は T 管に 2 方向から挟み込むように接近し，「三つ組構造」（triad）を形成する．その部位で SR は膨大しており，終末槽または終末嚢と呼ばれる．T-SR 接合部が位置する A 帯と I 帯との境目は，アクチンフィラメントとミオシンフィラメントが滑り込みを起こす先端部に当たり，収縮タンパクの速い滑り込みのために有利である．

鞘を伝わって瞬時に筋線維全体に広がる（後述）．

　筋線維の細胞質には，直径 1～2 μm の**筋原線維**（myofibril）が密に詰まっている（図 6.2 C, D）．筋原線維を顕微鏡で観察すると，筋の長軸方向に沿い，明るい帯状の部分（I 帯）と，暗い帯状の部分（A 帯）とが交互に整然と繰返し「横紋」として観察される．これは，太さの異なる**アクチンフィラメント**（actin filament）と**ミオシンフィラメント**（myosin filament）の規則的配列を反映するものである．I 帯の部分には主にアクチンフィラメントのみがある．I 帯中央に位置する Z 線（または Z 膜）にはアクチンフィラメントの一端が付着する．Z 線と次の Z 線との間を**筋節**（sarcomere）と呼ぶ（図 6.2 D, E）．ミオシンフィラメントは A 帯の部分に存在する（図 6.2 E）．

　筋線維内部には，収縮調節に重要な役割を演ずる二つの膜系がある（図 6.3）．一つは筋線維鞘が，内径 30～50 nm の管状に筋線維内部に深く陥凹したもので，T 管（横行小管）と呼ぶ．哺乳類の骨格筋では T 管は各筋節の A 帯と I 帯の境目に沿って細胞外に開口しており（図 6.3），活動電位を細胞内まで導く（後述）．もう一つの膜系は筋

小胞体（sarcoplasmic reticulum；SR）で，これは筋細胞内に閉じた空間を形成し，Ca^{2+}の貯蔵部位として機能する．SRは各T管とT管の間にまたがるように存在しており，とくにT管と密に接触する膨大した部分は**終末槽**（terminal cisterna）と呼ばれる（図6.3）．T管とSRとの接合部では，1本のT管とそれを挟む二つの終末槽が**三つ組**（triad）をなすが（図6.3），この構造は筋収縮の調節の上でとくに重要である．すなわち，筋収縮の引金となるSRからのCa^{2+}放出は，T管に到達した活動電位の作用によって，このT-SR接合部で起こる（後述，図6.6参照）．

b. 筋収縮の分子メカニズム：「滑り説」

骨格筋の収縮は，アクチンフィラメントとミオシンフィラメントとが，長さを変えず，互いに長軸方向に滑り込むことにより生ずる（図6.4）．個々のミオシン分子は頭部をミオシンフィラメント表面から突き出し（図6.2 K），隣り合うアクチンフィラメントに接触する（図6.2 L）．この腕状構造を**連結橋**（cross-bridge）と呼ぶ．収縮の際は，連結橋が大勢の漕ぎ手が操るオールのように，繰り返しアクチンフィラメントを手繰り，双方のフィラメントの滑りを起こす（図6.4）．ミオシン分子頭部にはATP結合部位が存在し，オール様の動きの1周期ごとに1個のATPを加水分解して必要なエネルギーを取り出す．筋原線維間には，ミトコンドリアが多数存在し，収縮に必要な大量のATPを産生供給する．

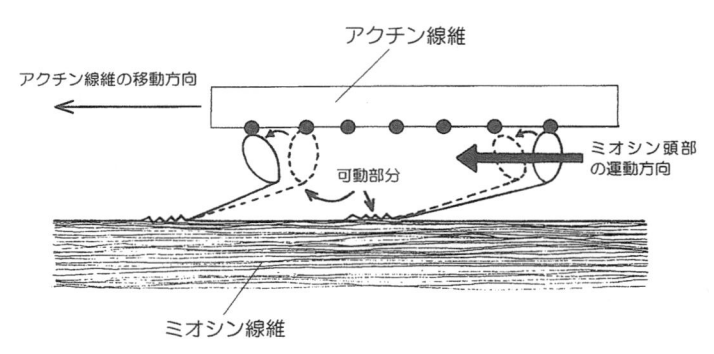

図6.4 骨格筋収縮フィラメントの相互作用―「滑り説」
筋収縮のもとになるアクチンフィラメントとミオシンフィラメントの相互作用を模式化して示す．

c. 骨格筋の機能的分化

脊椎動物の骨格筋線維は機能的に分化しており，収縮弛緩が比較的速いものと遅いものとに大別される．前者を多く含む眼筋や腓腹筋を**速筋**（fast muscle）または**相動筋**（phasic muscle），後者を多く含む下肢のヒラメ筋などを**遅筋**（slow muscle）または**緊張筋**（tonic muscle）と呼ぶ．速筋はミオグロビンに乏しく血管の分布も少ないので白っぽい色調を呈し，白筋とも呼ばれる．速筋はグリコーゲンを多く含み，収縮のエネルギー源となる ATP の産生を主に嫌気的解糖による．このタイプの筋は敏速な運動に適しているが，疲労しやすく持続的運動には向かない．一方，遅筋はグリコーゲンは少ないがミオグロビンに富み，毛細血管も多いため赤っぽい色調を呈し，赤筋とも呼ばれる．ミトコンドリアが多く，収縮のための ATP は酸化的リン酸化によって持続的に供給されるため，疲労が起こりにくい．姿勢維持などの持続的運動に適する．

なお，胎生時の骨格筋はすべて遅筋であるが，神経支配が完成するにつれて，支配神経線維の種類に応じて，遅筋と速筋に分化する．

6.2 骨格筋の神経支配

a． α 運動ニューロンと γ 運動ニューロン

脊髄前角の運動ニューロンは，α 運動ニューロンと γ 運動ニューロンとに大別される．α 運動ニューロンは比較的大きな細胞体（約 50 μm）をもち，有髄神経線維の軸索を脊髄前根に出して錘外筋線維を支配する．一方，γ 運動ニューロンは比較的小さな細胞体（約 20 μm）をもち，有髄神経線維の軸索を出して錘内筋線維を支配する．このニューロンのインパルスに伴う錘内筋の収縮は，筋伸展受容器の感度の調整に関与する（後述）．この他に，錘外筋，錘内筋の両方を同時に支配するニューロンもあることが知られており，β 運動ニューロンと呼ばれる．

α 運動ニューロンには，速筋を支配する相動性 α 運動ニューロンと遅筋を支配する緊張性 α 運動ニューロンとがある．相動性 α 運動ニューロンは，繰り返し興奮しうる頻度が高く，速筋の速い収縮をコントロールするのに適している．それに対して緊張性 α 運動ニューロンは比較的興奮頻度が低く，遅筋の緩やかな収縮をコントロールするのに適している．

b． 神経筋単位

1個の α 運動ニューロンの軸索は終末で分岐し，一定数の筋線維に接合してそれらをまとめて支配している（図 6.5 A）．これを，筋の機能的単位と考えて，神経筋単位または運動単位と呼んでいる．この場合，1本の筋線維に接合するのはただ1個の α 運動ニューロンの終末であって，二つ以上の α 運動ニューロンからの支配を受けることはない．一つの神経筋単位に含まれる筋線維の数を神経支配比とい

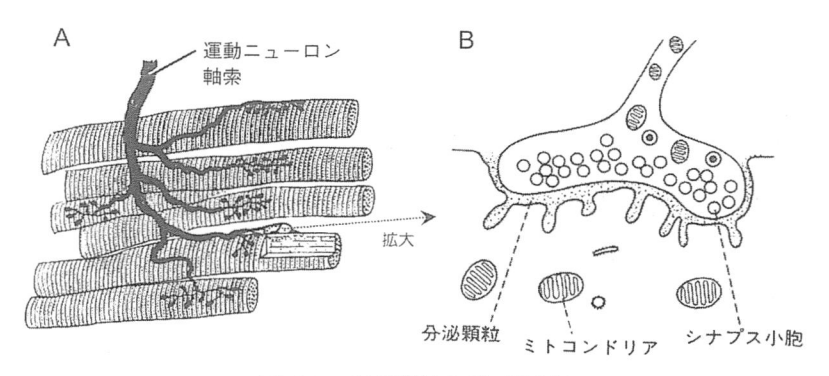

図 6.5　神経筋接合部（終板）
A：1個の α 運動ニューロンの軸索は終末で分岐し，一定数の筋線維に接合してそれらをまとめて支配している（神経-筋単位）．哺乳動物の α 運動ニューロンの終末はブドウの房のように分岐し，筋線維の細胞膜にある複数のカップ状の凹みにはまり込む．B：神経-筋接合部の拡大図．

う．神経支配比は，舌，手指，眼球など精緻な運動を司る筋では 3 くらいで小さいが，大腿筋のように粗大な運動に与る筋肉では 150 くらいで大きい．

c. 神経-筋接合部：終板

一般に，神経から神経または神経から筋のような効果器への信号受渡しのための構造を**シナプス**（synapse）と称する．哺乳動物の α 運動ニューロンの終末はブドウの房のように分岐し，筋線維の細胞膜にある複数のカップ状の凹みにはまり込む（図 6.5 A，B）．これが運動神経と筋線維との間におけるシナプス構造であり，終板（end-plate）と呼ばれる．終板は筋線維全体に比べると非常に小さな構造である．筋線維は長さが 20〜30 cm に及ぶものもあるが，その場合でも終板の広がりはせいぜい 100〜500 μm にすぎない．

終板内において，神経終末細胞膜と筋表面膜との間隙はわずか 50〜100 nm である．神経終末部の細胞内には直径が約 50 nm の球形の小胞が 1,500 個/μm² という高密度で存在し（図 6.5 B），その中には化学伝達物質である**アセチルコリン**（acetylcholine；ACh）が蓄積されている．神経インパルスが神経終末に到達すると，インパルスの頻度に比例した数の小胞が表面膜に開口し，ACh が狭いシナプス間隙に放出される．放出された ACh は拡散によってシナプス後膜にあたる筋線維側の細胞膜に存在する受容体と結合する．この ACh 受容体はそれ自身が Na^+ や K^+ などに同様の透過性を示すイオン選択性の低い陽イオンチャネルでもあって*，その細胞外部の結合部に ACh が結合すると開口して，終板部の筋細胞膜を脱分極させる．この脱分極反応を**終板電位**（end-plate potential；**EPP**）と呼ぶ．

* そのため，この種の ACh 受容体のような伝達物質受容体は受容体チャネル（receptor channel）とも呼ばれる

開口するACh受容体チャネルの数はACh放出量が多いほど多くなり，それに伴って段階的にEPPの度合も大きくなるが，EPP自身は決して活動電位のような急激な脱分極に移行することはない．しかし，終板周辺から終板以外の筋細胞膜の全体にわたって神経軸索にあるのと同様の電位依存性Na^+チャネルがたくさん存在し，それがEPPによって開口させられ，EPPの度合に応じた頻度の活動電位を起こし，それが瞬時に筋全体に伝搬する*．

* EPPを起こす終板のアセチルコリン受容体チャネルと活動電位を起こすNa^+チャネルとはまったく別のイオンチャネルである．

神経終末から放出されEPPを起こす役割を終えたAChはただちに**アセチルコリンエステラーゼ**（acetylcolinesterase；AChE）という酵素の作用で**酢酸**（acetic acid）と**コリン**（choline）とに加水分解され失活する．同様の活性をもつ酵素はAChを伝達物質とするシナプスのシナプス後膜に例外なく高密度に存在するが，神経筋接合部のものはとくに見かけの分子量が10^6 Daという多量体タンパクで，終板の筋側細胞膜表面に結合して非常に密に存在している．1分子の酵素により1秒間に分解される基質分子の数をその酵素反応の**回転回数**（turnover number）というが，AChEによるACh加水分解の回転回数は$8.3 \times 10^4\ s^{-1}$と，あらゆる酵素の中でも最も大きいものに属する．このような酵素が非常にたくさん存在するので，神経筋接合部におけるAChの分解はきわめて素早く行われる．AChの加水分解により生じたコリンの多くは運動神経終末部の細胞膜に多く存在する担体により能動的に取り込まれ，**コリンアセチルトランスフェラーゼ**（choline acetyltransferase）という酵素の作用により再び酢酸と結びついてAChとなり再利用される．

$$(CH_3)_3N^+CH_2CH_2OCOCH_3 + H_2O$$
アセチルコリン (ACh)

$$\xrightarrow{AChE} (CH_3)_3N^+CH_2CH_2OH + CH_3COOH$$
コリン　　　　　　　　酢酸

図 6.6　アセチルコリン（ACh）とそのアセチルコリンエステラーゼ（AChE）による加水分解

6.3　骨格筋における興奮−収縮連関とCa^{2+}イオン

EPPの発生から，収縮タンパクの滑りが起こって筋が収縮するまでの一連の過程を**興奮−収縮連関**（excitation-contraction (EC) coupling）という．ここまでその各ステップについて個別に説明してきたが，全体を手短かにまとめて再述すると次のようになる．

運動神経終末から放出された伝達物質アセチルコリンにより発生したEPPにより終板周囲の筋細胞膜に誘発された活動電位は，数msの間にT管を伝わり細胞の内部にまで達する．この電気的信号によ

静止時
（T管膜は分極している）

興奮時
（T管膜は脱分極している）

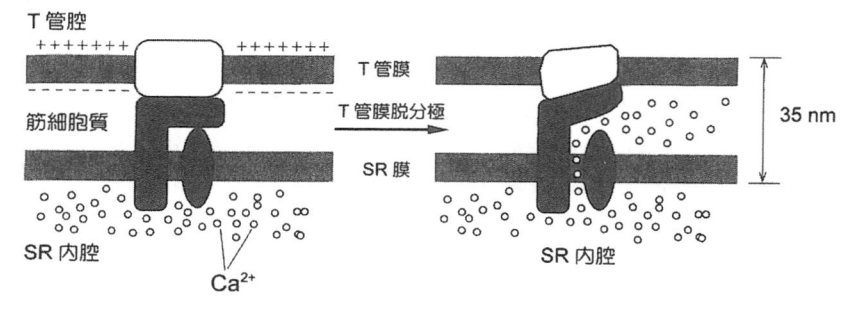

T管腔　　　　　　　　　　　　T管膜

筋細胞質　　　T管膜脱分極

SR膜

35 nm

SR内腔　　Ca²⁺　　SR内腔

図 6.7 T-SR 接合部

SR からの Ca^{2+} 放出は電気的に開始させられるもので，きわめて速く起こることを特徴とし，骨格筋の速い収縮を可能にする一要因となっている．T 管膜と SR 膜と間には，それぞれの膜を貫通し，互いを橋桁のように結ぶ 2 種類のタンパク質性の構造が存在する．T 管膜に到達した電位変化は T 管側のタンパクに検知され，それが何らかの過程を経て，SR 側タンパクの分子形態変化を起こし，SR 内部に貯蔵されている Ca^{2+} の放出を起こすものと考えられている．（Franzini-Armstrong, 1994 の記述に基づく）

り SR 終末槽から Ca^{2+} が放出され（図 6.7），アクチンフィラメントとミオシンフィラメントの滑り運動を開始させる．活動電位が止むと，Ca^{2+} は SR 膜の終末槽以外の部分に多く存在する Ca^{2+} ポンプにより ATP 依存性に SR 内に取り込まれ，筋は弛緩する．

SR から放出された Ca^{2+} は，トロポニンという Ca^{2+} 結合性タンパク質と結合する．トロポニンは，それぞれ C，T，I と呼ばれる三つのポリペプチドの重合体であり，T の部分を介してトロポミオシンに結合している（図 6.2 J）．C が Ca^{2+} 結合部位で，1 分子当たり 4 個の Ca^{2+} を結合しうる．Ca^{2+} 濃度が低く C が Ca^{2+} に結合していない状態では，T は I と共同してアクチンフィラメントのミオシンフィラメントとの相互作用を抑制する．一方，SR からの放出により Ca^{2+} 濃度が $1\mu M$ くらいに高まると，C は Ca^{2+} を結合して，T および I による抑制を取り除き，アクチンフィラメントとミオシンフィラメントの滑り込みが始まり，収縮が起こる．

6.4 筋の伸展と張力の受容器：筋紡錘と腱紡錘

骨格筋には筋の伸展と張力の受容器として**筋紡錘**（muscle spindle）と（**Golgi の**）**腱器官**（Golgi's tendon organ）が存在する．その他，筋運動の制御に関与する感覚受容器として，筋内外の圧や振動を受容する**パチニ小体**（pacinian corpuscle）や，皮膚の触覚や温

度，痛覚などの受容体がある．これらの受容体からの感覚情報は求心神経線維により脊髄へ運ばれ，さらに高次の中枢へと伝えられて，種々の反射やその制御に関与したり，感覚情報として認識されるに至る．

a．筋紡錘（muscle spindle）

脳神経で支配される一部の筋や横隔膜筋を除く大多数の骨格筋の中に存在する長さ6〜8 mmの紡錘形の感覚受容器で，筋の伸展や筋の長さの変化速度を検知する．

（1）筋紡錘の構造と機能　図6.8に示すように，筋紡錘は錘外筋線維の走行に対して平行して存在し，2〜10本の錘内筋線維が紡錘形の結合組織よりなる被膜により包まれた形をなす．その両端は錘外筋線維または腱に付着する．錘内筋線維には次の2種類を区別する．そのうち，**核袋線維**（nuclear bag fiber）は直径が比較的大きく（30 μm），長く，中央部（赤道部）が膨大し，一つの筋紡錘に筋紡錘に1〜3本ある．もう一つの**核鎖線維**（nuclear chain fiber）は細く（15 μm），短く，一つの筋紡錘に3〜7本存在する．両種の錘内筋線維とも中心部以外の部分（極部）には横紋があり収縮するが，中心部は多数の核で満たされ収縮しない．

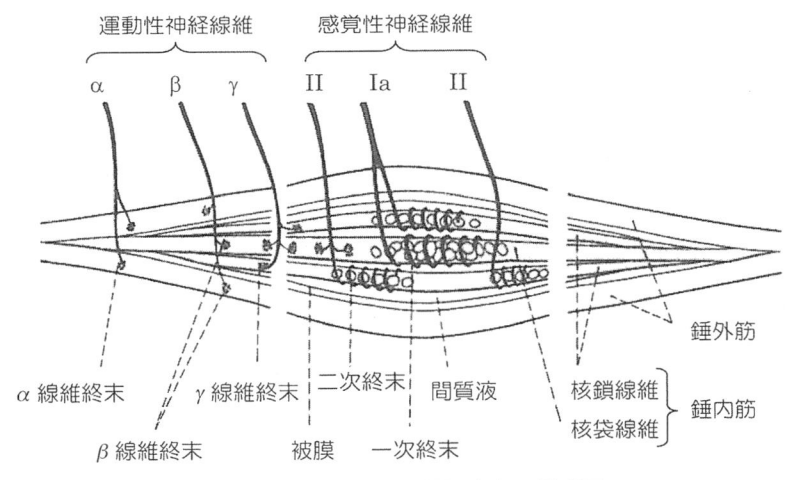

図6.8　筋紡錘とその神経支配の模式図
筋紡錘は錘外筋の間にそれと並列に存在する．中央部（赤道部）には感覚性神経の終末が，両端部（極部）には運動性神経の終末が接続する．γ運動線維の終末は両端に付くが，ここでは片方だけを示している．

錘内筋線維は，伸展の情報を検知する求心性線維と収縮を起こす運動線維により支配される．求心性神経終末には，一次終末と二次終末とがある．一次終末は，「Ia群」と分類される神経線維（直径12〜20

μm，伝導速度 70～120 m/s）の終末であり，核袋線錐と核鎖線維の中央部にらせん状に巻きつくので，**らせん終末**（annulospiral ending）とも呼ばれる．二次終末は「II群」と分類される神経線維（直径 5～12 μm，伝導速度 30～70 m/s）の終末で，主に核鎖線維を支配し，一次終末が結合する部位の両側部に巻きついているが，ときに核袋線維に房状に放散した形の終末として終わることもあり，その場合には**散形終末**（flower spray ending）と呼ばれる．

遠心性神経は主として錐体外路系に属する脊髄の γ 運動ニューロンの軸索で，γ 線維（直径 3～8 μm，伝導速度 40～50 m/s）と呼ばれ，核袋線維および核鎖線維の極部に終わる．

（2）**α-γ 連関**　一般に，γ 運動ニューロンと α 運動ニューロンとは並行して促進されたり抑制されたりする．これを α-γ 連関と呼ぶ．ある筋が収縮を始めるときには，錐体外路系の中枢からの指令により γ 運動ニューロンが活動し，Ia 群神経線維の発射を高めて α 運動ニューロンに閾値以下の興奮性シナプス後電位を発生させ，その興奮性を高める．このとき上位の運動中枢から α 運動ニューロンに到達したインパルスは効率よくその α 運動ニューロンを発火させ，筋運動が速やかに行われうることになる．また，仮に筋収縮中に γ 運動ニューロンの活動がなければ，筋紡錘からの求心性インパルスが生じえなくなり，筋紡錘は伸展受容器として機能できなくなるであろう．しかし，実際には γ 運動ニューロンの活動によって筋紡錘の受容感度が調節されているため，筋収縮中も絶えず筋の長さやその変化の速度が検知され続けるのである．

なお，γ 運動ニューロンに入力する錐体外路系の上位中枢からの指令は，皮質脊髄路，赤核脊髄路，前庭脊髄路および毛様体脊髄路神経の神経線維を通って伝えられる．

　b．腱器官（腱紡錘，腱受容器）

（Golgi の）**腱器官**は，筋と腱の移行部に存在する一種の力学的受容器官で，長さが 500～1,200 μm，直径は 100～120 μm である．一つの腱器官は通常 5～15 個の運動単位に属する 10～25 本の筋線維の束に直列に連なる．腱器官を支配する求心性神経線維（直径 12～20 μm，伝導速度 70～120 m/s）は，Ib 群と分類される．この神経終末は，腱器官が筋紡錘とは異なり錘外筋線維に対し直列に存在するため，筋の収縮による腱の伸展により放電する．放電閾値は，受動的伸展に対しては高いが（100～200 g），収縮時の張力に対してはきわめて低い．Ib 群線維は，同名筋を支配する運動ニューロンに介在ニューロンを介して抑制を起こし，拮抗筋の運動ニューロンには促進的に

働くが，その他の広い範囲の運動ニューロンに対しても制御作用している．

c．筋紡錘，腱紡錘の関与する重要な反射

（1）伸張反射　ある骨格筋の筋紡錘を支配するIa群の神経線維は脊髄において同じ筋を支配するα運動ニューロンに直接接続し，興奮性シナプスを形成している（図6.9）．筋の伸展により錘内筋線維が引き伸ばされると，Ia線維のらせん終末に変形が起こり，受容器電位を発生し，それによりインパルスが誘発されて脊髄に至る（図6.9）．すると，α運動ニューロンに興奮性シナプス後電位とそれに伴うインパルスが発生して，伸展した筋が収縮する．これが**伸張反射**

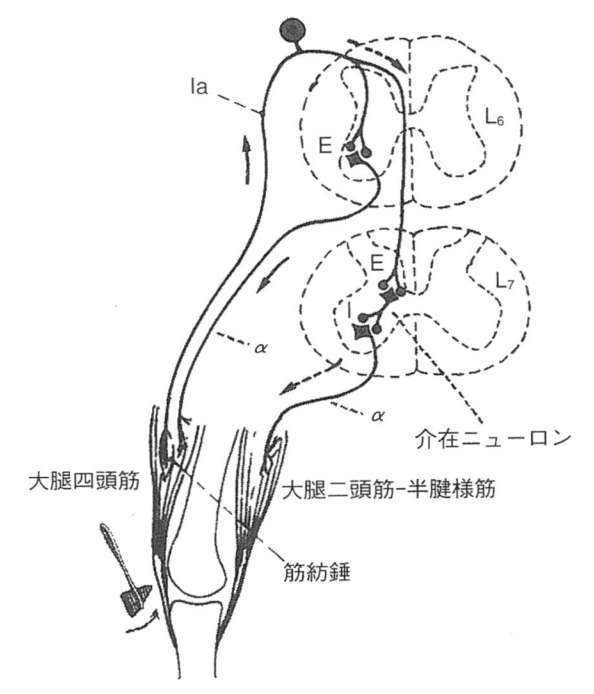

図 6.9　伸張反射と拮抗筋抑制
例として，いわゆる「膝蓋腱反射」を示す．膝蓋部をハンマーで軽く叩くと大腿四頭筋がわずかに伸展して，筋内にある筋紡錘も引き伸ばされる．その筋紡錘を支配するIa群神経線維の終末に発したインパルスが脊髄に到達するとL_6レベルにあるα運動ニューロンを単シナプス性に興奮させて同じ筋の収縮を起こすため，下腿が前に振れる．また，Ia群線維のインパルスはその側枝を通って，同じ脊髄節にある介在ニューロンを刺激する．この介在ニューロンはL_7レベルにある大腿二頭筋-半腱様筋のα運動ニューロンに抑制性の作用を及ぼす．図中EとIは，それぞれ興奮性および抑制性のシナプスを示す．

(stretch reflex)である．伸張反射はほとんどすべての筋で，筋または腱を軽く叩くことにより容易に起こしうる．臨床診断でよく用いられるいわゆる「腱反射」（膝蓋腱反射など）はこれである（図6.9）．伸張反射は，正常人では通常一過性にのみ現れるが，パーキンソン病などの異常状態ではそのまま持続的に当該筋が収縮し続ける現象がみられることがある．

（2）拮抗筋抑制　　ある筋の収縮によって関節運動が滑らかになされるためには，その拮抗筋は弛緩する必要がある．これは，相互神経支配によって実現されている．すなわち，筋紡錘からIa群の神経線維を上行するインパルスは同名筋や共同筋のα運動ニューロンに対して興奮性入力をするが，同じ関節の拮抗筋を支配するα運動ニューロンに対しては，一つの介在ニューロンを経由して抑制的入力を与える（図6.9）．これを，**拮抗筋抑制**（antagonistic inhibition）またはIa抑制と呼ぶ．一般に，拮抗筋抑制は伸筋と屈筋の間にみられるが，内転筋と外転筋との間にはみられない．

（3）**反筋伸張反射**　　腱受容器は筋に対して直列に存在するため，筋の張力受容器として働く（前述）．ある筋の腱受容器を支配するIb群神経線維は同名筋や協同筋のα運動ニューロンに対しては他シナプス性に抑制性に作用し，拮抗筋に対しては逆に促進的に作用する．そのため，Ib群神経線維を介する反射は**反筋伸張反射**（inverse myotatic reflex）と呼ばれる．これは，上記のIa群神経線維を介する伸張反射とそれに伴う拮抗筋抑制とは正反対の反射である．反筋伸張反射は伸筋に強く起こるので，強い伸筋の収縮により腱が断裂するのを防ぐために役立つ．ただし，腱受容器は腱の断裂を起こすような極端に強い収縮でなく，普通程度の収縮においても低い閾値で応答するので，正常の筋収縮の調節においても重要な役割を演じていると考えられている．実際，Ib群神経線維を介する反射は，赤核脊髄路や毛様体脊髄路などの神経線維を介し，錐体外路系の上位中枢からの調節を受けていることが知られている．

6.5　心筋と平滑筋：骨格筋との比較

哺乳動物の心臓は2心房・2心室からなる筋性臓器である．その自動性の律動的収縮により血液拍出のためのポンプ作用を営む．心臓を構成するのは，主に2群の横紋筋組織，固有心筋（心房筋と心室筋）と特殊心筋（興奮伝導系の心筋）とである．心筋の収縮は，本質的には骨格筋と同様，Ca^{2+}のトロポニンへの結合により開始されるアク

チンフィラメントとミオシンフィラメントの滑込みによる．心筋の律動的収縮は，特殊心筋の発生・伝搬する周期的興奮をもとにして筋原性に起こり，支配神経である自律神経は，それに修飾を加えるにすぎない．この点，運動神経の指令なしには収縮しない骨格筋とは大きく異なる．

一方，平滑筋は心臓以外の内臓の動きに与る．また，血管平滑筋，内眼筋，立毛筋などとしても分布する．その収縮の分子機構は骨格筋や心筋と本質的に同様で，アクチンフィラメントとミオシンフィラメントとの滑走による．しかし，フィラメント配列が不規則であるため横紋構造を呈しない．平滑筋でも，収縮の開始は細胞内 Ca^{2+} の増加による．しかし，Ca^{2+} の効果は，横紋筋と異なり，ミオシン軽鎖のリン酸化を介して発現する．

a. 心　筋

（1）心筋の内部構造　骨格筋のものとほぼ同様の分子構造をもつ心筋の筋原線維には，A帯，I帯，Z線などが明瞭に認められる（図6.10）．しかし，心筋は次のような点で構造的に骨格筋とは異なる．

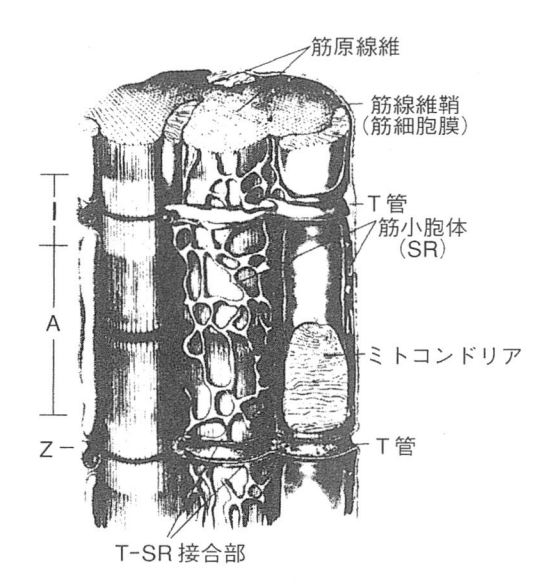

図 6.10　心筋の T 管系と筋小胞体
心筋細胞にも T 管が存在するが，その部位は，骨格筋の場合のように A-I 境界ではなく，Z 線の位置にある（図6.3と対比）．SR は，骨格筋に比べ発達が悪く，T 管との接合部に終末槽や三つ組構造を形成しない．心筋細胞の筋原線維間には骨格筋よりはるかに多数のミトコンドリアが存在する．これは，心筋の活動には酸化的リン酸化による ATP の持続的供給が必要であることに対応するものである．（Bloom and Fawcett, 1986を改変）

ネクサス（ギャップ結合）
中央に1.5〜2.0 nmの小孔をもつ膜貫通型タンパク集合体（コネクソン）が隣接細胞間で結合して形成する細胞間の通路で，細胞間の電気的連絡路となる．

- 心筋線維は，骨格筋のような1本の管状多核細胞ではなく，単核の細胞どうしが多く両端で分岐して網目状に結合したものである（図6.11 A）．
- 心筋細胞間の接合部は，**境界板**（intercalated disc）と呼ばれる（図6.11 B，C）．ここには**ネクサス**（nexus, gap-junction ともいう）が多数あり，イオンなどを細胞間で自由に移動させるため，心筋線維は興奮伝導などに際し機能的に合胞体のように振る舞う．

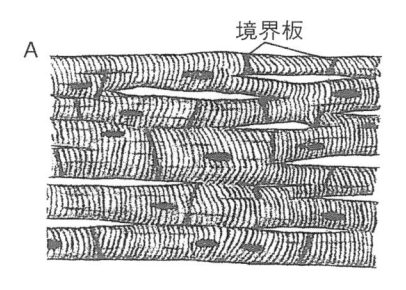

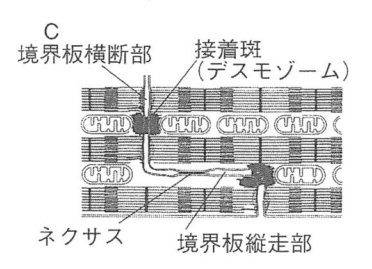

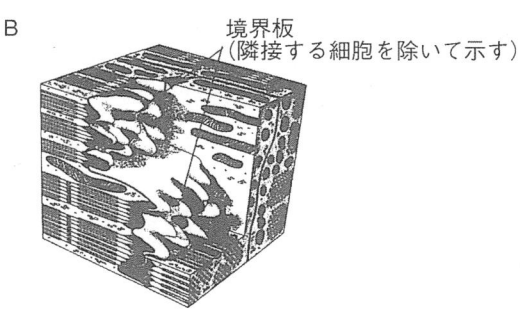

図 6.11　固有心筋線維
A：固有心筋線維は，枝分れした単核の心筋細胞が境界板を介してつながったものである．B：結合に際し各心筋細胞は，境界板と呼ばれる凹凸をもった部分を互いに嵌合させるようにして接着する．C：境界板が筋原線維を横断するのはZ線の部分で，そこには力の伝達に適した細胞結合構造である接着斑（desmosomes）が多く認められる．これに対し，境界板が筋の長軸方向に沿って走る部分には，ネクサスが多数存在する細胞間における無機イオンや低分子有機化合物の自由な往来を可能にしている．

- 心筋細胞T管は，骨格筋のようにA-I境界ではなく，Z線の位置にある（図6.10，図6.3と比較）．
- SRは骨格筋ほど発達せず，T管接合部に三つ組構造を形成しない．

（2）心筋の律動的収縮と興奮伝導系　心臓収縮の律動性は，洞房結節に発する**歩調取り電位**（pacemaker potential）と呼ばれる膜の周期的興奮をもととする．この部分の心筋細胞は，一定した静止膜電位を示さず，弛緩時に緩徐な自発性の脱分極を起こし，それはあるレベルに達すると，活動電位に移行する．その直後に膜は再分極し，次の脱分極の周期が始まる．各周期ごとに発生する活動電位は，心房筋を興奮収縮させつつ房室結節に到達し，さらにヒス（His）束，**プルキンエ（Purkinje）線維**へと伝導して心室筋全体を収縮させる．活動電位の大きさと時間経過は部位により異なる．これは，主としてそれぞれの部位の細胞の膜に存在するK^+，Na^+あるいはCa^{2+}などに選択性をもつ種々のイオンチャネルの分布の違いによる．心房筋，心

室筋の収縮に先立つ電気現象は，体表にあてた電極から心電図として記録することができ，臨床的に広く用いられる（7章「循環器系」を参照）．

（3）心筋における興奮-収縮連関　心筋に伝わった活動電位は，骨格筋におけると同様，細胞内 Ca^{2+} 濃度の上昇を起こし，それがトロポニンと結合することを介して，筋原線維の滑り運動を促す．心筋では，骨格筋と異なり T 管膜に到達した活動電位は，まず膜電位依存性に開口する Ca^{2+} チャネルを開いて細胞内への Ca^{2+} 流入を起こす．流入した Ca^{2+} は，それ自身が収縮の開始に重要な役割を演ずると同時に，筋小胞体（SR）膜に存在し SR 外側の Ca^{2+} 濃度に依存して開口する一種の Ca^{2+} チャネルを開いて Ca^{2+} 放出を起こす．

（4）心筋収縮の調節　正常人の安静時心拍出量は 5 l/分程度であるが，運動時にはこの 5 倍くらいまで増加しうる．このような心拍出量の変化に関わる心筋収縮の調節因子には，心筋の性質に内在するものと自律神経によるものとがある．

　心筋線維は，ある範囲で引き伸されると収縮力を増すという，横紋筋に共通する性質を示す．そのため，心房に流入する血液が増して心房壁が伸展されると，まず心房筋が強く収縮して血液を心室に強く送り込み，それにより心室筋も強く収縮する．こうして心臓は，血流還流量の変化に自動的に対応して拍出量を調節し，血液を滞りなく送り出し続ける．これは，**フランク-スターリング（Frank-Starling）の法則（スターリングの法則）**として知られる．

　心筋は非常に多くの自律神経による支配を受ける．交感神経の分布は，心臓全体に広く認められるが，とくに洞房結節や房室結節に密である．副交感神経も，心室筋を除く心臓各部に分布する．交感神経は，洞房結節の歩調取り電位の頻度を増して心拍を増し（陽性変時作用），固有心筋の収縮力を増す（陽性変力作用）．副交感神経の作用はこれらの逆である．

　自律神経系の心筋に対する作用は，Ca^{2+} の動きに影響を与えることによるところが大きい．交感神経節後末端から放出されるノルアドレナリンは，心筋細胞膜に存在する β_1 型アドレナリン受容体を刺激して細胞内 cAMP 濃度を上昇させ，cAMP 依存性キナーゼを活性化して Ca^{2+} チャネルをリン酸化し，その開く確率を高める．これが，陽性変力作用および陽性変時作用発現の主因である．副交感神経節後末端から放出される．伝達物質アセチルコリンはムスカリン様受容体に結合し，一種の K^+ イオンチャネルの開口を促して膜を過分極させる．これが膜電位依存性 Ca^{2+} 流入を抑制する．

b．平 滑 筋

（1）平滑筋の内部構造　平滑筋は，細長い紡錘形で単核の細胞が束状あるいは盤状に集合したものである．個々の細胞の大きさは，由来する組織によって著しく異なる．たとえば，血管平滑筋細胞では，最小のものの長さが 20 μm 程度であるのに対し，妊娠時の子宮筋では最長 500 μm に達する．ヒト腸管壁の平滑筋細胞の長さは平均 200 μm とされる．平滑筋細胞内には筋長軸に沿いアクチンフィラメントとミオシンフィラメントが束状に詰め込まれているが，前者の比率が圧倒的に高く，ミオシンフィラメント 1 本は 10 ないし 15 本のアクチンフィラメントに取り囲まれる（図 6.12）．

Ca^{2+} 貯蔵部位として機能する筋小胞体（SR）は平滑筋でも認められる．その分布は，平滑筋の種類により大きく異なり，動脈壁平滑筋や子宮筋などでとくに多いのに対し，一般に消化管平滑筋では少ない．細胞膜には，横紋筋の T 管のように細胞内部まで到達するものは存在しないが，直径 100 nm ほどの多数の丸い壺状の陥凹（caveolae）がみられ，これは T 管と起源的に相同のものらしい．一般に，平滑筋では細胞間の電気抵抗が低いため，ある部位の細胞に起こった興奮は組織全体に伝搬しやすい．これは，ネクサスのような細胞間のイオンの動きを可能にする構造が存在することによる．

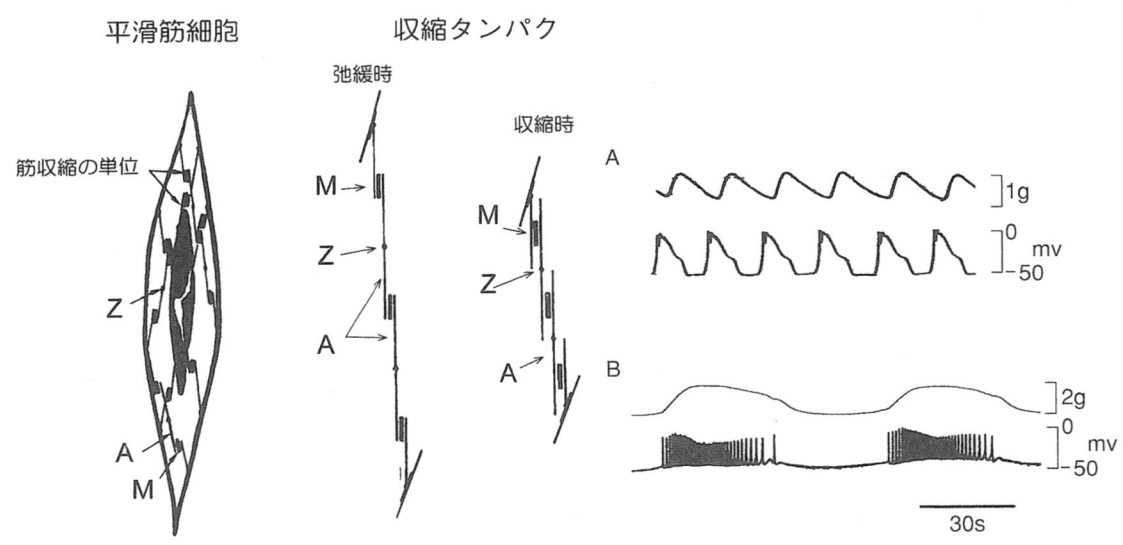

図 6.12　平滑筋の収縮フィラメント
平滑筋は，横紋筋のように多数のフィラメントを単位とした規則的な配列は示さないが，アクチンフィラメント（A）とミオシンフィラメント（M）は微細には筋節のような配列をとっているものと考えられる．収縮中は横紋筋と同様，「筋節長」（仮に Z と名付けた点と点の間の距離）が縮まる．

図 6.13　平滑筋の自発的電気活動
摘出した平滑筋標本において自発性の膜電位変動と等張性張力発生とを細胞内微小電極法により同時記録した．A：モルモット胃輪走筋，B：ラット子宮筋（妊娠末期）

(2) 平滑筋の自発的収縮 平滑筋には，眼内筋や多くの血管平滑筋のように主に自律神経からの指令のある場合にのみ収縮するものと，消化管のように自発的に収縮するものとがある．自発的収縮を示すものでは，膜電位が比較的規則正しい緩やかなリズム（1分間に数回〜10回）をもって変動する場合が多い（図6.13 A）．その脱分極相には，しばしば，反復性の活動電位が現れる（図6.13 B）．この場合の活動電位は，神経や骨格筋におけるように Na^+ チャネルではなく，Ca^{2+} チャネルの開口によって生ずる．平滑筋にみられるこのような緩やかな電位変動は，一般にslow wave（緩徐波）と呼ばれ，消化管でとくに著明である．slow waveの頻度は，温度変化などに強く影響されるため，その発生には，筋細胞内の代謝過程が何らかの形で関与しているものと予想されている．

近年，**カハールの間質細胞**（interstitial cells of Cajal；ICC）と呼ばれる間胚葉由来の一群の細胞がslow wave発生のためのペースメーカではないかという説が注目されている．ICCは消化管各部の平滑筋のいろいろな層に互いに連結して網目のような構造を形成し，平滑筋とも組織学的に密接に連結していることが知られている．この説によれば，最初ICCの細胞膜に発生した周期的な脱分極が平滑筋に伝播し収縮を起こすことになる．実際，遺伝的にICCの機能を抑制したマウスでは，消化管の運動が異常になるという報告が数多くなされるようになった．

(3) 平滑筋における収縮発生のメカニズム 横紋筋におけると同じように，平滑筋の収縮は細胞内 Ca^{2+} 濃度の上昇によって起こる．細胞内 Ca^{2+} 濃度が上昇する経路としては，大別して，細胞膜のチャネルを通って細胞外から Ca^{2+} が流入する場合と，筋小胞体（SR）から遊離される場合とがある．二つの経路のうちどちらが収縮発生の主要因であるかは平滑筋の種類によって異なる．たとえば結腸などの平滑筋では，活動電位に伴い収縮を起こすのに十分な Ca^{2+} が細胞内に流入する．一方，動脈壁平滑筋などでは，活動電位を発生させる能力は弱いがSRの発達がよく，外液 Ca^{2+} を除いてもかなり長時間にわたり薬物刺激に応じて収縮を起こす．このような平滑筋ではSRからの Ca^{2+} 遊離が収縮の主因である．

平滑筋では，細胞内 Ca^{2+} 濃度が上昇すると，Ca^{2+} はカルモジュリンというトロポニン類似タンパクに結合し，ミオシン軽鎖キナーゼ（MLCK）という一種のタンパク質リン酸化酵素を活性化する（図6.14）．MLCKがミオシン分子の頭部にあるミオシン軽鎖をリン酸化すると，アクチンフィラメントとミオシンフィラメントとの相互作用

すなわち収縮が始まる．ミオシン軽鎖のリン酸化レベルは，MLCKとミオシン軽鎖脱リン酸化酵素（MLCP）との活性のバランスで決まるので，細胞内 Ca^{2+} 濃度が低下して MLCK の活性が低下すると，MLCP の働きが優勢になりリン酸化は下がる．その結果ミオシンとアクチンの反応が止まり，筋は弛緩する（図 6.14）．

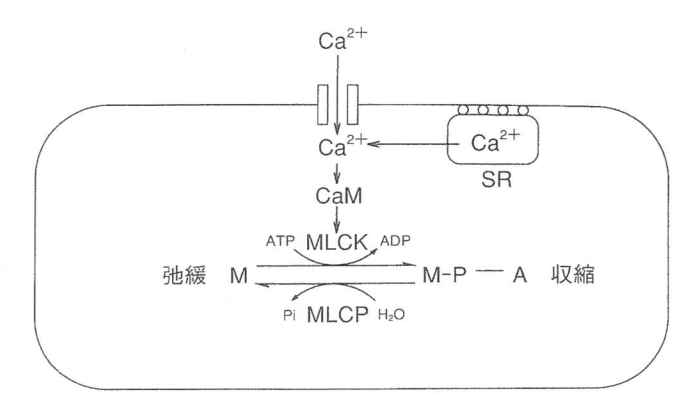

図 6.14 ミオシンリン酸化による平滑筋収縮の調節
さまざまな経路で細胞内 Ca^{2+} 濃度が高まると，Ca^{2+}-カルモジュリン依存性のミオシン軽鎖キナーゼ（MLCK）が活性化され，ミオシン頭部の軽鎖がリン酸化され，収縮が起こる．Ca^{2+} 濃度がもとに戻ると，ミオシン軽鎖脱リン酸化酵素（MLCP）の活性が相対的に優勢になって，ミオシン軽鎖が脱リン酸化され，筋は弛緩する．ミオシン軽鎖のリン酸化に用いられる ATP は収縮エネルギーを供給するためのものとは別であることに注意．CaM：カルモジュリン，SR：筋小胞体，MLCK：ミオシン軽鎖キナーゼ，MLCP：ミオシン軽鎖脱リン酸化酵素（フォスファターゼ），M：ミオシン，M-P：リン酸化されたミオシン，A：アクチン

（4）平滑筋収縮の自律神経による調節　　平滑筋は自律神経に支配されている．伝達物質としてはノルアドレナリン（交感神経）とアセチルコリン（副交感神経）とが主である．運動神経と骨格筋との接合部と異なり，自律神経と平滑筋との間には特別な接合構造はみられない．自律神経終末には，この走行に沿って数珠状に膨らみ，その中にシナプス小胞を含んだ部分が数多くみられる．そこから放出された伝達物質は，拡散して 0.02 ないし 1 mm 離れた平滑筋線維表面に至り，細胞膜の受容体と結合して，最終的には平滑筋の収縮・弛緩を引き起こす．

　カテコールアミン（ノルアドレナリンとアドレナリン）は，細胞膜の α 型または β 型受容体を介して作用する．血管平滑筋などでは，α 受容体刺激は，主にイノシトール三リン酸（IP_3）系を介して細胞内 SR からの Ca^{2+} 遊離を促し収縮を起こす．消化管平滑筋の α 受容体には収縮を起こすものと弛緩を起こすものとがある．α 刺激で弛緩が

起こる場合，ある種のK$^+$チャネルの開確率が高まって膜が過分極し，それが膜電位依存性Ca^{2+}チャネルの開口を抑制するという経路が重要である．β受容体刺激は，ほとんどの平滑筋で，cAMPなど二次伝達物質を介して弛緩を起こす．

　アセチルコリンは，直接的にはほとんどの平滑筋で収縮を起こす．そのような効果は，細胞外からの流入，またはSRからの遊離により細胞内のCa^{2+}濃度が増すことを介して現れる．細胞外からの流入には，イオン選択性の低いある種の陽イオンチャネルや，膜電位依存性Ca^{2+}チャネルの開口が考えられる．SRからの遊離にはIP$_3$系が関与する．平滑筋膜に存在するアセチルコリン受容体はムスカリン性であり，アセチルコリンの作用はアトロピンなどの作用により抑制される．

引用文献

1) Bloom, W. and Fawcett, D. W.：A Textbook of Histology 11th ed., WB Saunders Co., Philadelphia, 1986.
2) Franzini-Armstrong, C. and Jorgensen, A. O.：Structure and development of E-C coupling units in skeletal muscle. *Annu. Rev. Physiol.*, **56**：509-534, 1994.
3) Gordon, A. M.：Molecular basis of contraction. pp.171-195. In "Textbook of Physiology 21st ed". Eds. Patton, H. D., Fuchs, A. F., Hille, B., Scher, A. M. and Steiner, R., 1989.
4) Pollack, G. H.：Muscle & Molecules：Uncovering the Principle of Biological Motion,. Ebner & Sons Publisher, Seatle, 1990.

参考文献

1) 本郷利憲，廣重　力，豊田順一編：標準生理学（第6版），第2章「神経と筋の生理学」と第5章「運動機能」，医学書院，2005．当該分野の専門家により比較的新しい知見を盛り込んだ記述がなされている．
2) 藤森聞一編：生理学大系　第VII巻「運動系の生理学」，医学書院，1966．古い本だが，確立した基本事項について学習するには便利．
3) 伊藤文雄著：筋感覚の化学—運動のたくみさをさぐる，名古屋大学出版会，1985．筋の感覚器官，とくに筋紡錘に関する邦文の文献の中で最も内容が豊富で信頼できる本である．

7 循環器系

　人体の活動にはすべからくエネルギーを必要とするが，このエネルギーは，栄養素とO_2から生み出される．循環器系は，体内の組織（細胞）に栄養素やO_2を供給する物質運搬の役割を担っている．また，組織の活動の結果生じる老廃物やCO_2を運び出すのも，**血液循環**の大きな役目である．

　循環器系は，心臓，血管，リンパ管から成り立っていて，心臓は血液を送り出すためのポンプとしての役割を果たす重要な臓器である．心臓は，大動脈を通って全身に血液を送る左心と，肺動脈を通って肺に血液を送る右心からなる．血管は，物質を組織に届ける動脈と，組織から物質を回収する静脈からなる．リンパ管は，一度血管外に出た水分を回収して，再び静脈に戻す役割を担っていて，この三者が協調することにより，円滑な血液循環が維持されている．

　心臓の収縮により左心から大動脈に送り出された血液は，動脈を通って各臓器に至り，そこで動脈は枝分かれを繰り返して細動脈となる．細動脈に続く毛細血管において，血液と組織の間で**物質交換**が行われる．すなわち，血液から組織に栄養素とO_2が供給され，組織でできた老廃物とCO_2が血液に引き渡される．毛細血管で物質交換を終えた血液は静脈を通って右心に戻り，そこから肺動脈を通って肺に至り，そこでCO_2を排出しO_2を取り込む**ガス交換**が行われる．ガス交換を終えO_2を豊富に含んだ血液は，左心に戻って再び全身へと送り出される．

血液循環による運搬作用
- O_2：肺→組織
- CO_2：組織→肺
- 栄養素：消化器→肝臓→組織
- 老廃物：組織→腎臓
- ホルモン：内分泌腺→標的器官
- 体熱：骨格筋，肝臓→皮膚

7.1 心筋の収縮

a. 心筋の種類

　心筋細胞には，**固有心筋**と**特殊心筋**の2種類がある．心臓の壁を構成する心筋は固有心筋であって，これには心室の壁を構成する**心室筋**と，心房の壁を構成する**心房筋**がある．普通，心筋といえば固有心筋のことを意味する．心臓が収縮して血液を拍出する力を生み出すのは，固有心筋の働きによる．特殊心筋は，固有心筋に刺激（興奮）を

b．心筋の特徴

第1の特徴として，心筋は形態的には横紋筋であり，骨格筋と似ているが，機能的には大きな違いがある．骨格筋は自分の意志により動かすことができる随意筋であるが，心筋は不随意筋である．また，骨格筋の収縮は**強縮**であるが，心筋の収縮は**単収縮**である．心臓がポンプとしての機能を果たすためには，心筋が弛緩して心室内に血液を充満する時間が必要であり，収縮と弛緩が交互に繰り返されるためには，単収縮の方が都合がよいのである．

第2の特徴として，心筋は**機能的合胞体**を形成している．すなわち，心筋細胞の間にはギャップ結合が多数存在していて，互いに連絡を取り合っている．そのため，心筋が収縮する際には，すべての細胞が同期して収縮するので，ポンプとしての効率がよくなるのである．

c．心筋の興奮

心筋細胞は，細胞膜により細胞内と細胞外に隔てられていて，両者の間には電位差が生じている．これを膜電位といい，細胞が静止しているときの電位を**静止膜電位**という（図7.1）．心室筋の静止膜電位は，通常－90 mV 程度であり，細胞内は細胞外に対して負に分極している．細胞に何らかの刺激が加わると，脱分極して細胞内外の正負が入れ替わる．この電位変化を**活動電位**といい，活動電位が発生することを細胞の**興奮**と呼ぶ．膜電位が再分極により静止膜電位に戻ると，興奮は終了する．心室筋の活動電位にはプラトー相があるために，骨格筋の活動電位と比べて持続時間が長い．

d．心筋の興奮-収縮連関

心筋細胞に興奮が生じると，チャネルを通ってカルシウムイオンが

単収縮と強縮
1回の活動電位に伴って生じる収縮を単収縮という．活動電位が連続して発生すると，1回1回の単収縮が区別できなくなり，活動電位の頻度に応じた一定の強さの収縮が維持される．このような状態を強縮と呼ぶ．

不応期
興奮性細胞に刺激が加わると活動電位が発生するが，一度活動電位が起こると，その後しばらくは刺激に反応しない時期があり，この期間を不応期という．心筋は不応期が長いために強縮は起こらない．

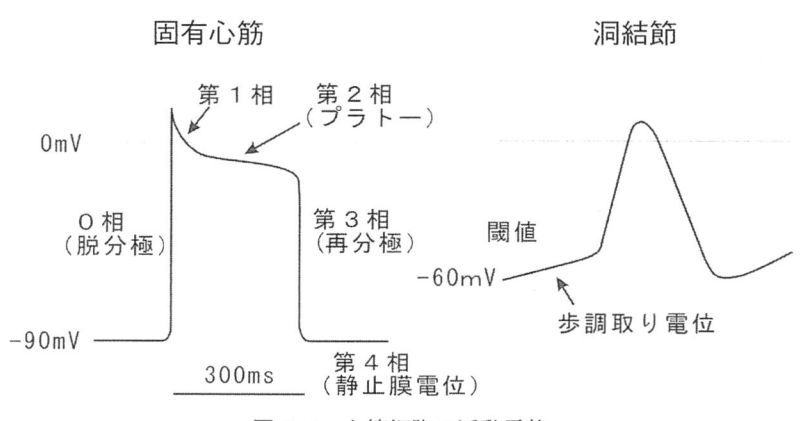

図 7.1　心筋細胞の活動電位

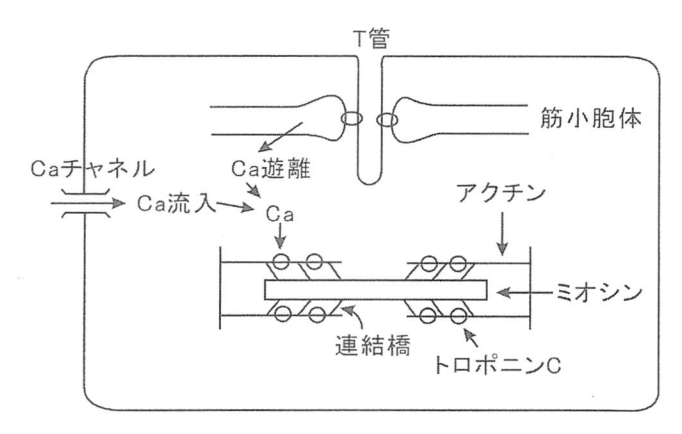

図 7.2　心筋の興奮-収縮連関

細胞質内に流入する（図 7.2）．また，細胞膜に発生した活動電位が横管（T管）を通って筋小胞体に達すると，そこからカルシウムイオンが細胞質内に遊離される．その結果，細胞質内のカルシウムイオン濃度は上昇する．増加したカルシウムイオンが**トロポニンC**と結合すると，アクチンフィラメントとミオシンフィラメントの間に**連結橋**（cross bridge）が生じ，互いのフィラメントが滑り込むことにより収縮が生じる．

e. 心筋の力学特性

図 7.3 に心筋の**長さ-張力曲線**を示す．この図からわかることは，生理的範囲内においては，心筋が収縮を始める前の長さが長いほど，より強く収縮するということである．これは，心筋が適度な長さに引き伸ばされると，アクチンとミオシンの間にできる連結橋の数が増えることにより，強い収縮力を生み出すことを示している．

さらに，交感神経の刺激が加わると，この長さ-張力曲線は上方に

> **トロポニンC**
> 細胞質内でCaイオンが結合するタンパクのことをCa受容体タンパクという．トロポニンCは，骨格筋と心筋細胞における主要なCa受容体タンパクである．

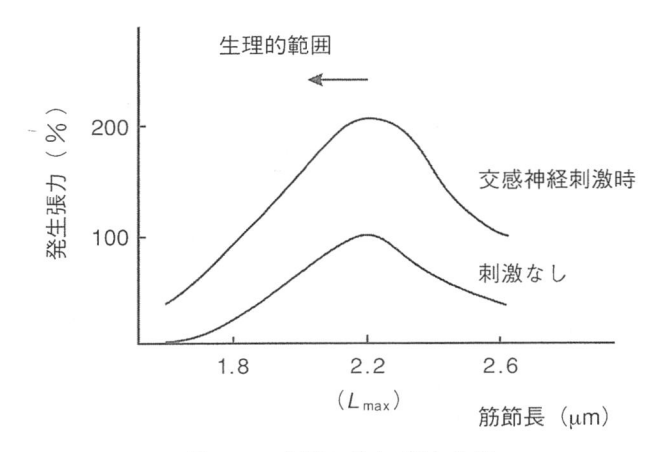

図 7.3　心筋の長さ-張力曲線

移動する．すなわち，交感神経には心筋の収縮性を高める作用があり，これを**正の変力作用**という．

7.2 心臓の電気的活動と心電図

a．刺激（興奮）伝導系

心筋が収縮するためには，興奮（活動電位の発生）が必要であることをすでに述べた．では，その興奮はどこで発生し，どのようにして固有心筋に伝えられるのであろうか．この役割を果たすのが特殊心筋であり，刺激伝導系と呼ばれる（図7.4）．

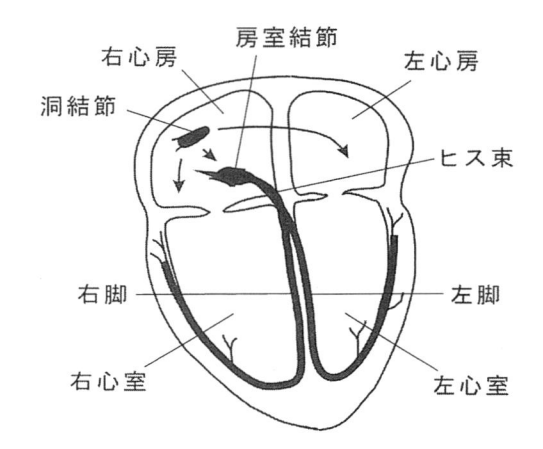

図 7.4 刺激伝導系

（1）**洞（房）結節**（sinus node）　最初に興奮が発生するのは，洞結節である．洞結節を構成する特殊心筋の膜電位は，自動的に脱分極し，一定のレベル（これを閾値という）に達すると活動電位が発生する（図7.1）．この徐々に脱分極する電位変化を**歩調取り電位（ペースメーカ電位）**といい，この電位の発生により心筋自ら興奮する性質を**自動性**と呼ぶ．洞結節の特殊心筋は，1分間に60～90回の頻度で興奮を繰り返す．

（2）**房室結節**（atrioventricular node）　洞結節で発生した興奮（刺激）は，まず心房筋に伝えられ，続いて房室結節を通って，心室筋に伝わる．房室結節の特殊心筋は細いので，興奮の伝導速度が遅い．そのため，心房筋が興奮してから心室筋が興奮するまでには，0.12～0.18秒程度の遅れが生じる．この遅れを**房室伝導遅延**という．

（3）**プルキンエ線維**（Purkinje fiber）　刺激伝導系は房室結節の後，ヒス束（房室束）から右脚と左脚に分かれ，さらに枝分かれして心室筋へと興奮を伝える．ヒス束以後の特殊心筋を総称してプルキンエ線維と呼ぶ．プルキンエ線維は，他の心筋線維と比べてずっと太

房室伝導遅延
この期間に，心房の血液は心室に移動し，心室はより充満度が増すので，1回拍出量が多くなる．すなわち，この遅延時間は，心臓のポンプ効率を高くする役割を果たしている．

く，興奮伝導速度が速い．したがって，房室結節を通過した興奮は，素早くすべての心室筋に伝えられる．これは，**心室筋収縮の同期性**にとってきわめて重要なことである．

b．心臓リズムの調節

洞結節に限らず多くの特殊心筋は，自動性を有する．しかし，興奮発生の頻度は，房室結節では毎分40～60回，プルキンエ線維では毎分15～40回であり，洞結節の頻度と比べて少ない．したがって，通常は洞結節が，心臓のリズムを決めるペースメーカとしての役割を果たしている．

心臓のリズムを決めているのは，前述のごとく洞結節の働きであるが，心臓を支配する自律神経は，洞結節に働きかけてリズムを変えることができる．この自律神経には，心臓交感神経と心臓迷走神経があり，両者を合わせて心臓神経と呼ぶ．

（1）心臓交感神経の働き　運動や精神的な緊張により，交感神経の働きが活性化されると，神経終末から**ノルアドレナリン**が分泌される．ノルアドレナリンは，洞結節のペースメーカ細胞にある β 受容体に結合すると，歩調取り電位の傾きを大きくすることによって，興奮頻度を増加させる．すなわち，心臓にとって交感神経は自動車のアクセルのような働きをしており，この作用を**正の変時作用**と呼ぶ．その結果，心臓のリズムは速くなり，**心拍数**（heart rate）は増加する．

（2）心臓副交感神経（迷走神経）の働き　休息時などに迷走神経の働きが活発になると，**アセチルコリン**が分泌され，ペースメーカ細胞のムスカリン受容体に結合する．アセチルコリンの作用は，ノルアドレナリンとは反対に，歩調取り電位の傾きを小さくし，興奮頻度を低下させる．したがって，心臓迷走神経はブレーキの役割を果たし，これを**負の変時作用**という．結果として，心拍数は減少する．

c．心　電　図

心筋の興奮により生じる電位変化を，体表に接着した電極により記録したものを心電図（electrocardiogram；ECG）という．心電図は，臨床の現場で，素早くかつ簡単に行うことができ，しかもきわめて有用な情報が得られる優れた検査法である．

（1）心電図の誘導法　記録に用いる電極により，三つの誘導法がある．標準双極肢誘導は，左手（L），右手（R），左足（F）につけた電極間の電位差を測る方法であり，第1誘導（L-R），第2誘導（F-R），第3誘導（F-L）がある．胸部誘導は，前胸壁に付けた電極と**不関電極**の電位差を測る方法で，V_1～V_6 の6種類ある．増大単極

異所性ペースメーカ
興奮の伝導に異常が生じると，洞結節以外の部位がペースメーカの役割を果たすようになる．これを異所性ペースメーカと呼ぶ．

心拍数
1分間の心臓拍動回数のこと．

不関電極
心臓の電気活動の影響を受けない電極のこと．

肢誘導では，L，R，F三つの電極と不関電極を用い，aVR，aVL，aVF の 3 種類が記録される．通常，臨床の場では，以上の 12 種類の心電図が記録される．

（2）心電図の波形　標準肢誘導（第 2 誘導）の典型的な波形を図 7.5 に示す．心周期の中で最初に生じる小さな波を **P 波** と呼ぶ．これは心房筋が脱分極するときに生じる波である．次に，Q，R，S という三つの波が連続して発生するが，これらをまとめて **QRS 群** と呼ぶ．QRS 群は，心室筋の脱分極により生じる．**T 波** は，心室筋が再分極するときに生じる波である．

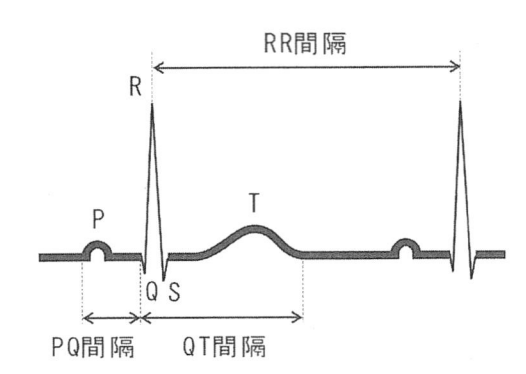

図 7.5　心電図の典型的な波形

P 波の始まりから Q 波までの時間を **PQ 間隔** といい，心房の興奮開始から心室の興奮開始までの遅れ，すなわち房室伝導遅延を表す．Q 波の始まりから T 波の終わりまでを **QT 時間** というが，これは心室の収縮持続時間の指標となる．また，R 波から次の R 波までを **RR 間隔** といい，この時間から心拍数を算出することができる．

（3）心電図の異常　心電図の有用性については他書にゆずるが，異常心電図から得られる具体的な情報としては，次のような例があげられる．

① 心臓の位置：心臓逆位
② 心房・心室の大きさ：心臓肥大や拡張，弁膜症，先天性心疾患
③ 心臓のリズムと刺激伝導：細動，ブロック，QT 延長症候群
④ 心筋虚血：狭心症，心筋梗塞
⑤ 血漿のイオン濃度：高カリウム血症
⑥ ホルモン異常：甲状腺機能亢進症
⑦ 薬物の副作用：ジギタリス中毒

7.3 心周期

a. 収縮期と拡張期

心臓の拍動の開始から，次の拍動の開始までを1 **心周期**という．心周期は，一般に収縮期と拡張期に大別される（図7.6）．収縮期は心室筋が収縮する期間であり，拡張期は心室筋が弛緩する期間である．

収縮期はさらに，房室弁と動脈弁が閉じた状態の等容（積）性収縮期と，動脈弁が開いて血液が心室から大動脈や肺動脈に送り出される駆出期に分けられる．また拡張期は，やはり房室弁と動脈弁が閉じた状態の等容（積）性弛緩期と，房室弁が開いて心房から心室へ血液が流れ込む流入期に分けられる．

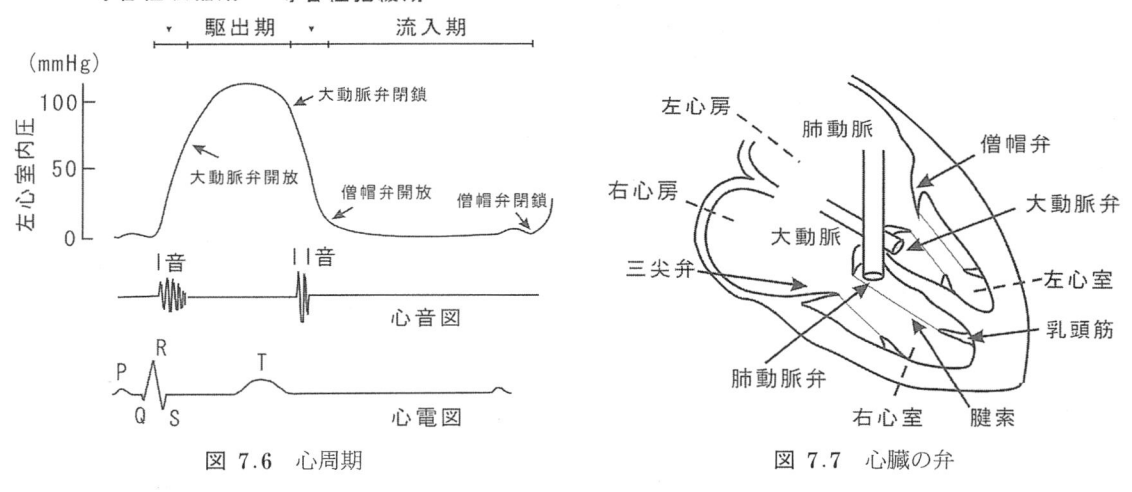

図 7.6 心周期

図 7.7 心臓の弁

b. 弁の働き

心臓には弁があって，血流の方向を決める役割をしている．心房と心室の間には**房室弁**，心室と動脈の間には**動脈弁**がある（図7.7）．これらの弁は，血流に沿う方向には開くが，逆方向には開かない．心臓のポンプとしての能力は，心拍数や心筋の収縮力だけで決まるのではなく，弁の機能によっても大きな影響を受ける．

弁の開閉は，弁を挟む両側の圧力の差により，受動的に行われる．房室弁は，拡張期に心房内圧が心室内圧より高くなると開く．収縮期には，心室内圧が心房内圧よりはるかに高くなるが，このとき，腱索を介して繋がっている**乳頭筋**の働きにより，房室弁は心房側に反転することを免れている．

c. 心　　音

（1）正常心音　心臓に聴診器を当てると，通常二つの音（第1音，第2音）を聴くことができる．心臓の弁が閉鎖するときに生じる振動が，これら心音の主な成分である．心音は，血流方向に伝わって胸壁に達するので，それぞれの弁によって心音聴取部位が異なる．

第1音は，房室弁の閉鎖音が主成分であり，収縮期の始めに生じ，心電図のQRS群と同期する．周波数30〜40 Hzの低い音で，持続時間は比較的長い．心尖部において最もよく聞こえる．**第2音**は，動脈弁の閉鎖による．拡張期の始まりに生ずる音で，心電図上では，T波の終わりに一致する．周波数50〜70 Hzの高い音で，持続時間は短い．第2肋間の胸骨縁で最もよく聴取される．心音計を用いて心音を記録すると，これらの他に第3音，第4音が記録されることがある．

（2）心雑音　心臓を流れる血流に異常があると，正常心音以外の音が聴かれるようになる．これを心雑音といい，収縮期に生じる収縮期雑音と拡張期に聴かれる拡張期雑音に分けられる．さらに，心臓の形態的異常による器質的雑音と，貧血や発熱時のように，心臓の形態異常を伴わない機能的雑音に分けることができる．心雑音の性状を調べることは，先天性心疾患や心臓弁膜症の診断に有用である．

d. 心臓の仕事量

心臓がポンプとしての働きをするためにはエネルギーを必要とするが，このエネルギーは，静脈（低圧系）から動脈（高圧系）へ血液を移動するための位置エネルギーと，心臓から拍出する血液に一定の速度を与えるための運動エネルギーとして使われる．左心室の場合，そのほとんど（約98 %）は，位置エネルギーとして用いられる．

1心周期の間に位置エネルギーとして使われる仕事量（Wp）は，

$$Wp = 1回拍出量 \times (駆出期心室内圧 - 流入期心室内圧)$$

で表される．**1回拍出量**とは，心臓が1回拍動することにより心室から動脈に送り出される血液量のことである．図7.8は，心周期における心室内容積（血液量）と心室内圧の変化を示している．矢印Aは等容（積）性収縮期，Bは駆出期，Cは等容（積）性弛緩期，Dは流入期に相当する．斜線部分の幅は1回拍出量に相当するから，斜線部分の面積はWpを表すことになる．

心臓が必要とするエネルギーは，冠状動脈によって運ばれる．狭心症や心筋梗塞のような冠状動脈疾患の患者では，心臓に十分な血液が循環しないために，エネルギー供給が不足して症状が出現する．

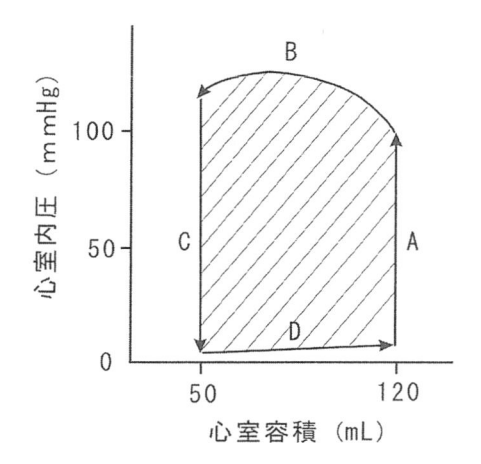

図 7.8　左心室の圧容積関係

7.4　心拍出量の調節

　1分間に心室から動脈に送り出される血液量のことを，**心拍出量**（cardiac output）という．心拍出量は，1回拍出量（stroke volume）と心拍数の積により決まる．通常，左心室からの拍出量と右心室からの拍出量は等しく，正常成人の安静時心拍出量は，4〜6 L/分である．運動時には，心拍出量は安静時の5〜6倍に達する．こうした変化は，心臓自体がもつ内因性調節機構と，心臓神経やホルモンなどによる外因性調節機構の働きにより生じる．

a．内因性調節機構

　拡張期における心室への血液流入量が多くなるほど，心室の充満度は増し，拡張末期心室容積は大きくなる．すると，心室筋は強い力で収縮し，1回拍出量が多くなる．このことを，**心臓のスターリング**（Starling）**の法則*** という．

　この現象は，前述した心筋の力学特性により説明できる．心筋は収縮を始める前の長さが長いほど，より強く収縮するのであるから，血液の流入量が増えて心室壁が引き伸ばされると，強い収縮が起こり，多量の血液が拍出されることになる．言い換えると，心臓に戻ってくる血液量（静脈還流量）が多いほど，心拍出量も多くなるのである．

　右心房圧を横軸，心拍出量を縦軸にとって表したグラフを**心拍出量曲線**という（図7.9）．通常，心房圧が高いときには，心室への血液流入量が増え，内因性調節機構により心拍出量が増す．したがって，このグラフで示されるように，心房圧が上昇すると心拍出量が増加する．

b．外因性調節機構

（1）神経性調節　すでに述べたように，心臓は心臓交感神経と心

* フランク-スターリング（Frank-Starling）の法則ともいう．

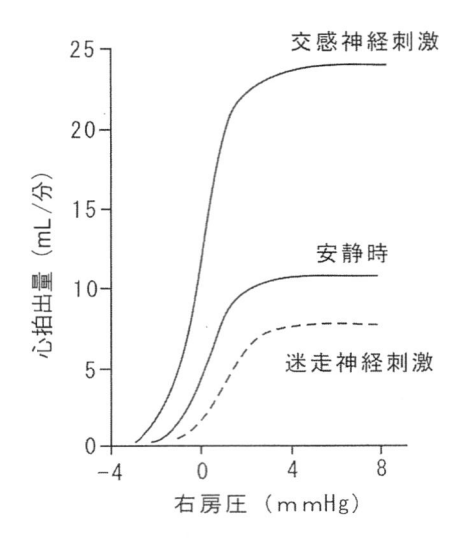

図7.9 心拍出量曲線

臓迷走神経により，二重支配されている．このうち心臓交感神経は，心臓のリズムを速くする正の変時作用とともに，心筋の収縮力を強くする正の変力作用をあわせもつ．交感神経の働きが優位になると，心拍出量曲線は上方に移動する．

一方の迷走神経は，リズムを遅くする負の変時作用が中心であり，収縮力には大きな影響を与えない．迷走神経刺激により，心拍出量曲線が下方に移動するのは，心拍数が減少するからである．

（2）液性因子 心臓の働きに強い影響をもつホルモンは，副腎髄質から分泌される**カテコールアミン**（アドレナリン，ノルアドレナリン）である．これらのホルモンは，心臓交感神経の働きと同様に，正の変時作用，正の変力作用を有する．

さらに心機能は，血液中のCaやKイオン濃度の影響を受ける．Caイオンは，濃度が上昇すると収縮力が強くなり，Kイオン濃度が高くなると，反対に収縮力は弱くなる．

> **神経伝達物質と受容体**
> 交感神経終末からはノルアドレナリンが分泌されて，β_1受容体に作用する．迷走神経終末からはアセチルコリンが分泌され，ムスカリン受容体に結合して作用を発揮する．

7.5 体循環と肺循環

左心室から送り出された血液は，体中の組織をめぐり，組織にO_2と栄養素を供給し，組織からCO_2と老廃物を回収して右心房に戻る．これを**体循環（大循環）**と呼ぶ．右心房に戻った血液は，右心室から肺に流れ，ここでガス交換（CO_2を排出して，O_2を取り込む）を行い，左心房に戻る．これを**肺循環（小循環）**という．

a．血流分配

左心室から体循環に送り出される血液は，並列に配置された各臓器を灌流した後，静脈を通って右心房に戻る．各臓器を流れる血流量が

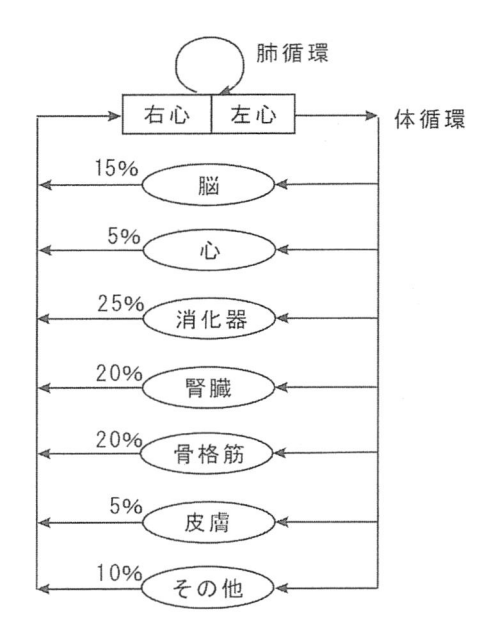

図 7.10　血流配分

心拍出量の何パーセントに相当するかを図 7.10 に示した．脳，心臓，腎臓などの重要臓器には，重量比よりもずっと多量の血液が流れていることがわかる．なお，この図に示されたパーセンテージは，安静時の流量比であり，運動時には骨格筋への流量比が増す．

b．血管の機能的分類

血管は，部位によって壁の構造が違い，それに伴って役割も異なる．

（1）**弾性血管**　大動脈の壁は弾性線維が豊富であり，ゴムのような性質（弾性）が備わっているので，弾性血管と呼ばれる．収縮期に左心室から大動脈に血液が拍出されると，大動脈の壁が引き伸ばされて，一部の血液は大動脈内に貯留される．拡張期には心臓から血液の拍出はなくなるが，大動脈に貯えられた血液が，弾性により末梢へと送り出されるので，血液の流れは連続する．

（2）**抵抗血管**　細小動脈は，内腔が狭く，その割には血管壁の平滑筋が豊富である．その平滑筋が収縮すると，内腔はさらに縮小して，血流に対して大きな抵抗となる．それゆえ，これらの血管は抵抗血管と呼ばれる．血圧や血流配分の調節に重要な役割を果たしている．

（3）**交換血管**　毛細血管の壁は薄く，1層の内皮細胞と基底膜からなっている．そのため，血管壁を通して血液と組織液の間で，物質交換が盛んに行われる．そこで，毛細血管のことを交換血管と呼ぶ．血液循環の最大の目的は物質輸送であるが，毛細血管において物質交換が行われることにより目的が達成されるので，この機能こそが血液

循環の本質であるといえる．物質交換の詳細については，7.7節で説明する．

（4）容量血管　静脈の壁は，同じ太さの動脈と比べると薄い．そのため，内圧が上昇すると容易に膨らみ，低下すれば縮む．したがって，内容量が大きく変化するので，静脈は容量血管と呼ばれる．静脈は血液が心臓に戻る際の通り道にあたるので，この血管の容量変化は，心臓への**静脈還流量**（venous return）を調節する上で重要な役割を果たす．

c．血管抵抗

血管が太ければ血液は流れやすく，細ければ流れにくい．この"流れにくさ"を表す指標が血管抵抗（血流抵抗ともいう）である．血管抵抗（R）は血管の長さ（l），半径（r）と血液の粘性（η）の影響を受け，次の式で表される．

$$R = 8\eta l / \pi r^4$$

血管半径の変化は4乗になって血管抵抗に影響するので，最も重要な因子である．すなわち，血管径が半分になると，血管抵抗は16倍になる．

ポアズイユの法則
血管の中を流れる血流量（Q）と血管抵抗，駆動圧（ΔP：血管両端の圧力差）の関係を示す式をポアズイユ（Poiseuille）の法則という．
$Q = \pi r^4 / 8\eta l \times \Delta P$

7.6　血　圧

血圧とは，血液が血管壁の単位面積当たりに及ぼす圧力のことであり，単に血圧といえば動脈血圧のことを指す．通常，水銀マノメータを用いて測定するので，単位はmmHgで表される．

血圧，血流量，血管抵抗の間には，電気の**オーム**（Ohm）**の法則**と同じ関係が成り立つ．

［血圧］＝［血流量］×［血管抵抗］

これを体循環全体に当てはめて考えてみよう．心臓から拍出される血流量は，心拍出量に相当する．体循環全体の血管抵抗を総末梢血管抵抗と呼ぶ．すると上記の式は，

［血圧］＝［心拍出量］×［総末梢血管抵抗］

となる．すなわち，血圧は心拍出量と総末梢血管抵抗の積により決定される．

a．血圧波形

圧トランスジューサという装置を使って血圧を記録（直接法）すると，図7.11のような波形が観察される．心臓の収縮期に血液が拍出されると血圧は高くなり，血液の拍出が止まる拡張期になると血圧は低くなる．聴診器を使って測定（間接法）される最高血圧は**収縮期血**

オームの法則
電圧Pの電池の両極を抵抗Rの導線を介してつないだときに流れる電流をIとすると，これら三者の間には，
$P = R \times I$
の関係が成り立つ．これをオームの法則という．

図 7.11 動脈圧波形

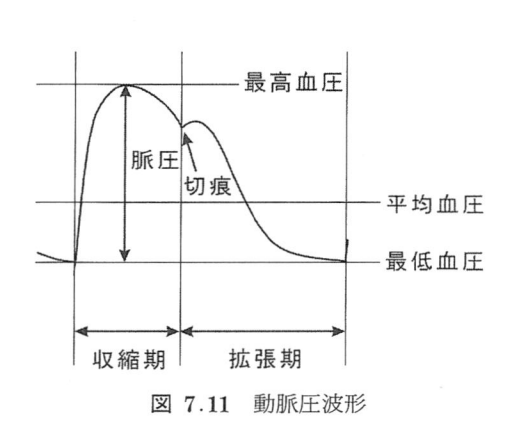

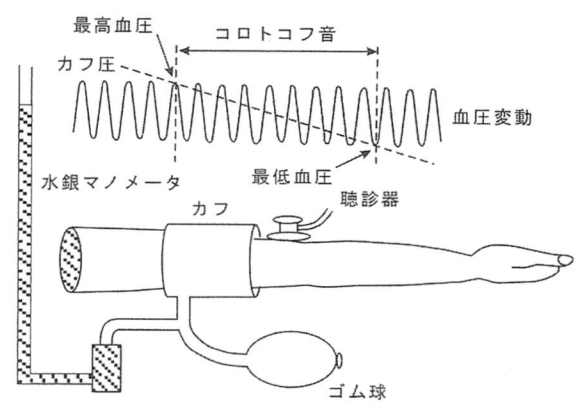

図 7.12 血圧測定法（聴診法）

圧に相当し，最低血圧は**拡張期血圧**に相当する．両者の差を**脈圧**という．平均血圧は，最低血圧に脈圧の 1/3 を加えた値として算出される．

b．血圧測定

通常，血圧の測定には，聴診器と水銀マノメータを使った間接法が用いられ（図 7.12），以下の手順に従って測定される．

① 上腕にカフ（マンシェット）と呼ばれる圧迫帯を巻く．
② 聴診器を圧迫帯の末梢側で上腕動脈の拍動を触れる部位にあてる．
③ ゴム球を使ってカフに空気を送り，カフ内圧を収縮期血圧より高くする．
④ 徐々に空気を抜きながらカフ圧を下げていき，血管音が聞こえ始めたときのカフ圧を水銀マノメータで読み取り，この値を最高血圧とする．このとき聞こえる血管音を**コロトコフ**（Korotkov）**音**という．
⑤ さらに，カフ圧を下げていくと，コロトコフ音が消失あるいは急に減弱する．このときのカフ圧を最低血圧とする．

c．静脈圧

静脈圧は，動脈圧と比べて低く，拍動もない．大静脈あるいは右心房の圧を**中心静脈圧**といい，正常値は約 0 mmHg（大気圧に等しい圧）である．中心静脈圧は，静脈還流量と心臓のポンプ能力のバランスによって決定される．ポンプ能力が低下する心不全では，中心静脈圧が上昇する．

d．静水圧の影響

立位や座位で血圧を測定すると，足の動脈圧は腕の動脈圧より高くなる．これは，重力による**静水圧**の影響である．立位の状態で足先に

おいて動脈圧を測定すると，収縮期血圧は 200 mmHg 以上になる．本来の収縮期血圧に約 100 mmHg の静水圧が加わるためである．したがって，血圧を正確に測定するためには，心臓と同じ高さで測定しなければならない．

　静脈圧も同様に静水圧の影響を受ける．立位のまま長時間じっとしていると，足先の静脈圧は約 90 mmHg になる．しかし，歩行することにより，この圧は著明に低下する．それは，運動により骨格筋が静脈を圧迫して，血液を心臓に戻す作用が働くからである．この作用のことを**筋ポンプ作用**と呼ぶ．

　e．血圧調節機構

　血圧の調節は，血流を正常に保つために重要であることは当然であるが，さらに，高血圧になるとさまざまな障害を起こすことを考えれば，長期にわたって血圧を正常に保つことが，健康維持にとって大切であることは明白である．血圧調節には，実に多くの機構が関与しているが，ここでは代表的な機構について，時間経過に沿って説明する．

　（1）**短期的調節機構**　　血圧変化が生じると，数秒のうちに働き始める調節機構であり，神経系の働きが主役である．

　① **圧受容器反射**（baroceptor reflex）：頸動脈洞と大動脈弓には，動脈圧をモニターする圧受容器がある（図 7.13）．血圧が上昇して圧受容器が感知すると，求心性神経を介して，その情報を延髄の孤束核に伝える．すると，二次ニューロンが，延髄腹外側野の心臓血管中枢

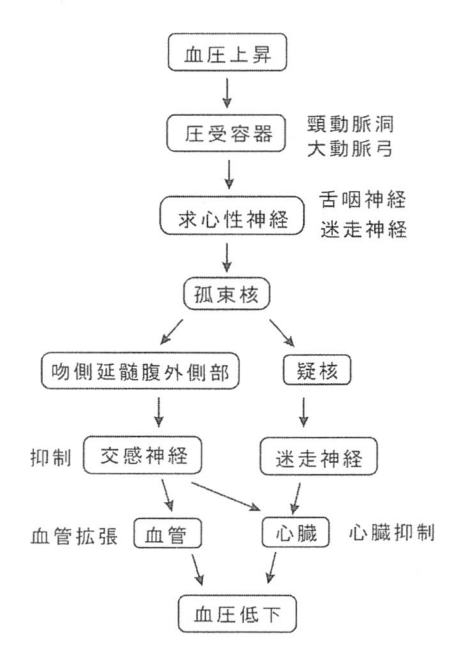

図 7.13　圧受容器反射

に信号を送り，交感神経系を抑制する一方，迷走神経核に情報を伝えて，心臓迷走神経を興奮させる．その結果，心臓の機能は抑制されて心拍出量は減少し，血管は拡張して総末梢血管抵抗が小さくなるので，血圧はもとの値に向かって低下する．

反対に血圧が下降した場合には，逆向きの反射が起こって，血圧を上げる．この反射は，体位変換のときに常時働いている．臥位から立位に体位を換えると，重力の影響で血液は下肢の静脈に貯留する．すると，静脈還流量が低下するので心拍出量も減少し，血圧は一瞬低下する．このとき，素早く圧受容器反射が作動して，血圧を維持する．この反射は，正常であれば2～3秒以内に働くが，反射が遅れて血圧の回復に時間がかかると，その間，脳血流量が減少して"立ちくらみ"の状態になる．これを**起立性低血圧**（orthostatic hypotension）という．

② 化学受容器反射：この反射は，低O_2状態やCO_2の過剰を感知して，呼吸運動を促進するとともに，循環反応を起こして重要臓器への血流を確保し，生命維持のために働く．化学受容器は頸動脈体と大動脈体にあって，血圧低下によりこれらの組織におけるO_2分圧が低下したり，CO_2分圧が増加すると，インパルスを発生して，延髄の心臓血管中枢に情報を伝え，血圧を上昇させる．

（2）**中期的調節機構** 主にホルモンの働きによる調節機構であり，数分から数時間の時間経過で働く．**レニン-アンギオテンシン-アルドステロン系**（RAA系），バゾプレッシン（ADH），心房性ナトリウム利尿ペプチド（ANP）などによる調節があるが，ここでは最も重要なRAA系について述べることとする．

レニンは腎臓の傍糸球体細胞で産生され，血圧低下により腎血流が減少すると血中に分泌される（図7.14）．すると，血中に存在するレ

中枢神経系の虚血反応
血圧が著しく低下して脳血流量が減少すると，心臓血管中枢が興奮して，交感神経活動が促進され，血圧が上昇し，脳血流量が回復する．この反応を中枢神経系の虚血反応と呼ぶ．短期的調節機構の一つである．

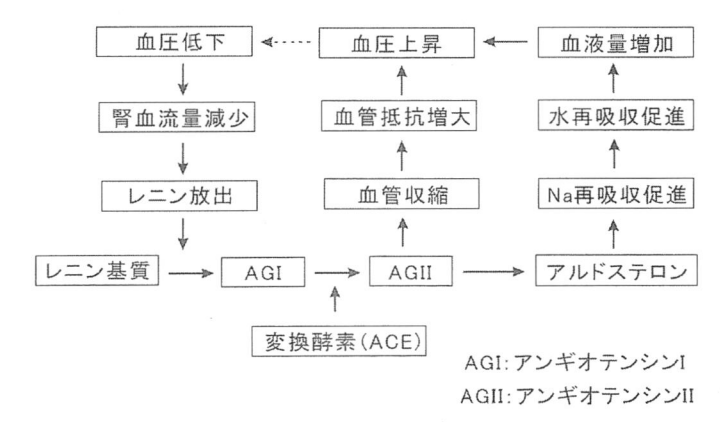

図 7.14 レニン-アンギオテンシン-アルドステロン系

ニン基質であるアンギオテンシノゲンに働き，これをアンギオテンシンIに換える．アンギオテンシンIは，血流にのって肺に運ばれ，そこでアンギオテンシン変換酵素（ACE）の作用を受けて，アンギオテンシンIIに変えられる．アンギオテンシンIIは，強力な血管収縮作用をもっているので，血管抵抗を増すことにより血圧を上昇させる．

さらに，アンギオテンシンIIは，副腎皮質に働いてアルドステロンの分泌を促進する．アルドステロンは，腎臓の遠位尿細管に作用して，ナトリウムの再吸収を促す．このとき，ナトリウムと一緒に水の再吸収も起こり，細胞外液量が増す．すると，血液量も増えて血圧上昇の一翼を担う．このアルドステロンを介する働きは，血管収縮作用と比べると発現するのに時間がかかり，後述する長期的調節機構の範疇に入る．

（3）長期的調節機構　この調節機構は，発現までに数時間から数日を要するが，作用の持続時間が数日〜数年という非常に長いスケールで働くのが特徴である．心臓肥大や血管新生といった器質的な変化による調節と，**腎-体液系による機能的調節**があるが，ここでは後者について説明する．

腎-体液系は，血液量の調節を介して血圧を調節する機構である．血液量が増えて血圧が上昇すると，腎血流が増加し，その結果尿量が増える．この現象は圧利尿と呼ばれている．尿排泄が増えると体液量（細胞外液量）が減るので血液量も減少し，その結果血圧は低下する．この機構は，単独でも作動するが，実際にはバゾプレッシンやRAA系と共同で働くと考えられる．

7.7　毛細血管における物質交換

毛細血管とその前後に位置する終末細動脈，終末細静脈領域の循環を**微小循環**という．この領域では，血液と組織液の間で物質交換が行われる．

a．微小循環の構造

細動脈の末端を終末細動脈といい，ここから枝分かれして，毛細血管となる．毛細血管の入り口には，平滑筋が輪状に取り巻いていて，これを**前毛細管括約筋**と呼ぶ．毛細血管は，静脈側で合流して終末細静脈となり，さらに集まって細静脈となる．

毛細血管の壁は，1層の内皮細胞と基底膜からできていて，内皮細胞の性状により，連続型，有窓型，不連続型に分けられる（図7.15）．脳，肺，筋などの組織の毛細血管内皮細胞は連続型であり，

他のホルモン作用
ADH：抗利尿作用と血管収縮作用により血圧を上昇させる．
ANP：利尿作用と血管拡張作用により血圧を低下させる．

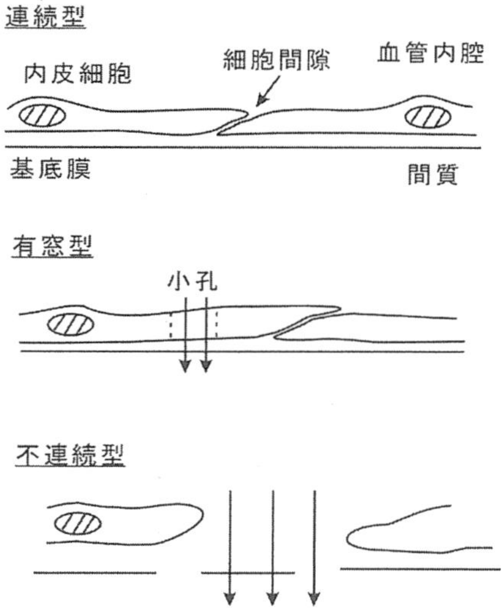

図 7.15 毛細血管壁の型

大きな分子は壁を通過しにくい．消化管，腎臓，内分泌腺などは有窓型であり，直径 50 nm 程度の小孔を通して，かなり大きな分子も通過することができる．さらに，骨髄，肝臓，脾臓などでは内皮細胞が不連続型であり，場所によっては 500 nm もの間隙が空いている．したがって，物質の透過性は一番高く，タンパクその他の高分子も自由に出入りできる．

b. 微小循環内の流れ

（1）赤血球変形能　毛細血管の直径は，細いところでは約 $5\,\mu m$ しかない．赤血球は直径約 $8\,\mu m$ の円盤状であるから，そのままの形では毛細血管を通過することができない．しかし，赤血球には変形能があり，砲弾型あるいはパラシュート型になって，通過することが観察されている．変形することにより血流抵抗を小さくするとともに，血管壁との接触面積を大きくしてガス交換をしやすくする効果がある．

（2）血管運動　毛細血管内の血液の流れは，いつも一定の速度・方向に流れているのではなく，時々刻々と変化する．これは，前毛細管括約筋が，閉じたり開いたりするためであり，血管運動と呼ばれている．毛細血管は網の目のように複雑に連絡しあっているので，場合によっては流れの向きが完全に逆方向になることさえある．

c. 物 質 交 換

　毛細血管壁を介しての物質移動には，**拡散**と**ろ過**という二つのメカニズムが関与している．

（1）拡　散　血液に溶けている溶質は，濃度（分圧）差により拡散する．この際，血液ガスなどの脂溶性物質は，細胞膜を自由に通過

することができる．一方，水溶性の電解質や糖などは，細胞間隙と呼ばれる狭い通路を通って拡散するので，分子の大きさによって制限を受ける（制限拡散）．

（2）ろ　過　血液の溶媒である水分子も拡散により移動するが，正味の移動量は，血管内外の圧力差と，タンパク濃度によって決まる膠質浸透圧の代数和を駆動力とする流動，すなわち「ろ過」によって決まる．これを**スターリング**（Starling）**の仮説**という（図 7.16）．毛細血管の細動脈よりの部位では，駆動力が血管内から外に向かって正であるために，水分がろ過される．細静脈側では，これが逆転して，水分は血管外から血管内へと移動する．これを**再吸収**という．ろ過量と再吸収量を比べると，ろ過量の方が多いが，その差の水分は後述するリンパ流となって回収される．ろ過量が増えすぎて，リンパがこれを回収しきれなくなると，組織間隙に過剰の水分が貯留し，**浮腫**となる．

浮腫の原因
- 毛細血管透過性亢進：火傷，炎症，アレルギー
- 毛細血管内圧上昇：心不全，腎不全，妊娠（下肢），重力の影響（下肢）
- 血漿膠質浸透圧減少：肝疾患（タンパク合成低下），腎疾患（タンパク喪失）
- リンパ性浮腫：リンパ節郭清，フィラリア症

$$F = K[(P_i - P_o) - (\pi_i - \pi_o)]$$

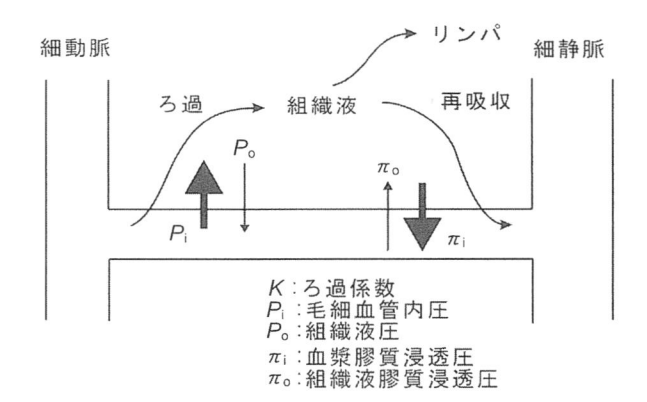

K：ろ過係数
P_i：毛細血管内圧
P_o：組織液圧
π_i：血漿膠質浸透圧
π_o：組織液膠質浸透圧

図 7.16　スターリングの仮説

7.8　リンパ循環

毛細血管においてろ過された水分のうち，大部分は再吸収により直接血管内に戻るが，一部は組織間隙から毛細リンパ管に回収され，リンパ系を通って静脈に戻る．

a．リンパ経路

毛細リンパ管に回収された体液はリンパ（またはリンパ液）と呼ばれ，集合リンパ管，主幹リンパ管を経て，頸部の静脈角で静脈に合流する．リンパ管には多数の弁が存在していて，静脈角に向かう一方向の流れを形成している．体内に侵入してきた細菌や毒素，あるいは小

腸で吸収された脂肪（キロミクロン）などの大分子は，血管壁を通過できないので，毛細リンパ管によって組織間隙から運び去られる．このうち有害物質である細菌や毒素は，集合・主幹リンパ管のところどころに存在するリンパ節によって除去され，血液内への侵入が防がれる．

b．リンパ産生

組織間隙の水分量が増えると，毛細リンパ管の内皮細胞に付着している繋留フィラメントの働きで，毛細リンパ管壁の間隙が広がる．すると，水分貯留により圧が上昇している組織間隙から毛細リンパ管内に水分が流れ込む．さらに，毛細リンパ管による吸引ポンプ作用の働きによって，リンパが産生される．

c．リンパ輸送

リンパ輸送には受動的機構と能動的機構があり，1日に2～4Lのリンパが輸送されている．

（1）受動的リンパ輸送　筋収縮，呼吸運動，消化管運動，動脈拍動などが外力としてリンパ管に加わり，内在する弁の働きと協調してリンパを輸送する．下肢の静脈にみられる筋ポンプ作用と同様の機序である．

（2）能動的リンパ輸送　下肢のリンパ管では，1分間に2～6回の頻度で自発性収縮が発生し，リンパ輸送の推進力として働いている．リンパ管には平滑筋が存在し，その平滑筋に酸素や栄養素を送る栄養血管の存在も知られている．すなわち，リンパ管には心臓様のポンプ作用が備わっているといえる．

7.9　特殊な循環

a．脳循環

脳には，心拍出量の約15％の血液が流れる．脳に栄養を送る血管は，左右の内頸動脈と脳底動脈であり，これらの動脈は脳底部において，**ウィリス（Willis）の脳動脈輪**を形成し，そこから派生する前・中・後大脳動脈が脳に血液を供給する．

脳組織は，高度で複雑な機能を発揮するために，活発な代謝が必要である．エネルギーとして利用するのは，ブドウ糖に限られていて，しかも，脳組織にはグリコーゲンの貯蔵が少ない．したがって，脳組織には常に安定した血流の供給が必要である．そのため，脳循環には**自己調節機構**（autoregulation）が備わっていて，一定の範囲であれば血圧が変動しても，血流量は一定に保たれる（図7.17）．脳血流が

モンロー－ケリー（Monro-Kellie）の原理
脳は頭蓋骨の中に納まっており，頭蓋骨の中にある脳組織，血液，脳脊髄液は，いずれも非圧縮性であるため，三者の総容積は一定でなければならない．これをモンロー－ケリーの原理という．

図 7.17 脳血流量の自己調節

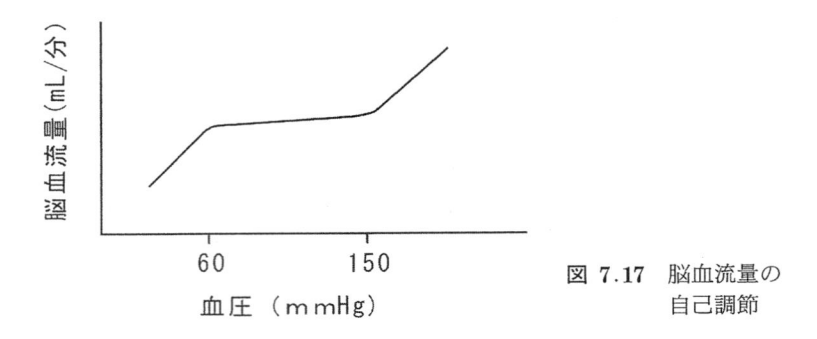

10秒程度でも遮断されると，意識障害が発生する．

b．冠循環

冠状動脈は，心臓への栄養血管であり，心拍出量の約5％の血液が流れる．大動脈の起始部から分枝する左右の冠状動脈が，心臓の表面を取り囲むように分布する．心臓がポンプとして働き続けるためには，絶え間なく栄養を補給する必要があり，冠循環が十分に機能しなくなると（冠不全），心筋組織は虚血状態となり，**狭心症**や**心筋梗塞**を起こす．

体循環では，心臓の収縮期に血流が増え，拡張期に減少するのが普通であるが，冠循環の場合は，収縮期には心筋の収縮により血管が圧迫されて流れにくいため，むしろ拡張期に血流量が増える．

c．肺循環

前述したように，肺循環は小循環とも呼ばれ，体循環から区別される．肺循環は，ガス交換により，酸素を取り入れ，二酸化炭素を排出することが大きな目的である．体循環と比べると血管抵抗が小さく，そのため肺動脈であっても平均血圧は約 15 mmHg と低い．したがって，肺毛細血管における水分のろ過量は少なく，ガス交換にとって都合がよい．左心不全により肺毛細血管内圧が上昇すると，水分ろ過量が増え，**肺水腫**の状態となって呼吸困難が生じる．

組織の酸素分圧が低下すると，体循環であれば，血管は拡張して血流を増やし，組織の酸素不足を解消しようとする．ところが肺循環では，肺胞の酸素分圧が低下すると，血管は収縮して血流を減らし，他の肺胞に血流を振り向ける．この現象は**低酸素性肺血管収縮**と呼ばれ，効率よくガス交換を行うためと考えられている．

d．胎児循環

胎児は母体の中にいるので，肺を介する呼吸機能は働いていない．酸素や二酸化炭素のガス交換は，胎盤において母体の血液との間で行われる．したがって，胎児の肺循環は，あまり重要な役割を果たしていない．そこで，胎児の心房中隔には**卵円孔**と呼ばれる小孔があっ

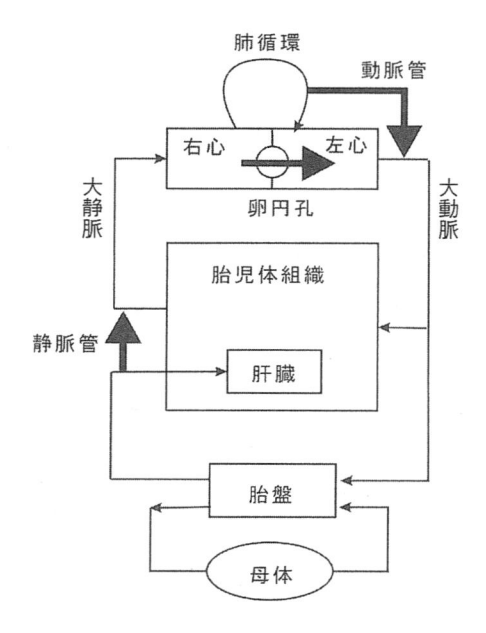

図 7.18 胎児循環

て，大部分の血液は，肺循環を通らず，右心から直接左心に流れる（図 7.18）．また，肺動脈と大動脈は**動脈管**（ボタロ（Botallo）管）を介して直接つながっており，一部の血液は肺を通らずに，この動脈管を通って体循環に流れる．

一方，胎盤で酸素と栄養素を受け取った血液は，臍静脈を通って胎児に戻り，門脈と合して肝臓に入るが，一部の血液は，静脈管を通って下大静脈から右心房に戻る．

出生後，卵円孔，動脈管，静脈管はいずれも閉鎖し，成人と同じ血液循環の回路が形成される．

7.10 運動時の循環反応

運動時には筋が収縮するが，筋収縮にはエネルギーが必要である．生体内では，エネルギーは一般に ATP として貯えられたり，消費されたりする．

筋肉に貯えられている ATP はわずかであり，激しい運動をすれば 1～2 秒で枯渇してしまう．すると，クレアチンリン酸を分解して，ATP を再合成するが，この両者を合わせても，10 秒程度しか持続できない．さらに，運動を続けるためには，栄養素（糖や脂肪）と酸素を使って，エネルギーを補給しなければならない．そのためには，循環系の働きが必要となる．

a．骨格筋循環

骨格筋の血流量は，安静時には 1 L/分程度であるが，激しい運動

時にはその約20〜25倍に達する．これは，筋組織の細動脈が拡張し，通常は閉じている毛細血管がすべて開き，さらに血流速度が増すためである．こうした変化を生じる要因は数多くあげられるが，最も重要なのは**代謝因子**である．すなわち，筋細胞における代謝の結果生じるアデノシンや乳酸などが，細動脈の血管平滑筋や前毛細管括約筋に働いて，弛緩させることによる．

b. 心拍出量の増加

運動時の骨格筋の血流量増加をまかなうためには，心拍出量が増加しなければならない．安静時には約5 L/分である心拍出量が，激しい運動時には，25〜30 L/分にまで増加する．

運動時に心拍出量が増加する主な原因は，交感神経系の働きによる．心臓交感神経は，心拍数と心収縮力を促進することにより，心拍出量を増加させる．一方，血管を支配する交感神経は，静脈の平滑筋を収縮させて容量を減らすので，静脈に貯留する血液量が減り，静脈還流量を増加させる．さらに，骨格筋収縮による筋ポンプ作用が働き，静脈還流量は増加する．すると，心臓の内因性調節機構（スターリングの法則）とあいまって，心拍出量は増加する．

c. 肺循環

運動時に心拍出量が増加すれば，当然肺血流量も同じだけ増加する．この増加は，肺の血流速度が速くなるのと，安静時には閉じていた肺毛細血管が開くことによる．

肺毛細血管が開くと，肺胞と毛細血管の接触面積が増す．ガス交換は**フィック（Fick）の法則**に従って拡散により行われるから，面積が増加すれば拡散量も増える．さらに，呼吸促進により換気量が増えるので，運動時の酸素摂取量は，安静時（200〜250 mL/分）の10倍以上に達する．こうして取り込まれた大量の酸素は，血流により主に骨格筋に運ばれて，ATP産生のために消費されるのである．

> **フィックの法則**
> 面積 A の膜を介して，一方から他方へ拡散する物質の量 J は，拡散距離 d，拡散係数 D'，両サイドの物質の分圧差（濃度差）ΔP により，
> $$J = D'A/d \times \Delta P$$
> という式で表される．これをフィックの法則という．

参考文献

1) 本郷利憲他編：標準生理学（第6版），医学書院，2005．
2) 堀　清記編：TEXT 生理学，南山堂，1999．
3) Guyton, A. C. and Hall, J. E.：Textbook of Medical Physiology, 10 th Ed., W. B. Saunders, Philadelphia, 2000.

呼吸器系　8

　われわれは，糖質，脂質，タンパク質を代謝・酸化し，その際に生じるエネルギーを用いて生命を維持している．酸化過程に必要な酸素を恒常的に体外から体内へと摂取し，同時に酸化反応の際に生じる二酸化炭素を体外に排出する必要がある．この酸素摂取と二酸化炭素排出を行うことを呼吸と呼ぶが，肺を通じて行われる体内外のガス交換を外呼吸といい，組織細胞における酸素消費を内呼吸という．肺において外呼吸により取り込まれた酸素は，血液循環により全身組織に運ばれる．組織細胞に運ばれた酸素は，細胞内へと移行して，内呼吸により糖質，脂質，タンパク質の代謝・酸化に重要な働きを担う．

8.1　呼吸器の構成と構造

　呼吸器は，ガスの通路として機能面からみた場合，1) 気道・肺胞系，2) 胸郭系，および3) 呼吸（換気）調節系の三つに分けられる（図8.1）．外呼吸を行うために，上記のガス通路以外に，呼吸器は，胸膜，肺胸膜，横隔膜，肋骨，肋間筋および神経（横隔神経および肋間神経）からなる（図8.1）．これらの物理的運動により呼吸運動が起こる．

8.2　呼吸器運動

　肺と外気の間での空気の出し入れ，すなわちガス交換を繰り返し行うのが呼吸運動である．この呼吸運動の中で，外気中の空気を肺の中に取り入れることを**吸息**といい，肺の中のガスを外気中に放出することを**呼息**という．吸息時には，外気中の空気は，鼻腔，咽頭，喉頭，気管，気管支，細気管支を経て肺胞に達する．呼息時には，肺胞においてガス交換されたガスがこれらを逆の経路をたどって，外気中に放出される．吸息時，呼息時においてこれらのガスの移動の駆動力となる圧変化を産み出すための運動を呼吸運動と呼ぶ．圧変化は，以下の過程を経て行われる．

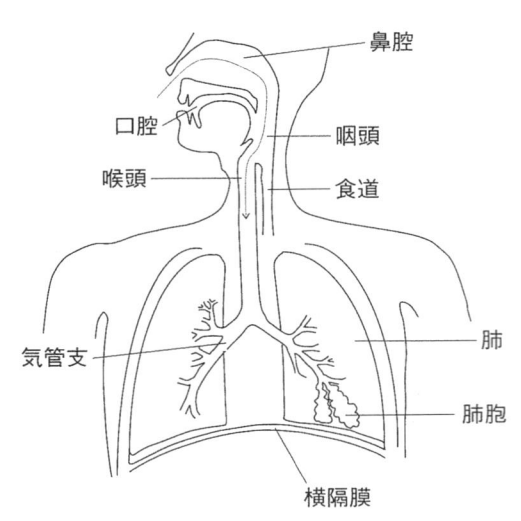

図 8.1 呼吸器系の摸式図
点線は空気の肺への流入経路を示している．

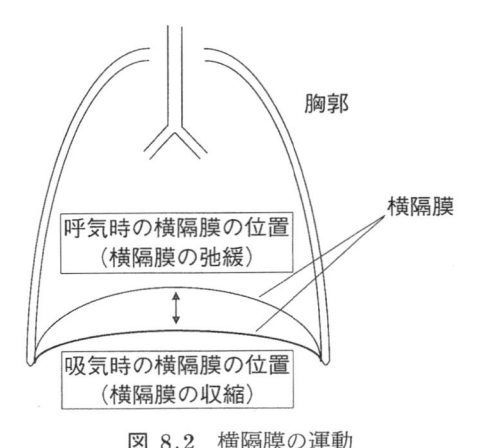

図 8.2 横隔膜の運動
吸気時には横隔膜が収縮し下方に移動することにより，胸腔内容量を増大させる．一方，呼気時には横隔膜が弛緩し上方に移動することにより，胸腔内容量は減少する．

　横隔膜の運動：横隔膜は，胸腔と腹腔とを隔てている，大部分が横紋筋でできている組織である．横隔膜は，弛緩時には胸腔の方に持ち上げられて半球上の形をしている（図8.2）．一方，横隔膜は，収縮すると下方に移動する（図8.2）．このように，横隔膜が収縮すると，胸腔は下方へと広がり，胸腔内容量を増大させる．このことにより，胸腔内は外気（大気）圧よりわずかに陰圧となり，外気が気道を通過して肺胞へと流入する（吸息）．この横隔膜の運動は，呼吸中枢から横隔神経を通じて引き起こされ，横隔神経興奮により横隔膜が収縮する．一方，横隔神経が休止すると，横隔膜は弛緩し，横隔膜は挙上する．この横隔膜の挙上に伴い，胸腔内圧は外気圧に比べわずかに陽圧となり，肺胞内から気道を通って胸腔内に存在するガスは外へと出ていく（呼息）．横隔神経は第3あるいは第4頸髄から出て，頸部を通過して胸腔内へと入り，横隔膜に達する．安静時の吸息のおおよそ70％は横隔膜の運動によっている．この横隔膜の運動（収縮・弛緩）による呼吸が腹式呼吸である．

a. 肋骨の運動

　外肋間筋と内肋間筋という2種類の筋肉が肋骨と肋骨の間に存在する．外肋間筋は上部の肋骨後方と下部肋骨前方とを結び，一方，内肋間筋は逆に上部の肋骨前方と下部肋骨後方とを結んでいる．外肋間筋が収縮すると肋骨は挙上し，胸骨は前方に移動する．このことにより，胸腔内容量は増大し，胸腔内圧は外気圧に比べわずかに陰圧となり，空気が胸腔内に流入する（吸息時：図8.3 A）．逆に，内肋間筋

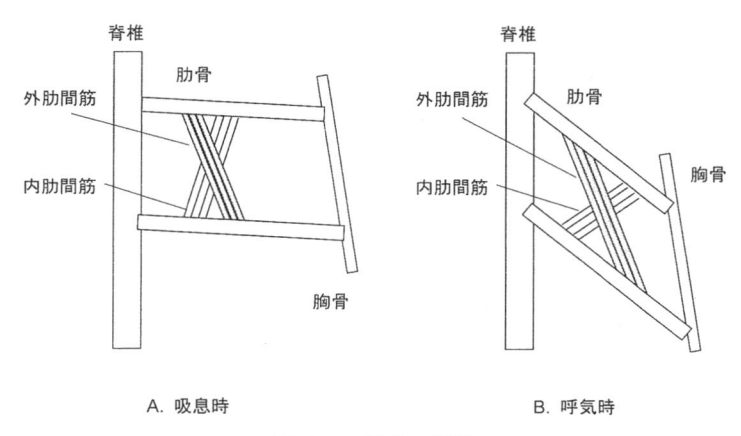

図 8.3 肋骨の運動
A：吸息時には，外肋間筋が収縮して肋骨が挙上前方へ移動することにより，胸腔内容量は増大する．B：呼気時には，内肋間筋が収縮して肋骨が引き下げられ，胸腔内から外へ空気が流出する．

が収縮すると，肋骨は引き下げられ，胸腔内容量が減少し，胸腔内圧は外気圧に比べわずかに陽圧となり，空気が胸腔内から外へと流出する（呼息時：図 8.3 B）．

b．胸膜腔

肺の外表面と胸郭の内面は，胸膜により覆われており，この空間を胸膜腔という．胸膜腔は閉鎖腔であり通常外気圧に比べ，約 2〜3 mmHg 陰圧になっている．吸息時には，横隔膜の下方への移動や肋間筋による肋骨と胸骨の挙上によって胸膜腔内圧はさらに陰圧となり，6 mmHg 程度の陰圧となる．この陰圧の増強が，その内部に存在する肺腔内圧との圧差をさらに広げることにより肺組織の拡大をもたらし，外気の肺組織内への流入を促進する．この胸膜腔内圧の陰圧が何らかの原因により消失すると肺組織の膨らみは消失してしまい，呼吸困難を引き起こす（たとえば，胸壁が物理的に損傷して胸膜に穴があいた場合：気胸）．一方，呼息時には横隔膜の上方への移動や肋間筋による肋骨と胸骨の下方への移動により胸郭が狭まり，胸膜腔内圧はわずかに陽圧となり，肺組織を内部へ縮めるように働く．このことによる肺腔内圧の上昇により，肺胞内に存在するガスが気道を経て，体外へと出ていく．

8.3 肺気量

肺気量とは，肺の中に含まれる空気の量をいう．呼吸器機能を考える上で用いられる用語を以下にあげる（図 8.4）．下記の各種呼吸気量を測定する装置として，スパイロメータがある．

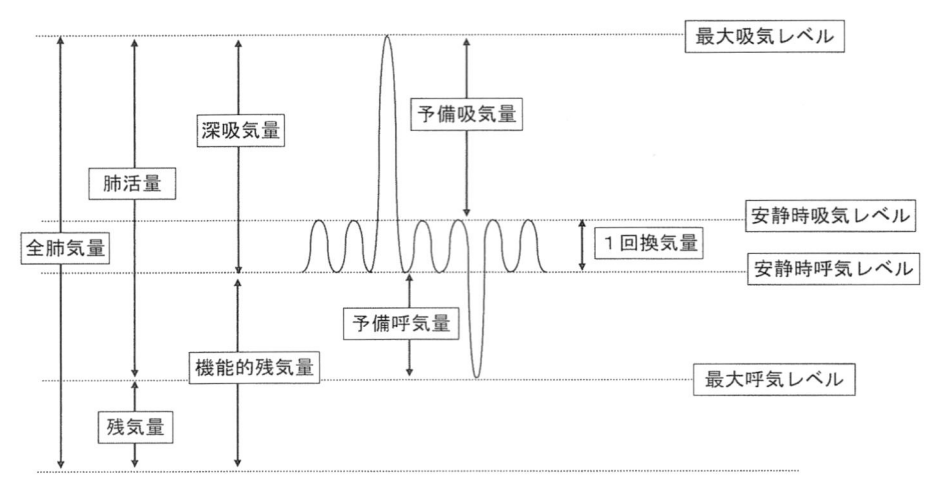

図 8.4 肺　気　量

- 全肺気量：最大吸気状態において肺腔内に存在する全ガス量（5,500〜6,000 mL）
- 肺活量：最大吸気状態から呼気として吐き出すことのできる最大の呼気量（日本人成人男性：4,000〜4,500 mL，女性：3,000〜4,000 mL）
- 1回換気量：1回の呼吸に伴い，吸入あるいは呼出されるガス量（500 mL）
- 予備吸気量：安静時の吸息終末状態からさらに吸気して吸入できる最大ガス量（2,000〜2,500 mL）
- 予備呼気量：安静時の呼息終末状態からさらに肺内に存在しているガスを呼出できる最大ガス量（1,000 mL）
- 残気量：最大呼気終末状態において肺内に残留しているガス量（1,500 mL）
- 機能的残気量：安静時呼気終末状態において肺内に残留しているガス量（2,500 mL）
- 深吸気量：安静時呼気状態から吸入しうる最大ガス量（2,500〜3,000 mL）

8.4　肺機能評価

a．肺　活　量

最大吸気状態から呼気として吐き出すことのできる最大の呼気量を肺活量という．すなわち，できるだけ大きく（深く）息を吸って，吐き出すことのできる最大の全呼気量をスパイロメータで測定した値で

ある．

$$\text{肺活量} = \text{予備吸気量} + 1\text{回換気量} + \text{予備呼気量}$$
$$= \text{全肺気量} - \text{残気量}$$

日本人の成人男子の肺活量の平均値は約 4,000〜4,500 mL であり，日本人の成人女子の肺活量の平均値は約 3,000〜4,000 mL である．

b．努力呼気肺活量（FEV）と強制呼出曲線

最大吸気状態から一気にできるだけ早く肺内に存在するガスを呼出させ，このガスの呼出量の時間経過を測定する（努力呼出曲線：図 8.5）．このときの肺活量を**努力呼気肺活量**（forced expiratory volume；FEV）という．この測定において，はじめの 1 秒間に呼出できる量を 1 秒量（FEV_1），その FEV（あるいは努力肺活量，forced vital volume；FVC）に対する比を **1 秒率**という．1 秒率は 70 ％以上が正常である．

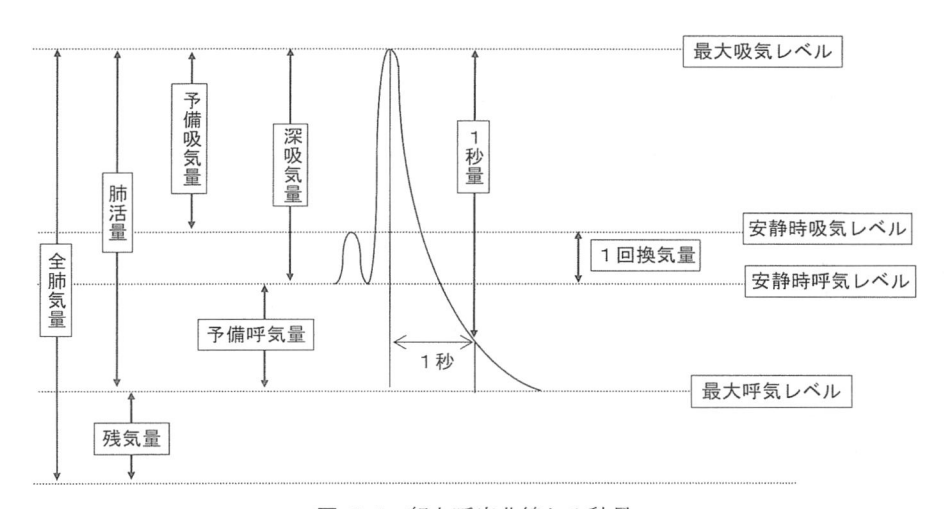

図 8.5 努力呼出曲線と 1 秒量

また，肺活量は最大吸息状態から最大呼息状態までゆっくりとガスを吐き出させて測定し，予測値と比較する．肺活量は，予測値の 80 ％以上が正常値である．予測値は**ボールドウィン**（Baldwin）**の予測式**（18 歳以上に適応：単位は mL）から求めることが多い．

男子：肺活量予測値（mL）＝（27.63−0.122×年齢）×身長（cm）
女子：肺活量予測値（mL）＝（21.78−0.101×年齢）×身長（cm）

8.5 死腔・肺胞換気と呼吸数

肺におけるガス交換（酸素と二酸化炭素の交換）は，肺胞上皮細胞においてのみ行われる．それゆえ，気道である口腔，気管，気管支内

に存在する空気はガス交換に関与しない．これらのガス交換に関与しない空間を**死腔**といい，この死腔に存在する換気量を**死腔換気量**という．

a. 解剖学的死腔と生理学的死腔

解剖学的死腔とは，肺胞域に存在するガス交換に関与しうる（解剖学的・構造学的にガス交換に関与しうる）部分の容積を全肺容量から除いた部分の容積のことを意味する．一方，生理学的死腔とは機能的な死腔を意味する．肺胞はガス交換の行いうる組織であるが，肺胞領域においても血流がない場合は，有効なガス交換は行えない．このような肺胞領域であっても機能的にガス交換の行えない部分の容積ともともと構造学的にガス交換を行えない解剖学的死腔を合わせた容積を生理学的死腔あるいは機能的死腔という．

正常人安静時呼吸時の解剖学死腔はおおよそ 150 mL であり，一方，肺胞領域における死腔は，正常人では 0 である．よって，正常人安静時呼吸時においては，解剖学的死腔と生理学的死腔は同じである．1 回換気量は約 500 mL であり，解剖学的死腔が 150 mL であるので，1 回換気量のうち肺胞領域でガス交換に関与するガス容積は約 350 mL である（1 回肺胞換気量）．

b. 肺胞換気と呼吸数

1 回換気量，死腔量および 1 分間当たりの呼吸数（分時呼吸数）から，1 分間の有効換気量（分時換気量：有効ガス交換量/分）がわかる．すなわち，正常人においてガス交換に有効なのはこの肺胞換気量であるので，浅く早い呼吸では，毎分当たりの換気量（分時換気量）が同じでも，1 回肺胞換気量が少なくなる分，毎分当たりの肺胞換気量（有効換気量）は小さくなる．極端な例では，1 回換気量が 150 mL であれば，肺胞換気量は 0 であるので，いくら呼吸数を増やしても，肺胞換気量は 0 である．

$$1 回肺胞換気量 = 1 回換気量 - 死腔量$$
$$分時換気量 = 1 回換気量 \times 分時呼吸数$$
$$分時肺胞換気量 = (1 回換気量 - 死腔量) \times 分時呼吸数$$

正常成人の呼吸数は，1 分間に 12〜20 回であり，平均おおよそ 18 回程度である．

8.6 換気と呼吸運動

吸息を行うときには横隔膜や外肋間筋の収縮により，胸郭の容積が増加し，胸腔内圧が陰圧になることにより，肺内腔容量が増えること

は，先に述べたとおりである．このときの肺腔内容量の増加に影響する因子として，肺と胸郭の膨みやすさ（一定圧力変化当たりの肺や胸郭の容積の増加分：これをコンプライアンスという）と気道抵抗がある．コンプライアンスが大きいということは，同じ圧力が加わったときに容積変化が大きいということであり，別の表現をすれば，同じ容積変化をさせるために必要な圧変化は少なくて済むということを意味している．肺胞のコンプライアンスに影響する因子としては，肺胞周囲の弾性線維と肺胞自身の表面張力がある．肺胞周囲の線維化が進み，弾性線維自身のコンプライアンスが落ちた場合，肺胞は膨らみにくくなる．このような状態が，肺線維症といった疾患のときに観察される．一方，**肺胞の表面張力**は肺胞上皮細胞（肺胞2型上皮細胞）から分泌される表面活性剤（サーファクタント）により大きく変化する．このサーファクタントの作用により，肺胞の表面張力が減少し，コンプライアンスが増大する（肺胞が膨らみやすくなる）．何らかの原因（たとえば早産等でサーファクタント分泌肺胞上皮の未発達）でサーファクタントの分泌量が少ない状態で生まれてくると，肺胞の膨らみが少なく，呼吸困難の症状を呈することがある．一方，気道抵抗が大きくなる疾患，たとえば喘息のように平滑筋等の収縮に伴い気管支内腔が狭くなったり，気道分泌物の増加に伴い気道内腔が狭くなることによって，気道抵抗が上昇すると，通常の呼吸時の胸膜腔の陰圧では，ガスの肺胞内への出し入れができなくなり，ガスの出し入れを正常と同じように行うためには，より大きい陰圧が必要になる．このためには，より多くの呼吸筋の仕事（運動量）が必要となる．

肺胞の表面張力
肺胞内面を覆う薄い液膜によって形成される表面張力，すなわち表面を小さくしようとする力．肺胞上皮細胞によって産生されるリン脂質がこの表面張力を下げて肺胞の虚脱を防いでいる．

8.7 吸気・呼気・肺胞気・血液中のガス組成

吸気に比べ呼気においては，酸素が40 mmHg減り，二酸化炭素が30 mmHg増加する．これらの増減は，肺胞域における酸素の血液中への移行と二酸化炭素の血液中から肺胞内への排出の結果である．肺胞気のガス組成は図8.6のとおりである．呼気は，肺胞ガス・吸気ガスおよび死腔に存在して肺胞でのガス交換に与らなかったガスが混ざりあったものである．また，酸素は肺胞から血管内へと拡散により移動していき，肺循環を介して体循環動脈血中においては95 mmHgとなる．さらに組織において酸素は細胞により消費され，静脈血中の酸素分圧は低くなり，40 mmHg程度となる．一方，二酸化炭素は吸気（大気）中には0.2〜0.3 mmHg（約0.03%）しか含まれていないが，肺胞内では体内での代謝により生成された二酸化炭素とこの吸気

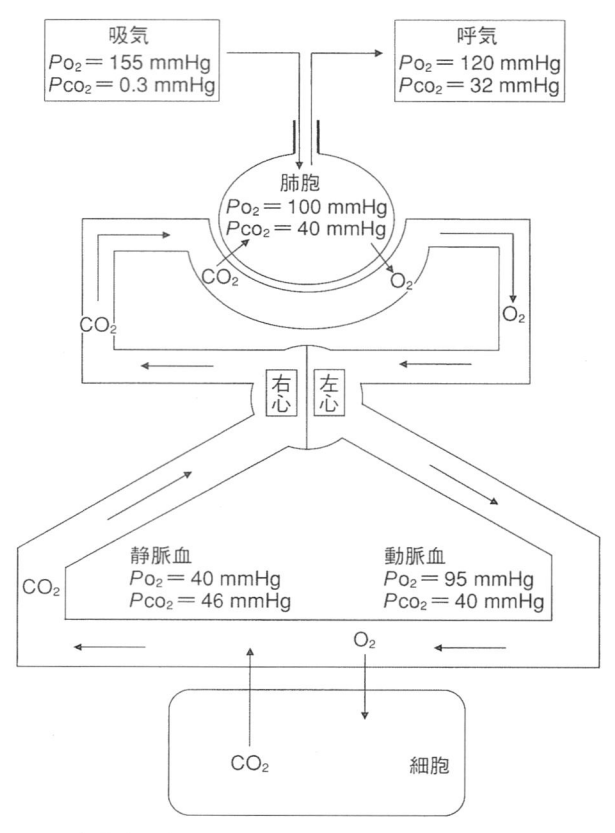

```
           吸気                  呼気
       Po₂ = 155 mmHg       Po₂ = 120 mmHg
       Pco₂ = 0.3 mmHg      Pco₂ = 32 mmHg

                   肺胞
               Po₂ = 100 mmHg
               Pco₂ = 40 mmHg

             CO₂         O₂

                 右心 左心

         静脈血              動脈血
     Po₂ = 40 mmHg       Po₂ = 95 mmHg
     Pco₂ = 46 mmHg      Pco₂ = 40 mmHg

              CO₂     O₂

              CO₂      細胞
```

図 8.6　身体各部位の酸素分圧（P_{O_2}）と二酸化炭素分圧（P_{CO_2}）

中の二酸化炭素が混合して，40 mmHg となる．この肺胞内ガスと吸気のうちの死腔内に留まっていたガスとの混合ガスが呼気として体外へ排出される．その結果，呼気中の二酸化炭素は 32 mmHg 程度となる．動脈血中の二酸化炭素は，肺胞内ガス組成と同じ 40 mmHg であり，末梢組織における代謝産物としての二酸化炭素が静脈内へと移行することにより，46 mmHg となる．

8.8　ガス交換

　ガス交換が行われるのが肺胞である．肺胞に入った空気に含まれる酸素は，肺胞上皮層などを通過して肺胞を取り巻く毛細血管内へと拡散して，血液により組織へと運ばれていく．組織に運ばれた酸素は，毛細血管から組織液中へと拡散して，細胞膜を通過して細胞内へと入っていく．安静時には，1 分間に約 200～250 mL の酸素が消費されている．細胞で酸素が消費されると，その結果二酸化炭素が産生される．この二酸化炭素は，細胞内から組織液中へと移動し，毛細血管内へと拡散して，静脈をを経て肺へと運ばれ，酸素の輸送とは逆の経路

によって肺胞内へと輸送されて呼気を介して外気中に排出される．

　酸素および二酸化炭素の肺胞内分圧と血液中分圧の差が駆動力となり，拡散により，肺胞と血液との間の酸素および二酸化炭素のガス交換が行われる．したがって，肺胞内や肺胞・血管間組織に水分貯留が起こったりする（肺水腫）と，正常なガス分圧差が存在していても，拡散速度が低下して，肺胞と血管の間のガス拡散の程度が低下する．このときにも呼吸困難を起こす．

8.9　酸素運搬におけるヘモグロビンの役割

　ガス分圧差により血中に輸送された酸素は，物理的に血液中に溶解するが，その程度はほんのわずかである．物理的に溶解する酸素の量は，血液中に存在する全酸素の約1.5％である．血液中に移動した酸素の大部分は，赤血球中に存在するヘモグロビン（Hb）と結合し，組織へと運搬される．貧血が起こると，ヘモグロビン量も低下し，組織への酸素運搬能も低下する．また，ヘモグロビン量が貧血の指標としても使用されるのは，酸素運搬能を有しているからである．ヘモグロビンは，1原子の鉄に対する結合部位を有したヘムという色素とタンパク質との結合体が四つ集まったもので形成されている．分子量は68,000である．ヘモグロビンと酸素の結合との関係は，酸素解離曲線といわれる．実際には，酸素分圧とヘモグロビンの酸素飽和度との関係を示したものであり，いわゆるS字状の関係を示す（図8.7）（3章「血液・造血器・リンパ系」を参照）．S字状の関係を有する生理的意味は，以下のとおりである．酸素分圧の高い肺組織では，少々酸素分圧が低下しても，酸素はほとんどヘモグロビンに結合したままの状態にあり，組織へと酸素を運搬する．一方，酸素分圧の低い組織に

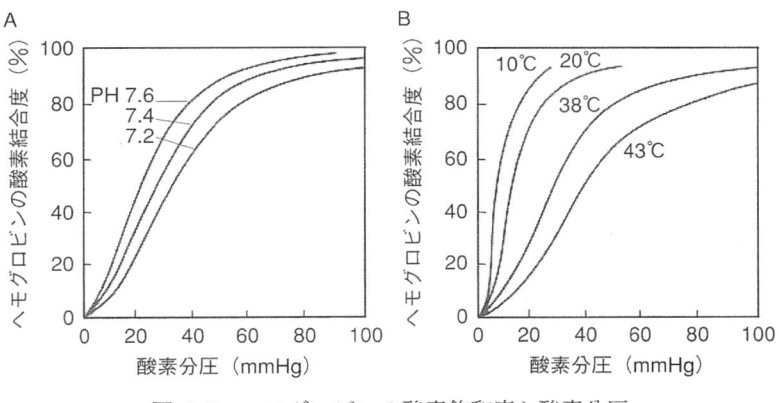

図8.7　ヘモグロビンの酸素飽和度と酸素分圧

血液が到達すると，周囲の酸素分圧が低下し，ヘモグロビンの酸素結合力が急激に低下することにより，酸素がヘモグロビンから解離し，組織中へと酸素が拡散していく．このS字状の関係は，血液のpHや温度により変化する（図8.7）．これらpHや温度依存性も生理的意義を有している．肺組織においては血液pHは末梢組織に比べ相対的に高く，酸素はヘモグロビンに結合しやすく，一方，末梢組織においては逆に血液pHが相対的に低く，酸素はヘモグロビンからより容易に解離しやすくなる（図8.7 A）．これらのことは，肺組織において酸素を体内に取り込み，一方でその酸素を末梢組織において細胞へと受け渡すことにより，酸素の消費場所への酸素運搬の効率を高めている．さらに，酸素のヘモグロビンからの解離を促進する物質として，2,3-ジフォスフォグリセリン（2,3-DPG）が存在する．2,3-DPGは，解糖の過程で産生される物質である．末梢組織血管内に存在する赤血球においては，解糖が進むことにより，2,3-DPGが産生され，酸素がヘモグロビンから解離促進され，酸素が赤血球から末梢組織細胞へと輸送促進される．また，ヘモグロビンは水素イオンと結合する能力もあり，pHが低下する末梢組織においては，酸素に替わって水素イオンがヘモグロビンに結合して，肺にまで運搬する役目を担っている．このことは，次に説明する二酸化炭素の運搬にも関わる（次節参照）．

8.10　二酸化炭素の末梢組織から肺への輸送

　酸素とは逆に，二酸化炭素は末梢組織の代謝産物として産生され，肺での呼吸を通じて，外気へと排出される．二酸化炭素は，酸素に比べて物理的に血液中に溶解しやすいが，その量はごくわずかである．組織で産生された二酸化炭素のほとんどは，赤血球により末梢組織から肺へと運搬される．二酸化炭素は，水とともに炭酸（H_2CO_3）となり，さらに水素イオン（H^+）と重炭酸イオン（HCO_3^-）に解離する（赤血球内に存在する炭酸脱水酵素により反応が促進される）．二酸化炭素と水から生成されたH^+は，すでに述べたようにヘモグロビンと結合する．一方，赤血球内に存在するHCO_3^-は，陰イオン交換輸送体によって細胞外に存在する塩素イオン（Cl^-）と交換されて，細胞外液へと排出されて，赤血球内にはCl^-が多く存在することになる（図8.8）．赤血球が肺に到達すると細胞外に存在する二酸化炭素の量が減り，赤血球内から細胞外へ二酸化炭素が出ていき，赤血球内では逆の反応が起こって，H^+とHCO_3^-から二酸化炭素が産生さ

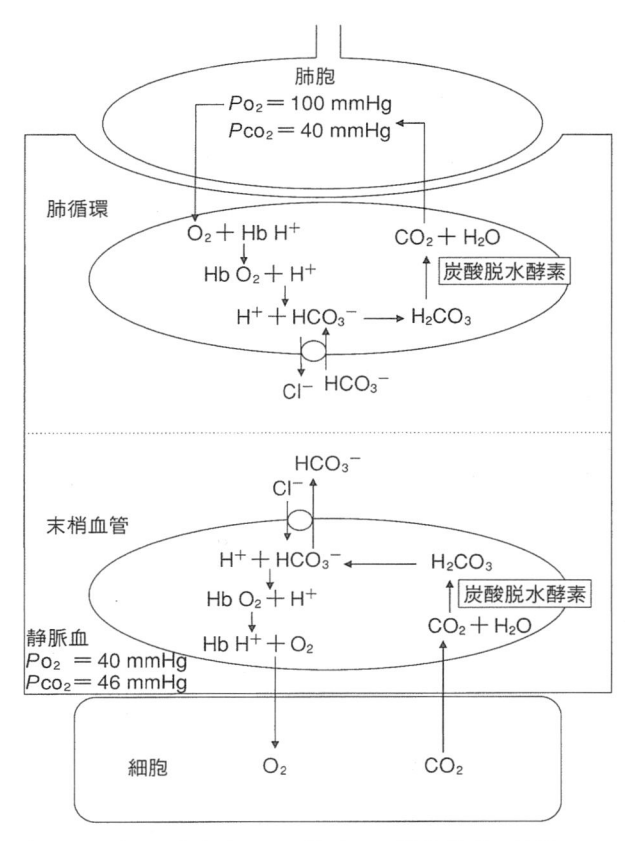

図 8.8 赤血球による酸素と二酸化炭素の輸送

れる反応が起こり，その結果，赤血球内の HCO_3^- が減少して，細胞外の HCO_3^- と赤血球内の Cl^- が交換され，赤血球内の H^+ も減少し酸素が十分存在するので，ヘモグロビンから H^+ が解離し酸素が結合する．上記のように，赤血球は水素イオンの緩衝作用も有している．また二酸化炭素の一部はヘモグロビンとカルバミノ化合物をつくり，肺に運ばれて排出される．

さらに二酸化炭素の一部は，血漿タンパク質と結合することにより肺へ運搬される（次節の式 (1) を参照）．この際発生した水素イオンは，血漿タンパク質と結合する（血漿タンパク質の pH 緩衝作用）．

8.11 酸塩基平衡と血液の pH 緩衝作用

血液中の HCO_3^- は，式 (1) で示すように，血液の pH を一定に保つための緩衝作用を有している．血液の H^+ 濃度が上昇（pH の低下）したときは，H^+ が HCO_3^- と結合する（式 (1) の左への反応が促進される）ことにより，H^+ 濃度を低下させるように働く（pH の上昇）．反対に，血液の H^+ 濃度が低下（pH の上昇）したときは，

CO_2 と H_2O が結合する（式（1）における右への反応が促進される）ことにより，H^+ を生成して H^+ 濃度を上昇させるように働く（pH の低下）．このように，HCO_3^- は，血液pH（$-\log[H^+]$）を一定に保つ働きを有している．血液の pH は，7.40 ± 0.05 の範囲内になるように厳密に調節されている．

$$CO_2 + H_2O \longleftrightarrow H_2CO_3 \longleftrightarrow H^+ + HCO_3^- \qquad (1)$$

上記の反応が平衡に達したときには，血液中に溶解している CO_2 濃度（$[CO_2]$）と H^+ 濃度（$[H^+]$）の間には以下の関係が成り立つ．

$$K = \frac{[H^+][HCO_3^-]}{[CO_2]} \qquad (2)$$

なお，K は解離定数である．温度や他のイオンの量などに依存するが，その一定の条件下においては定数である．上記の式を変形すると，次式が導き出される．

$$pH = pK + \log \frac{[HCO_3^-]}{[CO_2]} = 7.4 \qquad (3)$$

式（2）において $pH = -\log[H^+]$，$pK = -\log K$ である．この式を**ヘンダーソン-ハッセルバルヒ**（Henderson-Hasselbalch）**の式**という．血液における具体的値は，$pK = 6.1$ である．また，$[CO_2]$ は二酸化炭素分圧（P_{CO_2}）と平衡して決定され，これらの間には以下の関係が成り立っている．

$$[CO_2] = a(\text{定数}) \times P_{CO_2} = 0.03 \times 40 \text{ mmHg} = 1.2 \text{ mM}$$

一方，血中 $[HCO_3^-] = 24$ mM であるので，

$$pH = 6.1 + \log \frac{24}{1.2} = 7.4 \qquad (4)$$

となる．したがって，成人の正常状態においては，肺胞内二酸化炭素分圧および血中 HCO_3^- 濃度がそれぞれ 40 mmHg および 24 mM に保たれているので，血液 pH は 7.40 ± 0.05 の範囲内に厳密に保たれている．しかし，何らかの原因により呼吸器に異常があり，換気の低下が起こると，肺胞内 P_{CO_2} が上昇し，血液中の二酸化炭素濃度が上昇し，血液 pH は低下する．このように，呼吸器系の異常に起因する換気低下によって引き起こされる血液 pH 低下状態を**呼吸性アシドーシス**という．一方，換気量が異常に増大して肺胞内 P_{CO_2} が低下した場合は，血液 pH は上昇し，この状態を**呼吸性アルカローシス**という．

上記のように呼吸器系の何らかの異常による血液 pH 異常を呼吸性アシドーシスあるいは呼吸性アルカローシスと呼ぶが，血液中の HCO_3^- 濃度異常によっても血液 pH は変化する．たとえば，体内で

過剰の酸（H^+）が産生された場合（重症糖尿病などの代謝異常），血液 pH は低下する．増大した H^+ を減少させるため，

$$H^+ + HCO_3^- \longrightarrow CO_2 + H_2O$$

という反応が進み，血液 HCO_3^- 濃度が減少する．このような血液 pH の低下を**代謝性アシドーシス**という．このように血液 pH が低下したときには化学受容器を刺激して呼吸促進が起こり，産生された二酸化炭素を肺から体外へ排出することにより，血液 pH を正常値に戻そうと働く．これを**呼吸性代償**という．逆に，体内から大量の酸（H^+）が失われたとき（嘔吐など）には血液 pH は上昇する．減少した H^+ を補うため，

$$CO_2 + H_2O \longrightarrow H^+ + HCO_3^-$$

という反応が進み，HCO_3^- を産生して血液 HCO_3^- 過剰状態が生み出される．このような血液 pH の上昇を**代謝性アルカローシス**という．この場合は化学受容器を介する刺激抑制が働き，呼吸抑制が引き起こされ，肺からの二酸化炭素排出が低下する（呼吸性代償）．これらの呼吸性代償は急性期の血液 pH の補正であり，長期的かつ最終的な血液 pH の補正は腎機能を介したものによる必要がある（10 章「腎・尿路系」を参照）．

8.12 呼吸調節

呼吸の調節は大きく分けて，神経性調節と化学調節の 2 種類がある．これら 2 種類の調節機構により，通常意識することなく，無意識下で吸息と呼息を周期的に繰り返している．

a. 神経性調節

（1）呼吸中枢性調節　呼吸運動を司る呼吸筋は，神経の支配を受けており，神経からの刺激により規則正しく収縮と弛緩を繰り返して，規則正しくしかも一定の深さの呼吸を行っている．この神経支配の中枢は橋-延髄にある（図 8.9）．延髄には，呼息中枢と吸息中枢が存在し，それぞれから遠心性神経が出ており，脊髄でシナプスを形成し，その信号は別の神経へと伝達されて，最終的に呼吸筋へと収縮・弛緩の信号を伝える．一方，橋には延髄に存在する呼吸中枢を支配している呼吸調節中枢がある．基本的に，延髄に存在する呼吸中枢からの信号により規則正しく呼吸運動は行われている．橋に存在する呼吸調節中枢は，延髄の吸息中枢を調節することにより，吸息時間を長くするように働きうる．延髄が障害を受けると呼吸が停止する．さらには，感情等の変化により大脳からの刺激が呼吸中枢に及び，換気を増

図 8.9 呼吸中枢

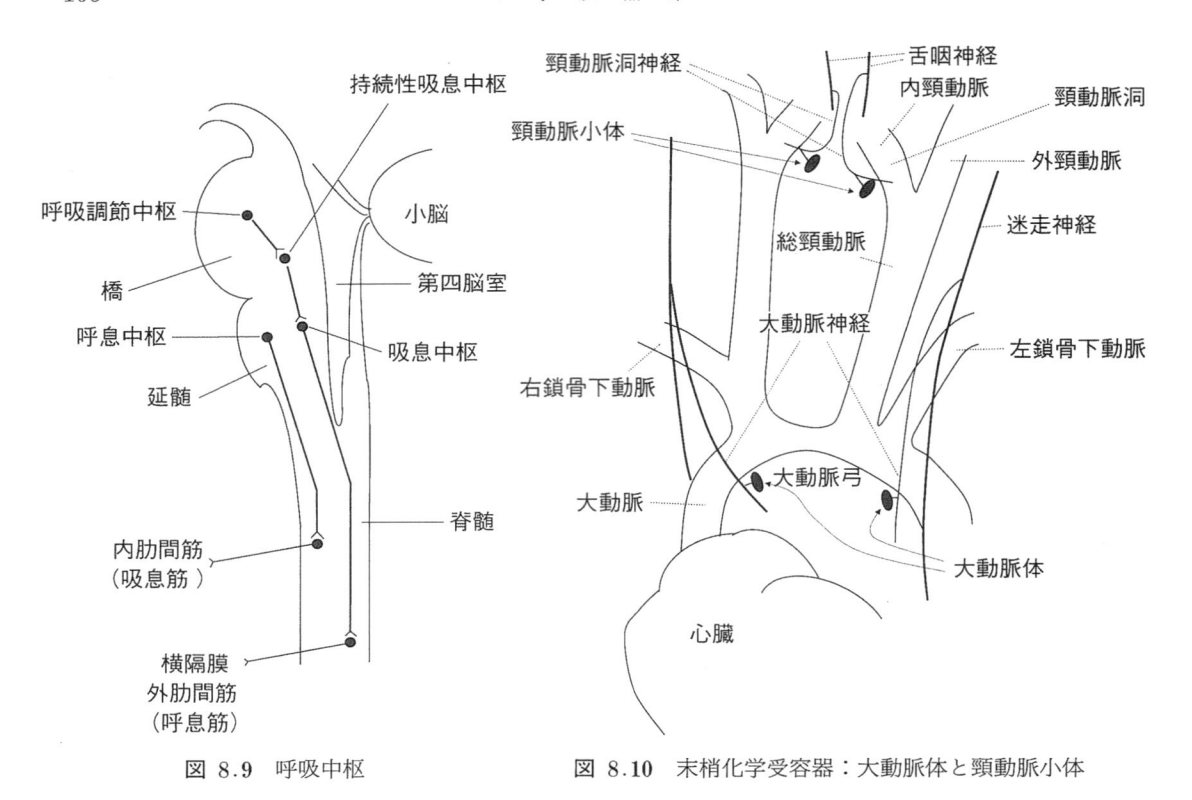

図 8.10 末梢化学受容器：大動脈体と頸動脈小体

大させることがある．

（2）肺受容体性調節　肺自身にも肺の伸展を感受する受容体（肺伸展受容体）が気管支平滑筋の周囲に存在する．求心路は迷走神経である．肺が伸展したときには，この受容体が興奮し，それ以上の伸展を防ぐように吸気を抑制する．この反射は**ヘーリング-ブロイエル**（Hering-Breuer）**反射**と呼ばれている．ヒトの場合，とくに小児ではこの反射が呼吸中枢の働きを修飾して，実際ある程度機能しているが，成人の安静時呼吸運動にはこの反射はほとんど機能していない．

b．化学性調節

呼吸の化学調節には大きく分けて2種類ある．呼吸（外呼吸）の目的は，外気中の酸素を体内に取り入れ，体内で産生された二酸化炭素を体外へと排出することである．このことを実現するために，体内には，血液の酸素分圧および二酸化炭素分圧を感受する受容器があり，酸素分圧が下がったときあるいは二酸化炭素分圧が上がったときに，呼吸が促進される．

（1）酸素分圧受容器　血液酸素分圧の低下を感受する受容器は，大動脈体と頸動脈小体である．大動脈体は，大動脈弓の近くにある（図8.10）．頸動脈小体は，総頸動脈が内頸動脈および外頸動脈とに分岐するところにある（図8.10）．血液の酸素分圧が低下すると，大

動脈体から迷走神経を介し，また頸動脈小体から舌咽神経を介して，呼吸中枢への神経情報が増加する．大動脈体と頸動脈小体は酸素分圧の低下を感受する以外に，二酸化炭素分圧の上昇や水素イオン濃度の上昇（pHの低下：アシドーシス）にも反応して，呼吸中枢に信号を送り，呼吸運度を活発にする．しかし，酸素受容器の感受性は，それほど高くなく，酸素分圧の大きな低下が引き起こされ，同時に二酸化炭素分圧や水素イオン濃度の増加が伴ったときに働くものであり，日常的な少量の換気変化にはあまり対応しない．

（2）二酸化炭素受容器 日常的な代謝量変化に伴い換気量は変化するが，このような日常的な換気量の調節には，二酸化炭素受容器が働いている．この二酸化炭素受容器は，延髄に存在し，中枢性化学受容器と呼ばれている．二酸化炭素分圧が上昇するにつれて，ほぼ直線的に，1回換気量，呼吸数（分時呼吸数：呼吸頻度），分時換気量もそれぞれ増大する．すなわち，日常的な換気量変化は，二酸化炭素分圧変化に依存し，二酸化炭素分圧変化による呼吸調節が呼吸調節の中でも重要な位置を占めることがわかる．二酸化炭素分圧の上昇で呼吸が刺激されるが，この二酸化炭素分圧が異常に高くなりすぎると，逆に中枢神経に対する麻酔作用が出現して，いわゆる CO_2 ナルコーシスと呼ばれる現象を示し，呼吸中枢抑制が引き起こされる．

8.13 呼吸異常

安静時正常において，1分間におおよそ呼吸数12〜20回程度，1回換気量500 mL程度でもって，規則正しく呼吸運動を繰り返し行っている．呼吸数，1回換気量，規則性が，安静時においても変化する病態がある．頻呼吸（分時呼吸数の増大），徐呼吸（分時呼吸数の減少），過呼吸（呼吸頻度にかかわらず呼吸の深さが増す場合：換気量の異常増大）などがある．

a．チェーン-ストークス（Cheyne-Stokes）呼吸

臨床的にしばしば遭遇するチェーン-ストークス呼吸といわれる，次第に深くなり引き続き浅くなる呼吸状態とそれに続く無呼吸状態を繰り返す呼吸型がある（図8.11）．この呼吸のパターンは，尿毒症，

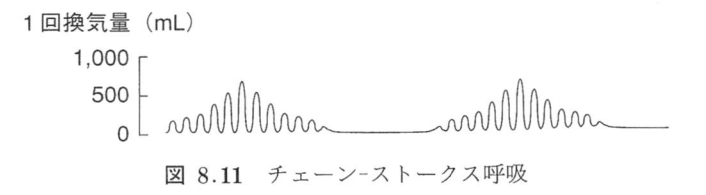

図 8.11 チェーン-ストークス呼吸

脳疾患や心不全の場合にみられることがある．この呼吸パターンは，中枢化学受容体の二酸化炭素感受性が異常に増大することによる呼吸促進が引き起こされる．その結果，血中二酸化炭素分圧が過剰に低下し，呼吸抑制が引き起こされて無呼吸の状態になる．無呼吸状態が続くことにより二酸化炭素分圧が徐々に上昇して呼吸中枢が刺激され，再び呼吸が開始される．

b．過換気症候群

不安などの精神的ストレスにより呼吸中枢が刺激されて，過剰な換気が引き起こされる．このことにより，血中二酸化炭素分圧が低下し，呼吸性アルカローシスになり，四肢のしびれや筋肉の収縮を引き起こす．

c．睡眠時無呼吸症候群

10秒以上持続する無呼吸の状態が，一晩の間に30回以上起こる疾患である．中枢型と閉塞型の2種類がある．中枢型無呼吸としては，何らかの原因により呼吸中枢機能が低下して，その結果無呼吸を引き起こす．一方，閉塞型無呼吸としてよく知られているのは，高度の肥満により上気道が睡眠中に閉息して無呼吸となる場合である．この結果，低酸素血症，日中の傾眠状態を引き起こしたりする．

■ 参考文献

1) Guyton, A. C. Hall, J. E.：Textbook of Medical Physiology, 11th Ed., W. B. Saunders Company, Philadelphia, 2005.
2) Ganong, W. F.：Review of Medical Physiology, 22nd Ed., Appleton & Lange, Norwalk, 2005.

9 消化器系

　消化器系によって，酸素以外の身体に必要な物質，すなわち栄養素は外部環境から摂取する．消化器系は口腔，咽頭，食道，胃，腸管（小腸と大腸），消化腺（唾液腺，膵臓，肝臓）からなる．

9.1 消化と吸収の調節機構

a．神経性調節

　消化管は消化管壁固有の内在神経（壁内神経叢）および外来神経である自律神経系の豊富な支配を受けており，両者の間にはシナプス形成がある（図9.1）．

　（1）内在神経　　二つの神経叢からなる．一つは縦走筋層と輪走筋層の間に位置する**筋層間神経叢（アウエルバッハ（Auerbach）神経**

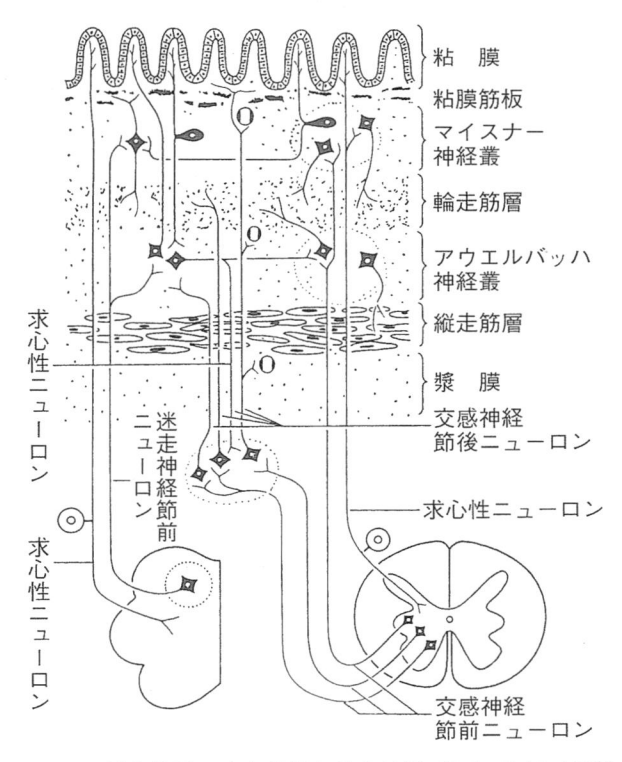

図 9.1　消化管壁の内在神経と外来神経（Schofield, 1968）

叢）であり，もう一つは粘膜下組織に位置する**粘膜下神経叢（マイスナー（Meisner）神経叢）**である．これら神経叢は独立した系としても働き，単に外来神経からの情報の中継系ではない．したがって内在神経叢は消化管内の運動および分泌活動の局所性反射（短反射）調節に必要なすべての要素をもっている．

（2）**外来神経**（自律神経）　副交感神経線維は迷走神経からきているが，遠位側結腸には仙髄からきている．交感神経節後線維は腹腔神経叢，上腸管膜動脈神経叢，上および下下腹神経叢からきている．ほとんどの副交感神経節前線維と交感神経節後線維は内在神経叢のニューロンとシナプスを形成している．これらの外来神経は消化管の広範囲に及ぶ活動の反射調節に関与する．一般的に副交感神経系は消化管機能に対して促進的に，交感神経系は抑制的に作用する．

b. 内分泌性調節

消化管，とくに胃幽門洞，小腸上部の粘膜には内分泌細胞がある．主なホルモンとしてガストリン，セクレチン，コレシストキニン

表 9.1　消化管ホルモンとその主作用

ホルモン	分泌部位	分泌刺激	作用
ガストリン	胃幽門洞 十二指腸	ペプチド，Ca^{2+}，迷走神経	胃酸分泌，胃幽門洞運動，胃粘膜増殖を刺激
CCK	十二指腸 空腸	脂肪，アミノ酸	膵酵素分泌，胆嚢収縮を刺激；膵 HCO_3^- 分泌促進，胃排出の抑制
セクレチン	十二指腸 空腸	十二指腸内容 pH 4.5 以下	膵，胆嚢 HCO_3^- 分泌刺激，膵酵素分泌促進 胃酸分泌抑制
GIP (gastric inhibitory polypeptide)	十二指腸 空腸	糖質，脂肪，アミノ酸	膵インスリン放出刺激 胃酸分泌抑制
モチリン	小腸上部	酸性あるいはアルカリ性消化管内容	食間の消化管収縮刺激
VIP (vasoactive intestinal polypeptide)	胃，小腸，大腸	迷走神経，腸の伸展刺激	胃，腸平滑筋の弛緩，膵 HCO_3^- の分泌促進，唾液腺血流量の増加
ソマトスタチン	胃，腸	胃，腸の伸展，胃酸	ガストリン分泌抑制 成長ホルモン分泌抑制（視床下部ホルモンとして）
グレリン	胃，腸	空腹	食欲亢進，胃酸分泌・胃運動促進 成長ホルモン分泌促進

(CCK)，モチリン，胃抑制ペプチド（GIP）が分泌されている．これらのホルモンの分泌部位，分泌刺激，主な作用を表9.1にまとめて示す．

c．傍分泌性調節

傍分泌物質は組織液中へ放出され，隣接細胞へ拡散して作用する．消化管系で重要な傍分泌物質は，胃壁細胞を刺激して胃酸を分泌させるヒスタミンと胃G細胞を刺激してガストリン分泌を抑制するソマトスタチンである．

傍分泌（paracrine secretion）
細胞間の情報伝達の一様式で，分泌細胞から放出された活性物質が，組織液を介して放出部位の近傍に拡散して他の細胞に効果を及ぼすものである．

9.2 消化器系の運動

食道以下の消化管の運動の基本的パターンは3種類に分けられる．すなわち**蠕動**（peristalsis），**分節運動**（segmentation），**振子運動**（pendular movement）である．蠕動は輪走筋と縦走筋の収縮により生じる輪状の収縮が，通常は口側から肛門側へ伝播するという極性を示し，内容物を前方に移動する運動である．しかし胃幽門洞部，十二指腸，回腸の盲腸への移行部である回盲部，上行結腸では，肛門側から口側へ向かう逆蠕動がみられる．分節運動は輪走筋が収縮することによって収縮輪が生じ，いくつかの分節ができる，次の瞬間に，この分節が二つに分かれ，その前後の隣接した分節の分断された部分と併合して新しい分節をつくる運動である．この運動は律動的に繰り返されることにより内容物が攪拌される．振子運動は縦走筋が収縮と弛緩を周期的に繰り返すことによって起こる運動であり，内容物を口側と肛門側の両側に往復運動させ攪拌する．この運動はヒトでは弱いが，草食動物では盛んである（図9.2）．

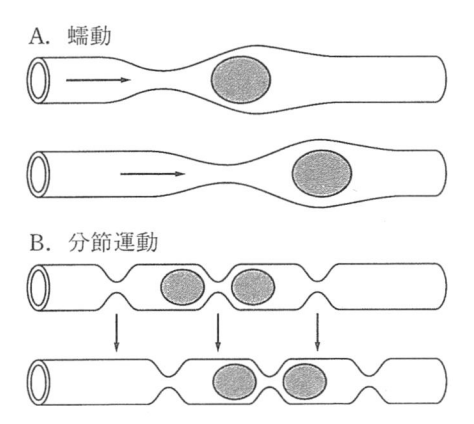

図9.2 消化管の基本的運動
●：食塊，A.蠕動：食塊を一方向へ推進する．B.分節運動：食塊を細かくして，同時に攪拌する．またわずかに推進する．

a．口腔と咽頭

口腔に取り入れられた固形食物は歯によって噛み砕かれ，唾液と混

合され，こね固められる．このときの臼歯の咬力は 120 kg にも及ぶほど強力である．この運動を**咀嚼**といい，機械的消化の過程である．このとき唾液の α-アミラーゼ（プチアリン）により糖質の化学的消化も進行する．咀嚼は随意運動であり，三叉神経によって支配される咬筋，側頭筋，外側および内側翼突筋の四つの咀嚼筋による．また顔面神経支配の頬筋，口輪筋と，舌下神経支配の舌筋の収縮により食塊を適当な位置に移動して咀嚼を助ける．流動性の食物は口腔内を陰圧にすることによって吸い込まれる．これを**吸引**という．

咀嚼によって形成された食塊や流動物は舌によって口腔後部へ送られ，口腔，咽頭，食道の協調運動により胃に運ばれる．この過程を**嚥下**（swallowing）という．次のような連続的な3相からなる．

第1相（随意相）：口腔から咽頭腔までの時期で，三叉神経および副神経による随意運動である．

第2相（咽頭相）：咽頭から食道までの時期をいう．食物が咽頭壁の圧受容器を刺激して，それが延髄の嚥下中枢を介して反射的に咽頭，喉頭の骨格筋を収縮させて，1) 軟口蓋を挙上し，口腔と鼻腔を遮断し鼻腔内に食物が入らないようにする，2) 喉頭を挙上し，喉頭の入口を舌根部に近づけ，喉頭蓋と喉頭内の声帯ヒダの上方にある前庭ヒダを近接して喉頭前庭を閉鎖して咽頭腔と気管側の連絡を遮断する，3) 舌根を挙上して咽頭腔と口腔の通路を閉じる．これらの三つの反射が同時に起こると咽頭の上部および中部収縮筋の収縮と輪状咽頭筋の弛緩が起こり，食物は残されたただ一つの通路である食道へ押しやられる（図9.3）．またこのとき呼吸運動が停止する嚥下性無呼吸が生じる．図9.3に呼吸時と嚥下時における咽頭，喉頭の状態を示す．

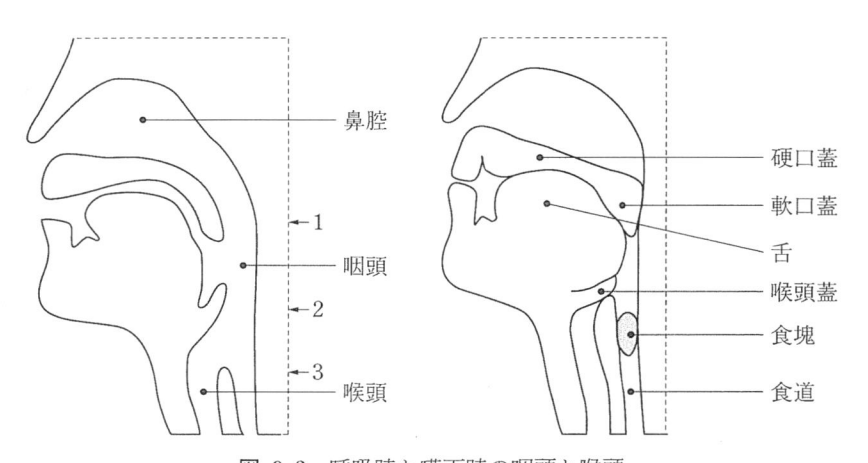

図 9.3 呼吸時と嚥下時の咽頭と喉頭
1, 2, 3 の矢印は咽頭筋の上部，中部，輪状の部位を示す（説明は本文参照）．

第3相（食道相）：食道口から胃の噴門までの食物の輸送の時期をいう．
　b．食　　道
　食道は咀嚼された食塊や液体を咽頭から胃に輸送する働きをもつ．この過程は嚥下の第3相にあたる．食道以下の消化管の運動は内層にある輪走筋と外層にある縦走筋による．胃にはさらに最内層に斜走筋がある．
　食塊が食道に入るためには上部食道括約筋部を通過しなければならない．この部は骨格筋からできており，通常は括約筋の弾性と神経性の緊張により閉じている．食塊により咽頭が刺激されると，反射的に迷走神経の抑制によって弛緩して食塊が通過する．ついで閉鎖して逆流を防ぐ．静止時食道内圧は胸腔内圧に平行しているので，吸気時は陰圧になっている．したがってこの部が閉鎖していることはまた吸気時空気の食道内侵入を防いでいる．立位では嚥下した液体は重力によって食道を容易に通過する．しかし半流動の食塊の通過は蠕動による．嚥下の咽頭相に続いて起こる蠕動は一次性蠕動と呼ばれる．また食塊によって食道が局所的に伸展されると，外来神経による反射によって口側に蠕動収縮が起こり，一次性蠕動と同じように肛門側に向かって伝播する．この蠕動は二次性蠕動と呼ばれる．一次性蠕動が不十分で食道内に残存した食塊や，胃から逆流したものを胃に運ぶのに役立っている．食道の蠕動は中枢性と末梢性の神経統合によって発現する．骨格筋からなる上部食道では蠕動の伝播に外来性神経支配が必要であり，両側の迷走神経を切断すると上部食道は麻痺する．平滑筋からなる下部食道では外来神経がなくても二次性蠕動が発現する．
　食道の下端には噴門括約筋，通常は緊張性の筋収縮によって閉じている．蠕動波がこの部に到達すると括約筋が迷走神経の抑制作用によって弛緩して食塊は胃に入る．この部の緊張は腹腔内圧，胃内圧，ガストリン，コリン作動性物質によって促進し，プロスタグランジンE_2，プロジェステロンによって低下する．妊娠後期にみられる胸やけはプロジェステロンの分泌が増えて，胃-食道逆流現象が起こることによる．
　c．胃
　胃の主要な機能は食物をある期間収容して，十二指腸へ少しずつ送り出すことにある．胃で食塊は胃液と混和して糜汁（糜粥，chyme）と呼ばれる半流動物になる．
　胃は運動を考えるときに近側部と遠側部の二つに区分する．近側の運動部位は胃底部と胃体部の口側1/3，遠側の運動部位は胃体部の残

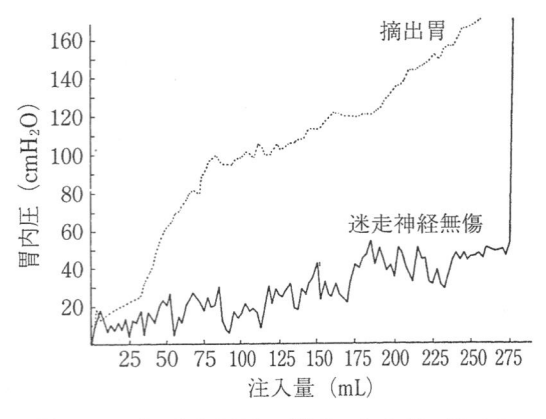

図 9.4 受け入れ弛緩の機序：ウサギの胃での実験（Grey, 1918）

りの2/3，幽門洞部，幽門，幽門括約筋（胃・十二指腸接合部）を含む．嚥下した食塊が胃に到達する前に，近側部は弛緩し，胃内圧を低下して食塊が胃に入るのを促進する．この現象を**受け入れ弛緩**（receptive relaxation）という（図9.4）．受け入れ弛緩は迷走神経切断によって消失することから，迷走神経を介する外反射によることがわかる．近側部はまた**張力緩和**（stress relaxation）を示し，食塊により胃の容積が増加しても胃内圧の上昇は小さい．これは消化管平滑筋の可塑性，すなわち順応性，修復性によるもので，平滑筋は伸展されても，その結果生じた張力は時間とともに減少するという平滑筋固有の機械的特性をもつ．

嚥下が終了すると近側部の持続的収縮によって生じた内圧上昇が胃内容物を遠側部へ送る．また液体や小さい固形物の胃からの排出にも働く．ついで胃遠側部に蠕動性収縮が起こる．蠕動性収縮は毎分3回の頻度で規則的に現れ，約1分で幽門部に達する．したがって胃では同時に三つの蠕動性収縮波がみられる．蠕動性収縮は通常胃体部に発生し肛門側へ進み，糜汁を胃・十二指腸接合部へ送る．体部では筋層が薄いので収縮は弱いが，幽門洞部では筋層が厚く収縮が強く速くなり，糜汁が少しずつ胃・十二指腸接合部を通過して十二指腸球部へ入る．このような幽門洞部収縮時に胃・十二指腸接合部が閉じて大部分の糜汁は胃体部に向かって押し返される現象がみられる．この二つの過程が反復する．その結果胃内容物が攪拌され，細かくされ排出されやすくなる．胃蠕動は，1) 胃内容物の伸展作用による中枢を介する迷走-迷走神経反射と局所性反射，2) これらの反射および食物（タンパク消化物，Ca^{2+}）の化学的刺激によるガストリン分泌によって刺激される．糜汁は液体および径が0.25 mm以下の固形物になって，

遠側部の蠕動波によって十二指腸に入る．このとき近側部の持続的収縮による胃内圧の増大も関与する．

胃内容物の排出速度：1) 液体は固形物より早く，また小さい固形物は大きいものより早い．2) 胃内容量が大きいほど早い．これは胃壁にある伸展受容体が刺激されて迷走-迷走神経反射により蠕動が亢進するためである．3) 排出速度は糖質，タンパク質，脂肪の順である．これは脂肪，とくに脂肪酸は十二指腸，空腸でGIP，CCKの分泌を刺激して，これらのホルモンが胃幽門洞に作用して蠕動を抑制することによる．4) 酸度の上昇は反射性に，浸透圧の上昇は十二指腸の浸透圧受容体の刺激を介して排出を遅らせる．3), 4) の因子は十二指腸，空腸からのホルモン性刺激，または神経性反射によって抑制的に作用するもので，腸・胃抑制反射という．この排出速度の調節により，小腸での内容物が胆汁，膵液とよく混和して消化を促進する．

空腹期の胃の収縮様式：空腹期に消化間期伝播性収縮が胃，小腸でみられ，主に蠕動様運動である．この収縮は90～120分続く．胃から回腸まで約1時間半を要して伝播し，胃では排出後に残った1～2.5 mmの不消化固形物を除く清掃の役割を，また小腸では粘液，脱落上皮細胞，細菌を押し出して，清掃の役割を果たし，また細菌の過剰繁殖を防いでいる．この収縮の誘発にはモチリンが働いている．胃運動の異常は**嘔吐**（vomiting）を招く．

d．小　　腸

小腸はほとんどの栄養素の消化と吸収の主要部位である．効率よく消化と吸収を行うために糜汁が消化液とよく混和され移送されなければならない．収縮の最初の刺激は放射状の伸展である．腸管が刺激を受けると口側の興奮・収縮が起こり，肛門側では抑制・弛緩が起こる．この現象は**ベイリス-スターリング**（Bayliss-Starling）**の腸管の法則**と呼ばれる．この一連の反射は蠕動であり，外来神経に無関係で内在神経叢を反射中枢として生じるので，腸内反射または腸筋反射という．

小腸の運動の種類：小腸の収縮活動は一時にわずか数cmで生起する局所的な現象である．分節運動は糜汁を多くの分節に分けることで消化液と混和する．この運動は小腸全長にわたって反復するが，近位側での頻度が遠位側より高いので，内容物を肛門側へ移送するのにも役立つ．蠕動はどの部位にも起こるが，通常は短い区域を1～2 cm/分のゆっくりした速度で伝播する．しかし腸粘膜が異常な刺激を受けると10 cm/秒の速度で急速に伝播し，数分以内で小腸の全長にわたって内容物を通過させてしまう．この蠕動を**蠕動突進**という．蠕動は

嘔吐
嘔吐は胃・十二指腸内容物を急速に口外に排出する反射性運動である．通常悪心，唾液分泌の促進，空嘔吐が先行する．空嘔吐時には内容物が弛緩した胃体部に押し出される．ついで咽頭が閉鎖して深い吸気が生じ食道内圧が下がる．腹筋が収縮して腹腔内圧が上昇し胃の内圧が上昇し，食道との圧差によって胃内容物が食道に押し出される．しかし腹筋が弛緩し，食道の内容物は胃に逆流する．嘔吐は空嘔吐と同じであるが，腹筋の収縮がさらに強くなり，咽頭と舌骨が前方に引っ張られ上部食道括約筋の緊張が低下し，胃と食道内容物が口腔を経て排出される．
嘔吐は咽頭腔，舌根，

胃，十二指腸のような上部消化管が過度に刺激されると起こる．さらに消化管の他に子宮，膀胱などの腹腔内器官，迷路，眼球，心臓などが，機械的，化学的な刺激を受けても嘔吐が発生する．これらの部位からのインパルスが延髄にある嘔吐中枢に伝わり起こるのが末梢性嘔吐であるが，またこの嘔吐中枢が高位中枢からの刺激を受けて起こる中枢性嘔吐がある．

糜汁の消化・吸収を促進するように働く．また，回腸終末部で**逆蠕動**がみられ，糜汁が十分攪拌される．

空腹期にはすでに述べた消化間期伝播性収縮がみられ，食物残渣や粘液を押し出し，腸管の清掃人の役を果たす．

小腸運動の調節：筋原性の自発性活動を中心として神経性および液性の二つの調節因子の緊密な連携によって調節されている（9.1 節を参照）．小腸運動の発現は完全な内在神経系を必要とする．副交感神経系，セロトニン，ガストリン，CCK，モチリンが促進的に，交感神経系，アドレナリン，セクレチン，グルカゴンは抑制的に作用する．小腸の一部が過度に伸展すると他の部位の運動が抑制され弛緩する．この**腸腸反射**は外来性神経による．

回盲部の運動：回腸と盲腸の接合部は約 4 cm にわたって輪走筋が肥厚して回盲括約部を形成している．平常この部位は緊張性収縮の状態にあり，糜汁が盲腸に流入するのを抑えている．また，この括約部の末端が盲腸壁に楔状に突出して回盲弁を形成する．これらの仕組みにより回腸の内容物が回腸に長く残留し，さらにいったん盲腸に移送された内容物が回腸に逆流するのを防ぐ．食事をすると，回腸の運動が亢進して括約部が弛緩し，回腸の糜汁が盲腸へ移送される．これは**胃回腸反射**と呼ばれ，迷走神経反射であり，ガストリンが回腸の運動を強め，回盲括約部を弛緩させることも関係する．

e．大腸の運動

結腸の運動：結腸は 1 日に 0.5〜1.0 L の糜汁を受け取る．大腸では残存液と電解質が吸収され，糞便の形成と滞留が行われる．糜汁は結腸を非常にゆっくりと，種々のタイプの収縮によって移送されるが，主な収縮は分節型であり，結腸内容物を混和する．収縮の頻度は近側部より中央部で多くなり，結腸における糜汁の輸送は遅くなって糞便が急速に直腸に移送されないようになっている．ついで周期的に分節運動が停止して，強い蠕動により内容物を 1 分節から次の肛門側の分節へ押し出す．これを特に**総蠕動**（mass peristalsis）という．総蠕動は 1 日 1〜3 回，通常は食事中あるいは食後間もなく発現する．食事摂取による総蠕動の刺激は**胃結腸反射**（胃大腸反射）と呼ばれ，ガストリンと迷走神経によって誘発されている．

結腸では内在腸神経叢の主な機能は収縮の抑制にある．したがって先天的に腸神経叢の欠落している**ヒルシュスプルング**（Hirschsprung）**病**では，腸神経叢欠落部位の緊張性収縮，便秘，収縮部位より近位側の弛緩（巨大結腸）を起こす．

近位側結腸，特に上行結腸では盲腸に向かう逆蠕動が普通に起こ

る．その結果，糜汁が近位結腸内に留められ塩類と水の吸収が進行する．

直腸の運動と排便：直腸は平常，糞便はわずかしか含んでおらず，分節的収縮によって結腸からの内容物の侵入を遅らせている．時々，とくに食後に総蠕動が結腸の内容物を直腸に移送する．その結果直腸壁が伸展すると直腸括約筋反射が起こり，内肛門括約筋が弛緩して糞便の排出，排便が起こる．同時に便意を催す．状況が排便に適切でないときは，外肛門括約筋が随意的に収縮して糞便の排出が抑えられる排便制止が起こる．便意は次の総蠕動がさらに直腸壁を伸展するまで抑制される．排便動作は一部不随意的であり，一部随意的である．不随意的動作は仙髄にある排便中枢を介するもので遠位結腸の収縮と内肛門括約筋の弛緩による．随意的動作は外肛門括約筋の弛緩と腹腔内圧を高める腹筋の収縮による．

9.3 消化液の分泌

消化管および付属分泌腺の外分泌腺から消化に必要な液体と酵素などの物質が消化液として分泌されている．それらは唾液，胃液，膵液，胆汁，腸液であり，1日に7〜10Lにも及ぶ．分泌の調節は神経とホルモンによるが，唾液腺は神経による調節のみである．

a. 唾　液（saliva）

咀嚼によって主に3対の唾液腺（耳下腺，顎下腺，舌下腺）から唾液の分泌が刺激される．1日の平均分泌量は1〜2Lである．

（1）唾液の組成　　唾液は普通は血漿レベルより高いHCO_3^-によ

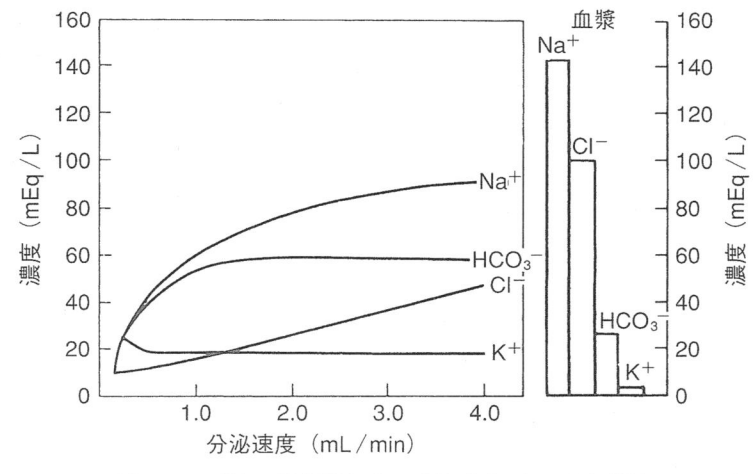

図 9.5　唾液の電解質組成と分泌速度（ヒト耳下腺）
（Thaysen et al., 1954）

ってアルカリ性である．HCO_3^- は口腔内細菌によって産生される酸を中和して虫歯を予防するのに役立つ．また血漿より K^+ レベルは高く，Na^+，Cl^- は低いが，唾液の分泌速度が上昇すると血漿値に近づく（図9.5）．

酵素として α-アミラーゼのプチアリンを含む．多糖類のデンプン，グリコーゲンをマルトース（2糖類），マルトリオース（3糖類），α-限界デキストリンまで分解する．また，**リゾチーム，ラクトフェリン，IgA** を含み，口腔内細菌の繁殖を防ぐ．

糖タンパク質の一種である**ムチン**（mucin）が主に顎下腺および舌下腺から分泌される．ムチンは食塊および粘膜の表面を滑らかにし，食塊の通過，咀嚼運動，発声を円滑に行わせ，また粘膜を保護する．

（2）唾液の分泌調節 もっぱら神経性調節による．交感神経と副交感神経がともに唾液分泌を刺激するが，副交感神経の刺激がより大量の粘稠性の低い唾液を分泌する．副交感神経から放出されるアセチルコリンは唾液量と HCO_3^- 濃度を増加し，同時に唾液腺の酸素消費量を増加する．副交感神経刺激で起こる血管拡張による血流量の増加はアセチルコリンと同時に副交感神経線維から放出される VIP による．副交感神経刺激はまた，唾液腺房の筋上皮細胞を収縮させ，唾液の導管から口腔内への移送を促進する．

唾液分泌は口腔内に摂取された食物の味覚（とくに酸味），嗅覚，および口腔の機械的刺激によって無条件反射的に，また音，光，記憶などによる**条件反射**によって起こる．

b．胃　液

分泌腺の構造から胃粘膜は三つの部分に分けられる．下部食道括約筋のすぐ下は噴門腺領域で，残りの胃粘膜は胃切痕より上にある胃底部と胃体部の胃底腺（胃酸分泌腺）領域と胃切痕より下の幽門腺領域である．噴門腺には副細胞があり，粘液を分泌する．胃底腺には副細胞，壁細胞，主細胞があり，副細胞からは粘液，壁細胞からは塩酸と内因子，主細胞からはペプシノーゲンが分泌される．幽門腺領域では壁細胞と主細胞は少なく，副細胞が多い．この部分にはガストリンを分泌するG細胞が豊富にある．

（1）胃液の組成（図9.6）　1日の胃液分泌量は 1〜2L である．重要な成分は H^+，ペプシン，内因子である．

塩酸（HCl）：壁細胞から能動的に分泌される（図9.7）．血液および細胞の代謝からの CO_2 は水と反応して H_2CO_3 を生成する．この反応は炭酸脱水酵素によって触媒される．H^+ は主に血液から，一部が $H_2CO_3 \rightarrow HCO_3^- + H^+$ から供給される．生成された H^+ は壁細胞の

リゾチーム（lysozyme）
溶菌酵素で唾液以外にも，鼻汁，涙などに広く分布している．細菌細胞壁のムコペプチドを加水分解するグリコシダーゼである．

ラクトフェリン（lactoferrin）
好中球，乳汁，涙，唾液，胆汁などに存在する鉄結合タンパク質．鉄イオンを奪うことによって抗菌作用を発揮する．

IgA
免疫抗体グロブリンクラスの一つ．血清中に存在する血清型と外分泌液中（涙，唾液，気道粘液，腸管粘液，母乳など）に分泌される分泌型がある．分泌型は局所における生体防御（細菌毒素やウイルスに対する中和作用など）の中心的役割を担っている．母乳中に分泌されたものは，新生児腸管の感染予防に寄与している．

条件反射（conditioned reflex）
ある反射をもたらす刺激（無条件刺激）と，その反射とまったく無関係な刺激を，無条件刺激の前に与えることを繰り返し行うと，無関係であった刺激だけでその反射を起こすようになる現象．食餌刺激によってイヌが唾液分泌反射を起こすが，これは生得的な反射で無条件反射といい，その刺激は無条件刺激と呼ぶ．唾液分泌と無関係な音刺激を食餌刺激の直前に与えることを繰り返すと，音刺激だけで唾液分泌反射が起こるようになる．この反射は生得的なものでなく，一定の条件下で後天的に形成された反射なので条件反射と呼ばれる．

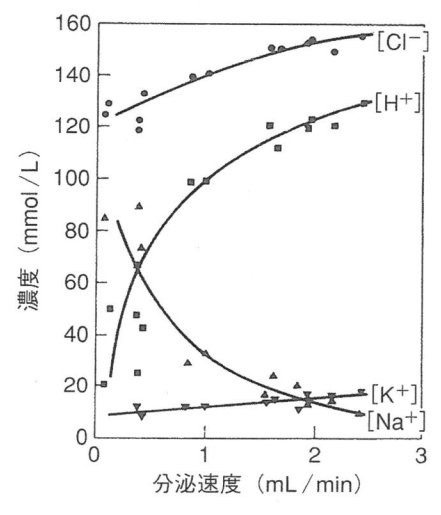

図 9.6 胃液のイオン組成と分泌速度（ヒト）(Davenport, 1977)

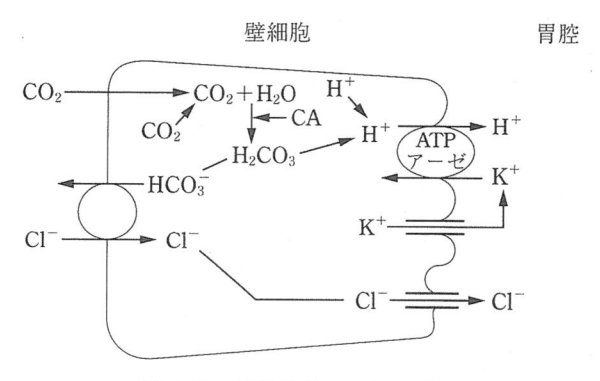

図 9.7 胃酸分泌のメカニズム
CA：炭酸脱水酵素

管腔側膜に H^+-K^+ ATP アーゼがあり，K^+ と交換に分泌細管へ能動的に放出される．したがってこの酵素の阻害剤アセタゾラマイドは胃酸分泌を抑制する．HCO_3^- は Cl^- と交換に血中に入る．この交換によって細胞内に Cl^- が蓄積し，受動的に分泌細管へ放出される．分泌細管で生成された HCl は胃腔内に分泌され，1 以下の pH を形成する．酸はタンパク質を消化しやすいように変性し，殺菌に働き，ペプシン生成の至適環境を形成する．

ペプシノーゲン：酵素原（チモーゲン）であり，主細胞から**エクソサイトーシス**（exocytosis）によって胃腔に分泌され，HCl の存在下で活性型のペプシンに変換される．ペプシンは至適 pH 2.0 のタンパク分解酵素である

内因子：壁細胞から分泌されるビタミン B_{12} の吸収に必須の糖タンパク質であり，HCl と並行的に分泌される．

粘　液：粘液細胞から分泌される溶解性粘液と表層上皮細胞から分泌される不溶解性粘液がある．前者は糜汁と混合して表面を滑らかにする．後者はゲル状のアルカリ性粘液であり，胃の粘膜を覆って，食塊の機械的および化学的刺激から胃粘膜を保護する．また HCl やペプシンによる粘膜の化学的損傷を防ぐ．

（2）胃液の分泌調節

胃　酸：幽門腺領域の G 細胞から分泌されるガストリンと迷走神経終末および腸神経叢から放出されるアセチルコリンが壁細胞から HCl の分泌を刺激する．また胃の肥満細胞から傍分泌されるヒスタミンが壁細胞からの HCl の分泌を刺激するし，さらにガストリンと

エクソサイトーシス
開口分泌．分泌様式の一つで，分泌物質が分泌顆粒として細胞内から細胞外へ放出される現象．分泌顆粒の膜と細胞膜が融合し，その一部が開口して，その部位から分泌物が細胞外へ放出される．

アセチルコリンの HCl 分泌作用を促進する．胃酸分泌の調節は脳相，胃相，腸相の 3 相に分けられる．

1) 脳　相：食事による味覚，嗅覚，機械的刺激（咀嚼，嚥下）による無条件刺激，また食事に関する視覚や聴覚を介する条件刺激によって起こる胃酸分泌である．これらの刺激は迷走神経を介する反射によって壁細胞にアセチルコリンを作用させ胃酸分泌を刺激する．さらにアセチルコリンは G 細胞からのガストリン分泌を促進して胃酸分泌を刺激する．迷走神経を切除すると脳相による胃酸分泌は消失する．全分泌量の 10〜20％を占める．食欲の程度，食物の好き嫌い，感情状態によって大きく左右される．

2) 胃　相：食塊によって胃が伸展されると迷走-迷走神経反射と内在神経による局所反射がアセチルコリンとガストリンの分泌亢進を介して壁細胞から胃酸の分泌を刺激する．さらに食物の成分（タンパクの消化産物であるアミノ酸，ペプチドや Ca^{2+}）がガストリンの分泌を促進する．またカフェインは直接壁細胞を刺激する．胃酸が分泌されて胃内の pH が 2 以下になるとガストリンの分泌は抑制される．全分泌量の約 80％を占める．このガストリン分泌の抑制は傍分泌されるソマトスタチンによる．

3) 腸　相：糜汁が十二指腸に入ると胃酸の分泌が刺激あるいは抑制される．伸展刺激がエンテロオキシンチンというホルモンを分泌して胃酸分泌を刺激する．また血中アミノ酸レベルの上昇が胃酸の分泌を刺激する．さらにタンパク消化産物が腸ガストリンの分泌を起こして胃酸の分泌を刺激する．全分泌量の 10％程度にすぎない．

脂肪酸，高浸透圧液は胃酸の分泌を抑制する．この抑制の一部は神経反射によるが，エンテロガストロンと呼ばれるホルモン分泌を介している．エンテロガストロンは複数のホルモンの総称であり，既知のものとしてはセクレチン，CCK，GIP がある．

(3) 胃粘膜バリアー　　胃液には高濃度の HCl があるので，胃粘膜はこの強酸に損傷されない性質をもつ．この性質を胃粘膜バリアーという．主に胃粘膜上皮の旺盛な増殖による修復機能と，粘液と HCO_3^- 分泌による防御機能からなる．胃粘膜上皮細胞は胃底腺の副細胞が増殖，分化して移行したものであり，その過程は迅速で，障害を受けて脱落した細胞は速やかに正常な細胞によって置き換えられる．生理的にも 50×10^4/分の細胞が剝離して，3 日に 1 回の割合で新しい細胞に張り替えられている．この特性により著しい障害でも数時間から数日で修復される．

胃粘膜上皮細胞は HCO_3^- と不溶解性粘液を分泌する．このアルカ

リ性のゲル状粘液が胃粘膜表面を覆って非攪拌相を形成して粘膜表面のpHをほぼ中性に保つ．

　プロスタグランジンE_1，E_2は粘液とHCO_3^-の分泌を促進してこのバリアーを強化する．また胃粘膜血管を拡張して血流量を増加させ粘膜内に拡散したH^+を運び去ることにより粘膜上皮を防御する．血管拡張の因子として内皮由来弛緩因子・一酸化窒素（NO）の関与が示されている．

c．膵液の分泌

　膵液は2種類の分泌液からなる．導管細胞から分泌される高濃度のHCO_3^-と低濃度のCl^-を含むアルカリ性の分泌液と腺房細胞から分泌される消化酵素を含む分泌液である．1日の分泌量は約1Lである．膵液のpHは7.5〜8.0である．

（1）膵液の組成

　1）電解質：膵液が導管を通る間に電解質濃度が分泌速度によって変わる（図9.8）．分泌速度が増すとHCO_3^-濃度は増加し，Cl^-濃度は減少する．両者の和はほぼ一定に保たれる．Na^+濃度とK^+濃度は血漿とほぼ同じで分泌速度によって変化しない．

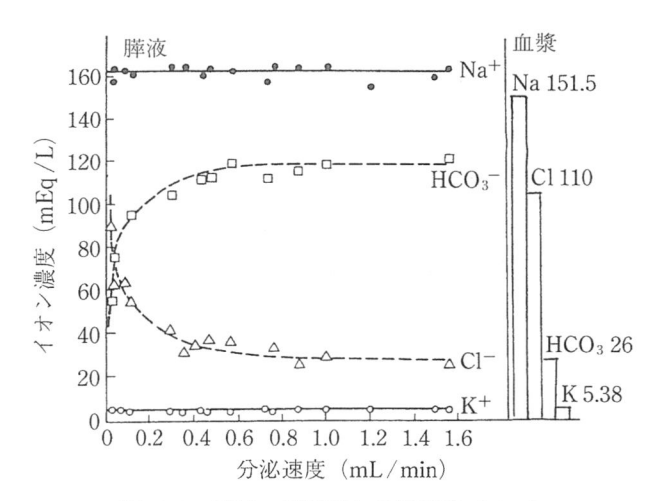

図9.8　膵液の電解質と分泌速度（イヌ）
（Bro-Rasmussen et al., 1956）
分泌刺激はセクレチン．

　2）消化酵素：三大栄養素および核酸の分解酵素を含む最も強力な消化酵素である．

　① タンパク分解酵素：酵素原である不活性型のトリプシノーゲン，キモトリプシノーゲン，プロカルボキシペプチダーゼ，プロエラスターゼとして分泌される．これらの酵素原は十二指腸の膜酵素・エンテロキナーゼ（エンテロペプチダーゼ）によって活性化されて，それ

それトリプシン，キモトリプシン，カルボキシペプチダーゼ，エラスターゼになる．これらの酵素によってタンパク質はペプチドの段階まで分解される．トリプシンはまた自己触媒的にトリプシノーゲンをトリプシンに変換する．さらにトリプシンはその他のタンパク分解酵素原に作用して活性酵素に変換する（図9.9）．

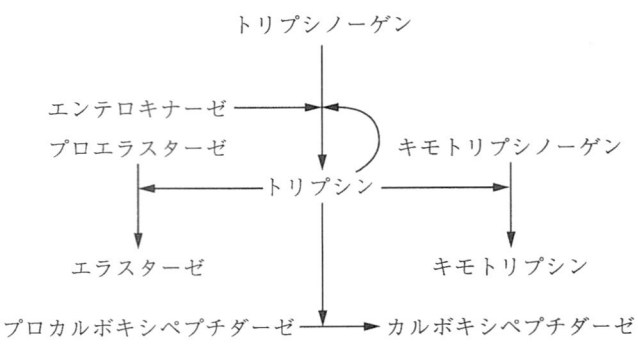

図 9.9 膵タンパク分解酵素の活性化機構

② 糖質分解酵素：唾液のものと同類の α-アミラーゼで，アミロプシンと呼ばれる．デンプンをマルトース（二糖類），トリオース（三糖類），α-限界デキストリンに分解する．

③ 脂肪分解酵素：膵液には数種の脂肪分解酵素が含まれているが，主なものは中性脂肪のトリグリセリドを分解する膵リパーゼ（ステアプシン）である．やはり膵臓から分泌されるコリパーゼは小腸内でリパーゼの作用を促進するように働く．トリグリセリド分子は3価のアルコール・グリセロールに3個の脂肪酸がエステル結合したものであるが，リパーゼはまず1と1'の位置にあるエステル結合（第1エステル結合）を特異的に切断して二つの脂肪酸と一つの2-モノグリセリドにする．その後2の位置のエステル結合の第1エステル結合への異性化が起こり，完全に分解される（図9.10）．しかし異性化の反応

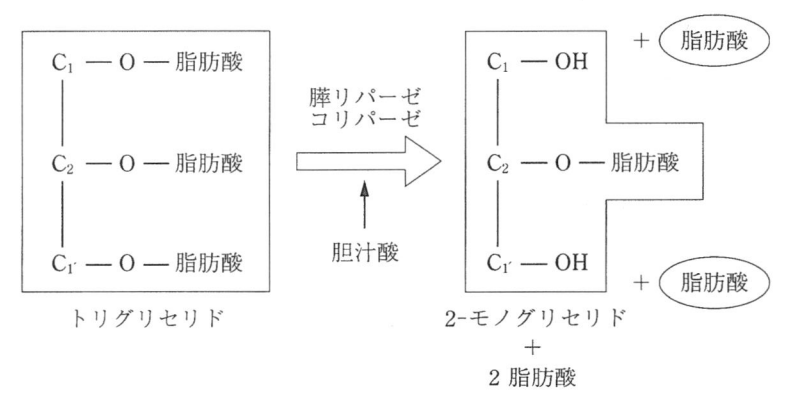

図 9.10 トリグリセリドの消化管内消化

は比較的遅いためグリセロールと脂肪酸にまで完全に分解されるのは25％以下である．

　ホスホリパーゼ A_2 はリン脂質を加水分解して脂肪酸とリゾリン脂質にする．コレステロールエステラーゼはコレステロールエステルをコレステロールと脂肪酸に分解する．

　④ 核酸分解酵素：リボヌクレアーゼ，デオキシリボヌクレアーゼはそれぞれ RNA, DNA を分解してそれぞれのヌクレオチドにする．

（2）膵液の分泌調節

　1）脳相および胃相：胃酸分泌の場合と同様に迷走-迷走神経反射と胃で分泌されたガストリンによって酵素量の多い膵液が分泌される．

　2）腸　相：腸に食塊が入ると膵液の分泌が著しく高まり，全分泌量の70～80％がこの腸相に由来する．酸性の糜汁が十二指腸と空腸上部に入るとこれらの部位の粘膜にある S 細胞からセクレチンを分泌させる．セクレチンは膵臓の導管上皮細胞から HCO_3^-, Na^+ の豊富な多量の水様成分を分泌させる．HCO_3^- は胃酸を中和して，膵酵素のための至適 pH を形成する．脂肪とタンパク質の消化産物は十二指腸と上部空腸の I 細胞を刺激して CCK を分泌させる．CCK は膵腺房細胞を直接刺激して，腺房細胞の酵素原を分泌させる．またセクレチンと CCK はお互いの作用を増強するように働く．

　十二指腸内に糜汁が存在することによる膵液の迅速な分泌反応は腸-膵臓間の迷走-迷走神経反射も関係している．迷走神経切断によってこの反応は1/2以下に減少する．

d．腸液の分泌

　小腸および大腸は粘液，電解質，水を含む1日約3,000 mL の腸液を分泌する．腸液には消化酵素は含まれていないが，腸管内の食物の溶解，分散のための液体，すなわち媒質として働き，小腸では消化酵素，胆汁酸の作用や，栄養素の吸収を起こりやすくし，大腸では食物や糞便の円滑な移動を助けている．

　腸液分泌の調節：腸粘膜の機械的刺激，セクレチン，迷走神経刺激によって分泌が刺激される．コレラ菌毒素はとくに空腸の分泌細胞を直接刺激して電解質液の分泌速度を著しく増加させ，吸収を抑制して**分泌性下痢**を起こす．大腸液の分泌量は小腸に比べて少ないが，粘液の量は多く，また K^+ が多い．

e．胆汁の分泌

　胆汁は常時肝細胞で産生されて毛細胆管，胆細管，肝管，総肝管を流れ，胆嚢内へ入り，ここで水と電解質が吸収され，胆汁の成分は5～20倍に濃縮される．この変化を受けた胆汁を胆嚢胆汁という．胆

下痢（diarrhea）
柔らかい無定形の糞便が頻繁に通過排出されるもので，1日500 mL 以上に及ぶものである．下痢は結腸へ送られる液量が結腸の吸収能を超えるか，あるいは結腸の吸収

能が低下したときに起こる．次の3種類に分けられる．

1）浸透性下痢：浸透活性物質が消化管内に貯留するときに起こる．小腸内にそのような物質があると，等張性を維持するために水も貯留される．したがって結腸への液量が吸収能を超える．原因としては吸収しにくい硫酸マグネシウムのような物質を摂取すること，先天性に輸送系が欠如していることによる吸収不全（グルコース-ガラクトース吸収不全症），消化不良による二次的吸収不全（低ラクターゼ活性によるラクトース不耐性）がある．

2）分泌性下痢：能動的な水，電解質の分泌障害（分泌増加）による．分泌部位より下部の消化管の吸収能が凌駕されるとこの下痢を起こす．消化管の細菌感染によって発現する．とくにコレラ菌感染は悪性の分泌性下痢を生じる．コレラ菌毒素のサブユニットは上皮細胞内に入り，アデニル酸シクラーゼを活性化しcAMP濃度が上昇する．cAMPはNaClの吸収を抑制し，水，電解質の分泌を刺激する．その結果1日当たり最大10Lに及ぶ著明な下痢を起こす．放置すると脱水により死亡する．このときNaと共輸送される有機溶質の吸収は障害されていないので，グルコース液やアミノ酸を含むスープなどの形で水，電解質を与えることが脱水の治療に役立つ．胆汁酸と脂肪の吸収障害があると，結腸内細菌によるこれらの物質の代謝産物が吸収を抑制，水，電解質の分泌を刺激して下痢を起こ

囊胆汁は食後総胆管を経て十二指腸乳頭（ファーター乳頭）部に流出する．肝臓で産生された胆汁（肝臓胆汁）の約25％は胆囊内に入らず，直接総胆管から十二指腸へ排出される．消化酵素は含んでいないが，脂肪の消化，吸収にとって必要である．

（1）胆汁の成分と作用　一日の分泌量は約600 mLであり，アルカリ性でpHは約8.0である．胆汁には胆汁酸，リン脂質，コレステロール，胆汁色素（ビリルビン），電解質が含まれている（表9.2）．

表9.2　胆汁の成分

	肝臓胆汁	胆囊胆汁
比重	1.008〜1.016	1.008〜1.059
pH	5.7〜8.6	6.1〜8.6
水分	97〜98％	84％
胆汁酸（mmol/L）	3.0〜45.0	150〜210
リン脂質（mmol/L）	2.1〜4.6	5.2
コレステロール（mmol/L）	2.5〜4.5	2.6〜23.0
ビリルビン（mmol/L）	0.2〜1.2	0.8〜17.0
タンパク（mg/100 mL）	180	450
Na^+（mmol/L）	146〜165	330
K^+（mmol/L）	2.7〜4.9	6〜10
Ca^{2+}（mmol/L）	5.0〜9.6	50〜56
Mg^{2+}（mmol/L）	2.8〜6.0	—
Cl^-（mmol/L）	88〜115	16〜19
HCO_3^-（mmol/L）	27〜55	8〜12
pH	7.8〜8.6	7.0〜7.4
浸透圧（mOsmol）	285	285

1）胆汁酸：固形成分の約50％を占める．肝細胞でコレステロールから生成される．コール酸，キノデオキシコール酸，デオキシコール酸，リトコール酸の4種がある．これらの胆汁酸のほとんどはアミノ酸のタウリン，グリシンと結合して分泌される．前の二つは肝臓で産生された一次胆汁酸で，後の二つはそれぞれ腸内細菌によって変化した二次胆汁酸である．胆汁酸は表面活性物質として脂肪を乳化してリパーゼの作用を助けると同時に，胆汁酸は集合して水溶性の高分子集合体のミセルを形成して脂肪酸，モノグリセリドを取り込み溶解して，これらの吸収に働く．またミセルは胆汁中のコレステロールを取り込み溶解して胆石の形成を防ぐ．

2）リン脂質：固形成分中2番目に多く，主なものはレシチンである．胆汁酸存在下でミセル形成に参加する．

3）コレステロール：胆汁はコレステロール排泄の唯一の経路である．胆汁酸はミセルの一部としてコレステロールを溶解する．コレステロール濃度が胆汁酸-レシチン-コレステロールによるミセル形成能

を越えるとコレステロールが析出してコレステロール胆石を形成する．

4）電解質と水：無機電解質および水は肝細胞と胆細管上皮細胞から分泌される．無機電解質として主なものは Na^+, K^+, Ca^{2+}, Cl^-, HCO_3^- である．細胆管から分泌されるものは HCO_3^- 濃度が高い．

5）胆汁色素（ビリルビン）：胆汁の黄色はこの色素による．ヘモグロビンの代謝産物で，排泄されないと黄疸と中枢神経の障害を起こす．肝細胞は血漿からビリルビンを抽出して，グルクロン酸と抱合して水溶性にして，能動輸送により胆汁中へ排泄する．抱合されていないビリルビンは胆汁へ排出されない．ビリルビンは十二指腸に出た後，腸内細菌によって還元されてウロビリノーゲンとなり，糞便中に排出されてステルコビリノーゲン，ステルコビリンとなる．糞便の黄褐色調はステルコビリンによる．ウロビリノーゲンの一部は小腸末端部および結腸で吸収されて，一部は肝細胞に摂取され，ビリルビンとなって胆汁中へ排出され，一部は腎臓から尿中へ排泄される．またウロビリノーゲンは糞尿中で空気酸化されてウロビリンになる．尿の黄色はウロビリノーゲン，ウロビリンなどによる．肝機能障害があってウロビリノーゲン摂取が不十分な場合は尿中ウロビリノーゲン量が増加する．

（2）胆汁排出の調節　空腹時，十二指腸乳頭部の開口部にあるオッディ括約筋は閉鎖しており，胆汁は胆嚢に入り，貯留濃縮される．Na^+ は能動的に再吸収され，それに伴い Cl^- と HCO_3^- は受動的に吸収され，水は浸透勾配に従って再吸収される．脂肪に富んだ食事が上部小腸に入ると，その消化産物，とくに脂肪酸が CCK の放出を促す．CCK はオッディ括約筋を弛緩し，胆嚢を収縮する．その結果胆嚢内の胆汁は徐々に小腸内へ排出される．

（3）腸肝循環　胆汁成分の一部は腸管で吸収され，肝臓に戻って再び胆汁成分として分泌される．この現象を腸肝循環という．重要なのは胆汁酸の腸肝循環である．図 9.11 にその要点を示す．胆汁酸は主として回腸末端部で能動的に吸収されるが，少量は吸収されずに排泄される．吸収された胆汁酸は活発に肝臓に取り込まれ，消化が続いているとただちに再分泌される．通常全胆汁酸（平均約 4 g）が一回の食事に対して 2 回循環する．肝臓に貯蔵されている胆汁酸の 10〜20 ％が毎日排泄され，新しい胆汁酸が合成補充される．

（4）胆汁分泌の調節　腸肝循環によって肝臓に戻った胆汁酸は新しい胆汁酸の合成は抑制するが，胆汁の分泌刺激作用をもっている．この作用による胆汁分泌は胆汁酸依存性胆汁といい，肝細胞由来の胆

3）浸出性下痢：小腸や結腸粘膜の広範な器質性障害の結果，吸収が障害され，血漿タンパク質，白血球，粘液，血液が管腔に浸出するものである．しばしば少量の糞便が排出されるのが特徴である．炎症性腸疾患（潰瘍性結腸炎，クローン病），原虫の粘膜侵入（赤痢アメーバ），細菌感染（シゲラ，サルモネラ）などでみられる．

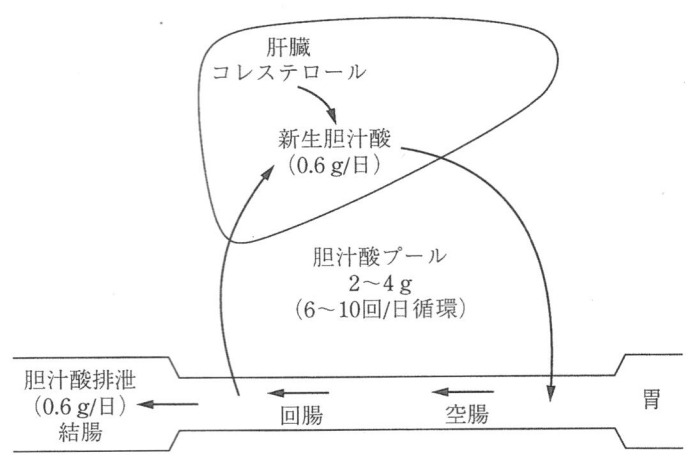

図 9.11 胆汁酸の腸肝循環

汁の約 1/2 を占める．胆汁酸によらない肝細胞由来の胆汁を胆汁酸非依存性胆汁という．HCO_3^- 濃度の高い胆細管由来の胆汁分泌はセクレチンによる．

9.4 消化と吸収の過程

1) **機械的消化**：すでに述べた口腔の咀嚼による食物の粉砕過程である．

2) **化学的消化**（中間消化と最終消化）：食物の高分子化合物を消化管（小腸）から吸収できるような低分子化合物に加水分解する過程をいう．これを二つの段階に分けることができる．第1段階は消化管内に分泌された消化酵素によって，管内で消化する過程で**管内消化**，あるいは消化がまだ不完全であるので**中間消化**と呼ぶ．第2段階は中間消化産物を小腸粘膜上皮細胞から吸収できる最終消化産物まで加水分解する過程であり，消化の最終段階であることから**最終消化**と呼ぶ．糖質，タンパク質の最終消化は粘膜上皮細胞刷子縁膜にある膜酵素によって行われるので，**膜消化**あるいは**接触消化**と呼ばれる．またタンパク質の場合はジペプチド，トリペプチドのままで上皮細胞内に輸送され，細胞内でペプチダーゼによってアミノ酸に加水分解される．このような消化を**細胞内消化**という．つまりタンパク質では，終末消化＝膜消化＋細胞内消化ということになる．

消化過程がこのように2段階になっていることで，腸内細菌の到達できない刷子縁膜の微絨毛の間あるいは細胞内で最終消化を行い，腸内細菌に栄養素を利用されることなく効率的に吸収することになる．

小腸の構造-機能連関：消化吸収の効率を高くするのに適した構造

をもっている。

1) 小腸粘膜表面積：生体内での小腸は全長 2.5～3.0 m（死後は 7 m 位になる）で，直径約 4 cm であるから，漿膜側の面積は 3,100～3,800 cm² となるが，粘膜側には多数の輪状ヒダがあり，さらにその上に無数の小腸絨毛があり，さらにその粘膜上皮細胞の管腔に面した側は刷子縁と呼ばれる微絨毛構造をつくっている。このような特徴的構造によりその表面積は漿膜側の面積，すなわち小腸が単なる円筒としての面積の約 600 倍，2,000,000 cm²（200 m²）となる（図 9.12）。これはテニスコート一面の面積（196 m²）に匹敵する。この特徴的構造によって消化吸収の機会が著しく増大することになる。

2) 小腸絨毛構造：小腸絨毛には粘膜上皮細胞の直下に豊富な毛細血管網があり，かつ絨毛内毛細血管の内皮細胞には窓構造がみられ，一般的な毛細血管より物質透過性が高く，単糖類，アミノ酸を受け入れる。また絨毛内には中心リンパ管があり，脂肪吸収時のキロミクロンのような大きな粒子を受け入れる（図 9.13）。

3) 吸収部位：糖質，タンパク質の吸収は小腸の全長にわたって行われる。脂肪は上部小腸，胆汁酸，ビタミン B_{12} などは下部小腸で主に吸収される。粘膜上皮細胞への能動輸送系は絨毛先端部にある。粘膜上皮細胞から毛細血管，中心リンパ管への移動は上皮細胞側底膜を介して行われる。

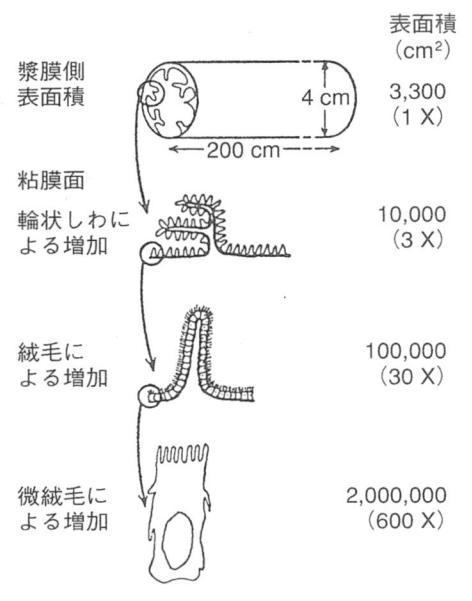

図 9.12　小腸粘膜の表面積
×：漿膜側の面積を 1 としたときの倍率
（Wilson, 1962）

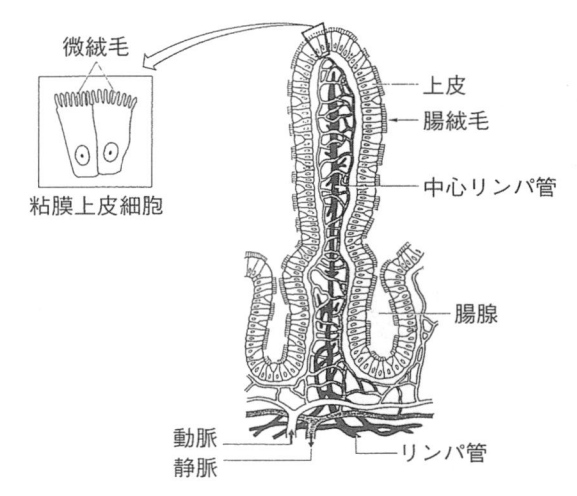

図 9.13　小腸絨毛の構造（伊藤，1992）

4）吸収機構：粘膜上皮細胞へ栄養素が吸収される機構は受動輸送と能動輸送がある．受動輸送は濃度勾配による拡散現象であり，脂溶性の高い物質が膜内に溶け込み膜内の濃度勾配に従って拡散する単純拡散（脂肪酸，脂溶性ビタミン），膜内の水で満たされた細孔を通る制限拡散（水，電解質，尿素），物質に特異的な膜内の高分子タンパク質と複合体をつくり，膜内を拡散する促進拡散（フルクトース，水溶性ビタミン）による．

能動輸送は濃度勾配に逆らってエネルギーを消費して輸送するもので，グルコース，ガラクトース，アミノ酸，胆汁酸，水溶性ビタミンなどの輸送がこの機構による．その他，タンパク質などの大きい分子が上皮細胞の**ピノサイトーシス**（pinocytosis）によって取り込まれる場合があり，能動輸送の一種である．

a．糖質の消化と吸収

糖質は摂取カロリーの50％以上を占める．多糖類のデンプン，グリコーゲン，2糖類のスクロース，マルトース，ラクトースなどの形で摂取される．

1）中間消化：唾液および膵液のアミラーゼによってデンプン，グリコーゲンはマルトース，マルトリオース，α-限界デキストリンに分解される．

2）最終消化：アミラーゼによる消化産物は粘膜上皮刷子縁膜酵素のマルターゼ（α-限界デキストリン，マルトース，マルトリオースをグルコースに分解する），スクラーゼ（スクロースをフルクトースとグルコースに分解する），ラクターゼ（ラクトースをガラクトースとグルコースに分解する）によって単糖類のグルコース，ガラクトース，フルクトースになり，吸収される．単糖類の吸収速度はグルコースを100とすると，ガラクトース（110）＞グルコース（100）＞フルクトース（40）＞マンノース（20）＞キシロース（15）＞アラビノース（10）となる．ガラクトース，グルコースの吸収速度が大きいのは能動輸送系によって吸収されるからである．

3）グルコースの能動輸送：刷子縁膜に存在するNa^+依存性グルコース輸送体・SGLT 1とグルコースとNa^+が結合した三者複合体を形成してNa依存性の二次性能動輸送によって細胞内へ輸送される．細胞内のNa^+はNa^+-K^+ ATPアーゼ（Naポンプ）によって側底膜より細胞外へくみ出される．その結果，細胞内グルコース濃度が上昇し，組織間隙液より高くなると側底膜のグルコース輸送体・GLUT 2と結合して促進拡散の様式で細胞外に出て，血中に移行する．ガラクトースも同一の機構で吸収される．この機構は小腸の全長にわたって

ピノサイトーシス
飲作用．細胞膜の一部が内部に陥入し，ついで膜の融合が起こり，高分子物質を包み込むようにして小胞膜内に取り込むエンドサイトーシス（endocytosis）の一種．比較的小さな小胞膜に高分子物質を摂取するものをピノサイトーシスといい，比較的大きな小胞膜内に固形成分を取り込むものを食作用（ファゴサイトーシス，phagocytosis）と呼び区別する．両者を合わせてエンドサイトーシスという．

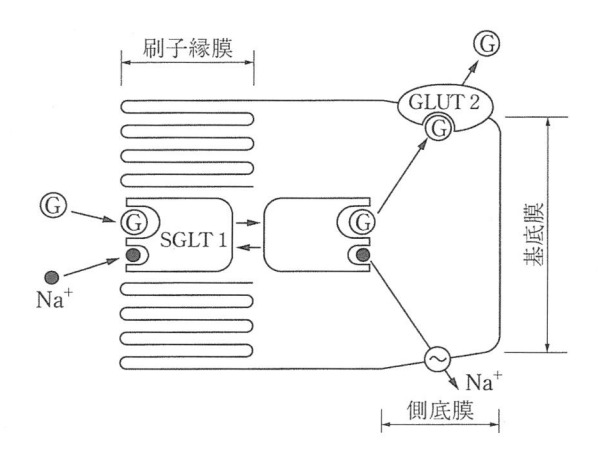

図 9.14 グルコースの Na$^+$ 依存性二次性能動輸送
G：グルコース，SGLT 1：グルコース輸送体
⊖：ナトリウムポンプ，GLUT 2：グルコース輸送体
説明は本文参照．

存在するが，吸収速度は上部小腸で最大で，中部空腸にいたるまでにすべてが吸収される．図9.14にこの機構の模式図を示す．

b．タンパク質の消化と吸収

タンパク質はペプシンとトリプシンによって30％はアミノ酸まで，残りは**ペプチド**となり，小腸粘膜上皮刷子縁および細胞内で最終消化を受けて，アミノ酸，ジペプチド，トリペプチドとなる．

1) アミノ酸の吸収：中性，塩基性，酸性アミノ酸，イミノ酸に対してそれぞれの輸送系がある．Na$^+$依存性の担体を介する二次性能動輸送である．しかし中性，塩基性アミノ酸ではNa$^+$がなくても担体輸送される．これは促進拡散による．アミノ酸の輸送系も小腸の全長にわたって存在するが，グルコースの場合と異なり，下部小腸に至るまで吸収は盛んである．

2) ペプチドの吸収：ジペプチド，トリペプチドはそのままで吸収される．粘膜上皮細胞に入ると速やかに分解されて，アミノ酸となって細胞外へ輸送される．このようなペプチドの吸収は生理的に重要である．それはペプチドの形で吸収されるアミノ酸の量が，それらのアミノ酸が単体で吸収される量より多いからである．アミノ酸が側底膜から出ていく過程はNa$^+$依存性輸送であり，Na$^+$との交換輸送である．しかし側底膜は刷子縁膜よりアミノ酸透過性が高く，拡散が重要な輸送方法になっている．

c．脂質の消化と吸収

食物の脂質の大部分は一般に脂肪と呼ばれる炭素数14〜18の長鎖脂肪酸からなるトリグリセリド（トリアシルグリセロール）であるが，リン脂質，コレステロールも含まれている．脂肪およびその消化産物は水溶性が低いので，消化管の体液性環境での消化，吸収には特別な機構が働く．脂肪は十二指腸と小腸で胆汁酸によって乳濁液となり，リパーゼが脂肪に接触しやすくなる．さらに脂肪の消化産物は胆

ペプチド
2個以上のアミノ酸がペプチド結合によって結合したもの．アミノ酸が10以下のものをオリゴペプチド，10〜50のものをポリペプチド，50以上を広義のタンパク質と呼ぶ．

汁酸とともに，水溶性のミセルを形成する．ミセルは微絨毛の間に拡散し，そこでミセルから溶出した脂質分子が刷子縁膜から吸収される．

  1) 十二指腸以外のリパーゼによる消化：脂肪は胃でもある程度消化される．この消化に関与しているリパーゼは十二指腸前リパーゼと呼ばれ，舌で分泌される舌リパーゼおよび胃リパーゼで，至適 pH は酸性である．通常は脂肪の消化は膵リパーゼによって支障なく行われるが，膵臓の機能障害で膵リパーゼの分泌低下があるとき，あるいは胃酸分泌過多などにより上部小腸が高酸性になり膵リパーゼ活性が低下している場合には，とくに胃リパーゼの脂肪の消化における役割は重要になる．この機構による脂肪の消化は約 5〜10％である．胃から吸収されるのは短鎖脂肪酸のみである．

  2) 小腸における消化・吸収：脂肪の消化・吸収の大部分は小腸で行われる．胆汁酸は脂肪を乳化して乳濁液にし，かつ乳濁液滴を覆って融合を防ぎ，乳濁液の安定化に働く．脂肪が乳濁液になることによって，消化表面積は数千倍に拡大される．胆汁酸の乳化作用は，それだけでは弱いが胆汁中に高濃度に含まれているレシチンによって促進される．このようにしてリパーゼの作用面積が非常に広くなる．胆汁酸による覆いはリパーゼの乳濁液滴への接着を低下して，リパーゼの脂肪分解能を抑制するが，コリパーゼによってリパーゼの乳濁液滴への接着が促進して，トリグリセリドは脂肪酸とモノグリセリドに分解される．リン脂質は膵液のホスホリパーゼ A_2 によって脂肪酸とリゾリン脂質に，コレステロールエステルは膵液のコレステロールエステラーゼによって脂肪酸とコレステロールに分解される．脂質分解産物の脂肪酸，モノグリセリド，コレステロール，リゾリン脂質，また脂溶性ビタミンは胆汁酸と混合ミセルを形成して水溶性となる．この混合ミセルは吸収面の刷子縁膜表面を覆っている非攪拌層を横切って拡散し，微絨毛の間に入り込み，刷子縁膜に接する水溶液をミセルの含有物質で飽和状態にする．その結果，脂肪酸，モノグリセリド，コレステロール，リゾリン脂質は高い脂溶性をもつので，拡散によって刷子縁膜を容易に通過する．長鎖脂肪酸は刷子縁膜に存在する脂肪酸結合タンパク質によって細胞内に取り込まれる．ミセル中の脂質と非攪拌層中の脂質は平衡状態にある．したがって吸収されて減少すると，ミセルから新たな脂質が放出されて吸収される．胆汁酸はその後回腸から Na^+ 依存性の二次性能動輸送によって吸収される．脂肪の場合は管内消化が最終消化になる点が糖質，タンパク質と異なる．

  脂肪の吸収は非常に効率がよく，空腸の中部までで大部分が吸収さ

れる．正常な糞便に含まれている脂肪は摂取されたものではなく，結腸の腸内細菌や脱落粘膜上皮細胞からのものである．粘膜上皮細胞に吸収された脂肪酸とモノグリセリドはトリグリセリドに再合成される．コレステロールの一部は再エステル化される．これらの脂質の再合成は滑面小胞体で行われる．新しく合成されたトリグリセリドとコレステロールエステルは集合して油滴をつくり，さらにその表面にリン脂質と粗面小胞体で新しく合成されたタンパク質の層が加わり，**キロミクロン**（chylomicron）（乳状脂粒）を形成する．キロミクロンは粘膜上皮細胞の側底膜からエクソサイトーシスによって吐出されて中心リンパ管に入り，胸管を経て血中へ運ばれる．

　炭素数 6～12 までの中鎖脂肪酸（ラウリン酸など）から構成されるトリグリセリドは胆汁酸を欠いた状態でも膵リパーゼで完全に分解されて，脂肪酸とグリセロールになり，拡散によって粘膜上皮細胞に取り込まれ，脂肪酸はエステル化されず，そのまま側底膜を通過して門脈に入る．炭素数 1～5 までの短鎖脂肪酸（酪酸など）も拡散によって門脈に入る．また中鎖脂肪酸からなるトリグリセリドはそのままの形で上皮細胞に取り込まれ，腸リパーゼで細胞内消化をうける．

d．ビタミンの吸収

　脂溶性ビタミンは拡散によって吸収される．ミセルに取り込まれることによって吸収は促進される．上皮細胞に吸収されたビタミンはキロミクロンに溶け込み，中心リンパ管に入る．

　水溶性ビタミンの一部は担体による Na^+ 依存性二次性輸送によるが，機序の確実でないものもある．ビタミン B_{12} は胃液の内因子と結合して複合体をつくり，回腸にある特異的受容体と結合して，上皮細胞に能動的に取り込まれる．血中ではビタミン B_{12} 結合タンパク質であるトランスコバラミンと結合して輸送される．

e．水と電解質の吸収

　消化管における水と電解質の吸収は摂取した以上の量が吸収されるのが特徴である．1日の水摂取量は 1～2 L であるが，消化管へは消化液として 8～9 L が分泌されるから 9～10 L の水が小腸に入ることになる．そのうち約 100 mL が糞便として排出され，消化管は 8 L/1日以上の水を吸収する．また同時に大量の電解質が消化管へ分泌される．したがって水と電解質の吸収は排尿，発汗，呼吸などで失われたものを補うだけでなく，毎日消化管へ分泌される大量の水と電解質を回収するのに重要である．

　水と電解質はほとんど小腸で吸収される．水は小腸で 95 % が吸収され，約 4 % が大腸で吸収され，残り 1 % 程度が糞便中へ排泄され

る．水の吸収は浸透圧勾配に従っての移動である．糜汁が水の透過性の高い十二指腸に入ると，高浸透圧の場合は粘膜上皮から水が分泌され，低浸透圧の場合は水が粘膜上皮細胞から吸収されて等張になる．等張になった後，十二指腸以降の小腸で等張液の吸収によって容積が減少する．この吸収は管腔から粘膜上皮細胞の側底膜間隙への Na^+ の能動輸送によって形成された浸透圧の上昇による．浸透圧勾配によって側底膜間隙に入ってきた水はこの部分の静水圧を上昇させ，この圧が水を組織間隙へ，さらに血管内へ移動させる．

小腸で吸収される主な電解質は Na^+，K^+，Cl^- である．Na^+ は管腔から粘膜上皮細胞へ，1) 受動的拡散，2) グルコース，アミノ酸などの有機物質の Na^+ 依存性二次性能動輸送における共輸送，3) Cl^- との共輸送，4) H^+ との交換によって吸収される．これらの方法によって粘膜上皮細胞へ入った Na^+ は側底膜から Na^+-K^+ ATPアーゼによって能動的に細胞外へくみ出される．また粘膜上皮細胞内への Na^+ の吸収によって生じた電気的勾配によって Cl^- が受動的に共輸送で吸収される．また Cl^- は HCO_3^- の分泌と交換で吸収される．粘膜上皮細胞内の Cl^- は拡散で組織間隙，血液へと運ばれる．

K^+ は受動的に吸収される．水と Na^+ が吸収されると管腔容積が減少し，その結果 K^+ 濃度が上昇し，拡散によって吸収される．

Ca^{2+} は小腸で能動的に吸収される．吸収部位は上部小腸で，活性ビタミンD（1,25-ジヒドロキシコレカルシフェロール）によって吸収が促進される．活性ビタミンDは粘膜上皮細胞内のカルシウム結合タンパク質合成を刺激する．このタンパク質が Ca^{2+} の粘膜上皮細胞内への受動的取り込みを促進する．この刷子縁膜の輸送は膜にある Ca^{2+} に特異的な活性ビタミンD依存性の担体による促進拡散である．ついで Ca^{2+} は Ca^{2+} 依存性ATPアーゼ（Caポンプ）によって側底膜を能動的に通過する．また活性ビタミンDはこのCaポンプの活性を促進する．

Feの吸収は上部小腸で能動的に行われる．胃，上部小腸で胃酸，アスコルビン酸，クエン酸などの有機酸によって第2鉄イオン（Fe^{3+}）は第1鉄イオン（Fe^{2+}）に還元されてから初めて効率的に吸収される．Fe^{2+} は十二指腸と空腸の上皮細胞から分泌される鉄結合タンパク質トランスフェリンと結合して刷子縁膜の特異的受容体に結合して粘膜上皮細胞内へ輸送される．細胞内で再び Fe^{3+} となり，一部は急速に血中へ輸送され血漿トランスフェリン（上述の分泌トランスフェリンと異なる）と呼ばれるタンパク質と結合する．一部は細胞内タンパク質のアポフェリチンと結合してフェリチンとなり貯蔵され

る．フェリチンからは必要に応じて Fe^{3+} が遊離して血中に入りトランスフェリンと結合する．

　残ったイオンと水は結腸で吸収される．Na^+ は受動的に刷子縁を通り，側底膜から能動的に輸送される．Cl^- は HCO_3^- と交換に受動的に吸収される．K^+ は刷子縁膜を介する大きな電位差により管腔に分泌される．小腸における吸収と異なり，結腸における電解質の吸収はアルドステロンの影響を受け，Na^+ が吸収され，K^+ が分泌される．

　硫酸塩，リン酸塩，酒石酸塩，シュウ酸塩などは吸収されにくく，腸管内の浸透圧を高めて水分の吸収を妨げる．硫酸マグネシウム $MgSO_4$ は下剤として用いられる．

■ 引用文献

1) 伊藤　隆：ナースのための解剖学，p.149，図 5-20，南山堂，1992．
2) 本郷利憲，廣重　力，豊田順一，熊田　衛編：標準生理学（第 4 版），p.661，図 11-44，医学書院，1996．
   From Wilson, T. H.: Interstinal Absorption, Saunders, Philadelphia, 1962.
3) Brobeck, J. R. (ed.): Physiological Basis of Medical Practice 10th ed., pp.2-57, Fig.2, 29. From Bro-Rasmussen, F., Killmann, S. A., Thaysen, J. H.: *Acta Physiol. Scand.*, **37**：97-113, 1956.
4) Davenport. H. W.: Physiology of Digestive Tract, 5th ed., p.117, Fig.9-1, Year Book Publishers, Chicago, London, 1982. Adapted from Nordgren, B.: *Acta Physiol. Scand.*, **59**(Suppl. 202)：1, 1963.
5) Grey, E. G.: Observations on postural activity of the stomach, p.276, Fig.1, *Am. J. Physiol.*, **45**：272-285, 1918.
6) Schofield, G. C.: Anatomy of muscular and neural tissues in the alimentary canal, p.1611, Fig.39, In Handbook of Physiology Section 6 Alimental canal Volume 4 Motility, Code, C. F. (ed.), Am Physiol. Soc., Washington, D. C., pp.1579-1627, 1968.
7) Thaysen, J. H., Thorn, N. A. and Schwartz, I. L.: Excretion of sodium, potassium, chloride and carbon dioxide in human parotid saliva., p.157, Fig.3, *Am. J. Physiol.*, **178**：155-159, 1954.

■ 参考文献

1) 荻原俊男，垂井清一郎編：生体の調節システム，現代医学の基礎 4，岩波書店，1999．
2) 星　猛他編：消化と吸収の生理学，新生理科学体系 18，医学書院，1988．

10 腎・尿路系

10.1 腎・尿路系の働きの概要

腎・尿路系は腎と排尿路（尿管，膀胱，尿道）からなる．腎では尿の生成を行うが，排尿路では尿を一時的にたくわえておき，適切な機会に排泄する．

腎は，「生体の内部環境の恒常性を保つ調節器官」であり，各臓器の細胞が快適に生存していく状態を維持する働きをしている．腎の主要な機能として以下のものがあげられる．

① 尿の生成と排泄を通じての体液量と体液組成の調節
② **ホルモンの産生**，分泌，活性化，分解など
③ 糖，アミノ酸代謝などの代謝活動

①には，循環血液量，血液浸透圧，体液の電解質および酸塩基平衡の維持などの機能が含まれている．したがって，腎は循環，代謝，内分泌，など多機能を有する臓器である．

腎臓でのホルモン産生
腎臓の内分泌器官としての機能は，①レニン-アンジオテンシン系，プロスタグランジン，キニン-カリクレイン系（循環系の調節），②エリスロポエチン産生（赤血球産生系の調節），③ビタミンD活性化，インスリンの分解（内分泌系の調節）などである．

10.2 腎の構造

腎は左右1対あり，後腹膜臓器である．図10.1に示すように腎はそら豆状の形をしている．男性の腎は女性の腎より，また左腎は右腎よりやや大である．重さは平均130g程度で，長径約10cm，幅約5cm，厚さ約3cmで，腎を長軸の割面で観察すると，外側が皮質，内側が髄質と呼ばれる二つの領域がある．皮質と髄質は腎の機能的単位であるネフロン，血管，リンパ管，神経などから成り立っている．髄質の先端は腎乳頭となり，腎盂，尿管，膀胱へと連絡する．

a．血管系

腎への血流は，安静時では心拍出量の約1/4に相当する．腹大動脈から枝分かれした腎動脈は尿管の隣から腎に入り，葉間動脈，弓状動脈，小葉間動脈，輸入細動脈に次々と枝分かれする．この輸入細動脈は糸球体毛細血管となり，糸球体毛細血管は合流して輸出細動脈にな

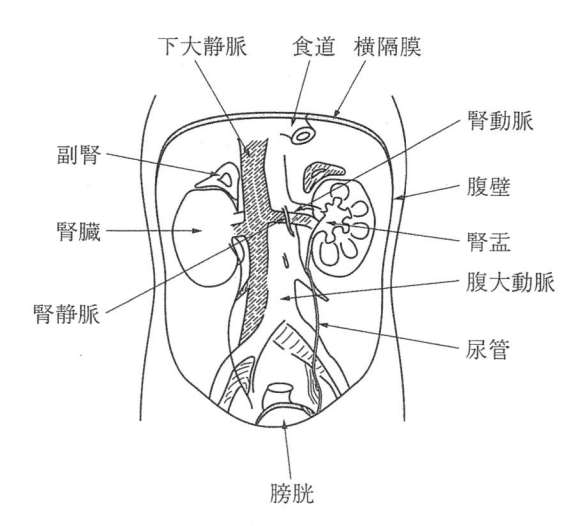

図 10.1 腎尿路系の外観

った後，もう一度毛細血管（尿細管周囲）になる．この毛細血管がネフロンに血液を供給している．静脈はほとんど動脈と平行して走行し，小葉間静脈，弓状静脈，葉間静脈，さらに腎静脈となって下大静脈に連絡する．

b．ネフロンの形態

おのおのの腎には約 1×10^6 個のネフロンが含まれている．ネフロンは，腎小体（腎糸球体とボウマン嚢）と尿細管より構成され，尿生成の機能単位である（図 10.2, 10.3）．

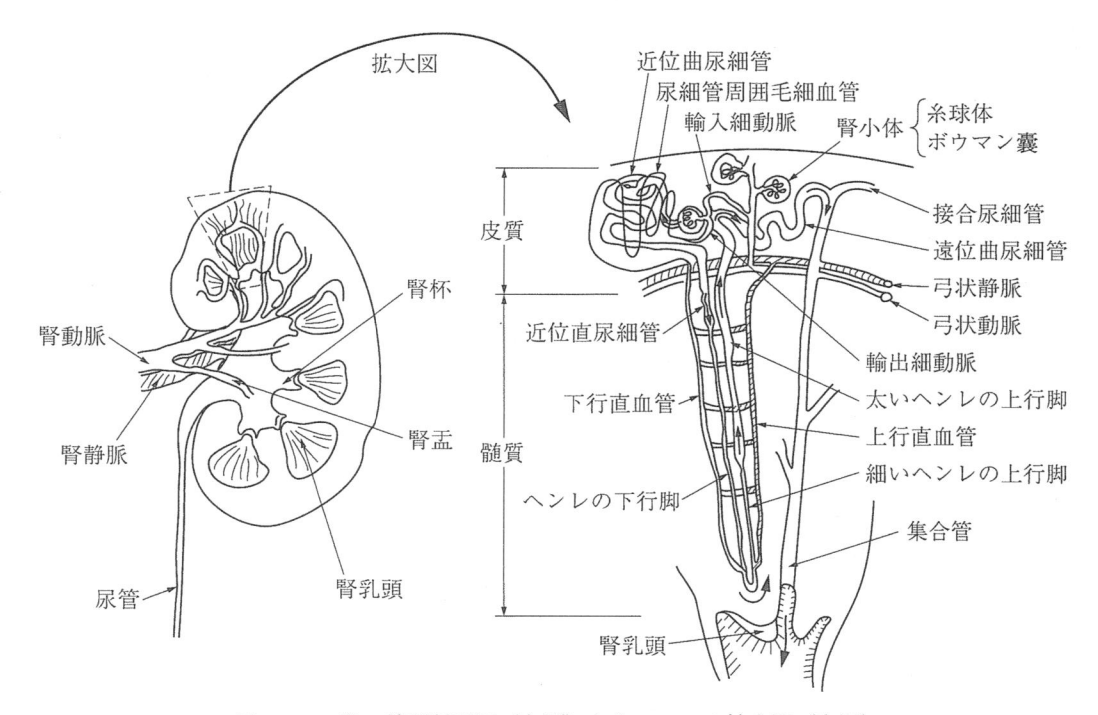

図 10.2　腎の前頭断面図（左図）とネフロンの拡大図（右図）

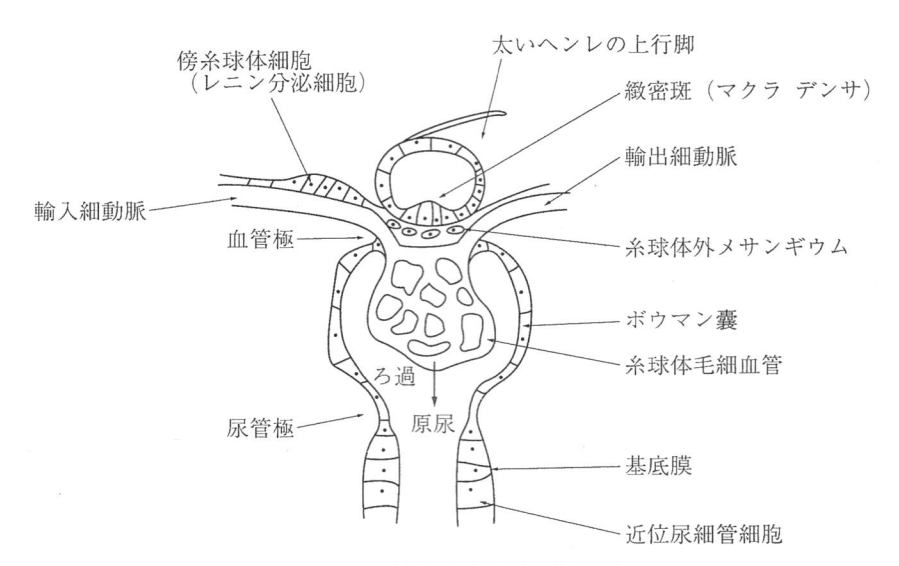

図 10.3　傍糸球体装置の模型図

　多数のネフロンは集合管系に集められ，全ネフロンのうち皮質の浅い部分のネフロンは 80〜90 ％を占め，深く髄質深部には達しない（表在ネフロンまたは短ループネフロン）．残りの 10〜20 ％は皮質深部にある傍髄質ネフロンで，その**ヘンレ係蹄**（Henle's loop）は長く，髄質深部まで達している（傍髄質ネフロンまたは長ループネフロン）．

　個々のネフロンの尿は集合管に集められ，乳頭管に集約され腎杯に開口する．腎において，尿の生成と排泄を担っている機能的単位はネフロンであり，ネフロンの機能は，① 糸球体ろ過，② 尿細管再吸収，③ 尿細管分泌の三つの機能からなり，これを腎機能の三要素という．

10.3　腎循環

　腎の最も主要な機能は血漿成分から尿を生成することであり，**腎血流量**（renal blood flow；RBF）を維持することは生体にとって非常に重要なことである．腎血流量は，毎分約 1 L 以上に及び大量で，それに含まれる毎分数百 mL が**腎血漿流量**（renal plasma flow；RPF）である．腎は血液量をモニターする装置（輸入細動脈のレニン分泌細胞）を保持しているので，循環臓器に分類される．RBF は心拍出量の 1/4〜1/5（男性で 1,100 mL/分）で，RPF は男性で 550 mL/分，女性で 500 mL/分である．高齢になると低下し，40 歳を超えると 10 歳につき約 10 ％ずつ減少する．

　腎血流の腎内分布は皮質血流が腎血流全体の 85〜90 ％を占め，髄

質血流は腎血流全体の10〜15％である．腎髄質血流量は，この量でも他臓器に比べて多く，髄質での溶質の濃度勾配の形成と維持に重要である．また，腎血流の分布は腎血流量の多少により変化し，**腎血流の再分布**（redistribution of RBF）と呼ばれる．

a．腎血流量の自己調節能

図10.4に示すように，RBF（RPF）は動脈血圧が80〜180 mmHgの範囲内で変化してもほぼ一定の値をとる．また，糸球体ろ過量（GFR）も同じ血圧の変動範囲内で一定に調節されており，120 mL/分である．この血圧変動に対し，RBFが一定に保たれることを腎血流量の自己調節と呼ぶ．腎動脈圧上昇時には腎内血流抵抗上昇，また腎動脈圧下降時にはその逆の現象が起こり，RBFが安定化する．

> **腎血流の再分布**
> 出血時などの腎血流低下時に，皮質血流と髄質血流の比率が正常時に比べて変化すること．出血時には皮質外層の血流が減少し，皮質内層の血流が増加もしくは維持されることが証明された．そして，皮質内層の糸球体の方が，皮質外層の糸球体より大きく，糸球体ろ過量（GFR）も多く，NaClの再吸収量も多い．

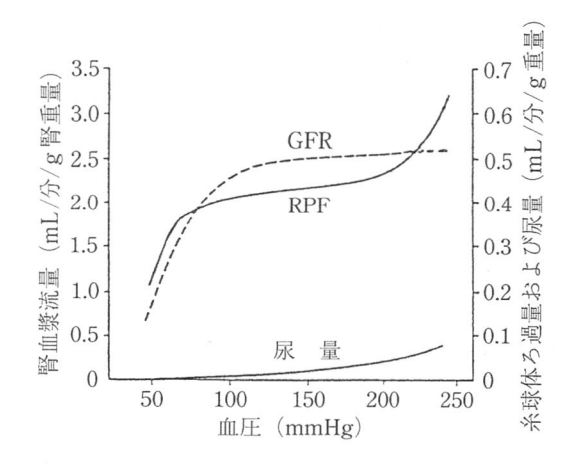

図10.4 腎血流量の自己調節

腎血管における大きな圧降下は輸入および輸出細動脈で起こり，両者の相対的な血管の太さにより糸球体毛細血管内圧，すなわち糸球体ろ過圧が決まる．

$$血流量＝血圧÷血管抵抗$$

と書き表せるので，常に血流量を一定に保つには，血圧の変動に対し，血管抵抗を変化させなければいけない．

この腎血流の自己調節能には，主に次の二つの機構，(1) 尿細管・糸球体フィードバック機構（後述）と (2) **筋原性**（myogenic mechanism）**機構**が関与していると考えられている．(2)の機構は血管平滑筋細胞がもともともっている性質で，平滑筋細胞の伸展受容器を介して行っていると考えられている．すなわち，血管内圧が上昇すればするほど，**ラプラス**（Laplace）**の法則**に従い，血管壁の張力は上昇し，その張力変化（伸展性の変化）で平滑筋細胞膜のCa^{2+}チャネルが開き，細胞内にCa^{2+}が流入することで収縮しようとする機構である．したがって，血圧が高くなればなるほど，血管は収縮することに

> **ラプラスの法則**
> 薄い壁の血管では$T=P\times r$（T：張力，P：圧力，r：血管半径）の関係が成り立つ．

b. 腎血流量の調節因子

腎血流調節に関していくつかのホルモンが重要な作用をもっている。血管収縮によって，腎血流量とGFRを低下させるホルモンには，アドレナリン，ノルアドレナリン，アンギオテンシンII，アデノシンなどがある．血管拡張によって腎血流量とGFRを増加させる物質には，PGE_2 や PGI_2 などのプロスタグランジン類と心房性Na利尿ホルモンなどのホルモンと，血管内皮細胞がズリ応力に反応して産生するNO（一酸化窒素）がある．これら，種々の物質が輸出入細動脈に作用して，局所の血流量を調節している．

10.4 腎クリアランス

クリアランスの計算式
血漿および尿中の物質濃度をそれぞれ P (mg/dL) および U (mg/dL) とし，1分間の尿量を V (mL/min) とすると，クリアランス C (mL/min) は $C = U \times V / P$ で表される．
クリアランス法を用いてGFRやRPFを求めることができる．GFRは，イヌリンのようにろ過が自由で，かつ尿細管で再吸収も分泌も受けない物質のクリアランス値で表される．GFRの測定にはイヌリンの他に，マニトール，内因性クレアチニン，チオ硫酸ソーダなどが用いられる．

イヌリンの化学構造

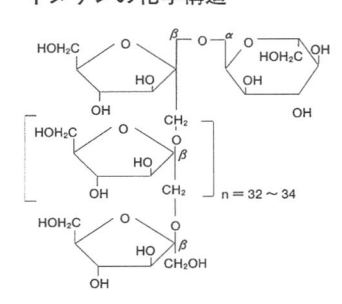

クリアランス（clearance）とは，血液中の物質そのものではなく，その物質が溶けている血漿量が毎分どの程度除去（清掃）されているかを示すものであり，一種の排泄指標である．

図 10.5 PAHによるRPFの求め方
P_a：物質aの血漿濃度（mg/dL），U_a：物質aの尿中濃度（mg/dL），V：尿量（mL/min），T_a：尿細管で分泌される物質aの量（mg/min）．ここで，物質aは腎臓を1回通過することでろ過および分泌によりすべて排泄されるとすると，毎分の物質aの排泄量は次式で求められ，尿量，物質の尿中濃度と血漿濃度が測定されれば，RPFが求まることになる．
排泄量 $= U_a \times V = P_a \times RPF = P_a \times GFR + (RPF - GFR) \times P_a$
したがって，$RPF = U_a \times V / P_a$ となる．
また，$T_a = (RPF - GFR) \times P_a$ である．

10.4 腎クリアランス

また，RPF の測定には，PAH（パラアミノ馬尿酸）のように，腎へ流入するすべてが効果的に排泄されるような物質が選ばれる．PAH による RPF の求め方を示す（図 10.5）．PAH の血漿濃度が十分低いときには，そのクリアランスが RPF に近い値になる．

PAH の何％が尿中に抽出されるかを抽出率と呼び，ヒト腎で 90％，イヌ腎で 80％である．したがって，真の RPF は PAH のクリアランス値を 0.9 で除したものとなる．

また，**イヌリン**によって求められた GFR を用いて，ある物質が再吸収されているか，分泌されているかを確かめることができる．図 10.6 に示すように，$GFR \times P = U \times V$，$GFR \times P > U \times V$，$GFR \times$

（糸球体物質）
イヌリン
$P \times GFR = U \times V$

（再吸収物質）
ブドウ糖
$P \times GFR > U \times V$

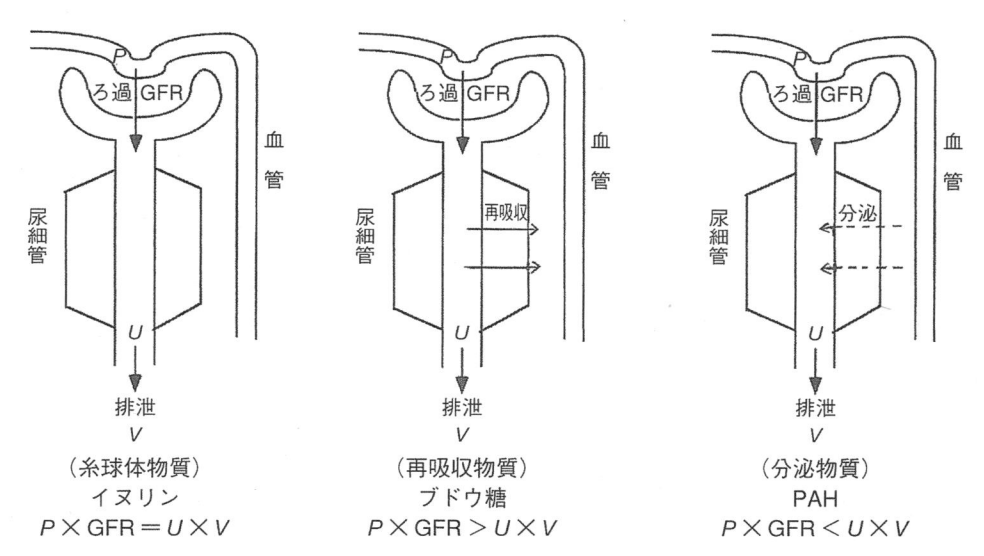

（分泌物質）
PAH
$P \times GFR < U \times V$

図 10.6 ろ過，再吸収および分泌機構
P：物質の血漿濃度，U：物質の尿中濃度，V：尿量

表 10.1 血漿中の主な物質の濾過，吸収および排泄

物質	血漿濃度 mM/L (mg/dL)	排泄量 (mM/日) (g/日)	再吸収率 (％)	クリアランス (mL/分)
クレアチニン	0.9 (1)	144 (1.6)	0.0	110.00
Na^+	140	175 (4.0)	99.2	0.87
Cl^-	105	175 (6.0)	99.0	1.16
HCO_3^-	25	5 (0.3)	99.9	0.14
K^+	4	75 (2.9)	87.7	13.00
Ca^{2+}	2.5 (10)	7.5 (0.3)	95.3	2.08
PO_4	1 (3)	20 (0.7)	82.6	13.90
グルコース	5 (90)	0 (0)	100.0	0.00
尿素	4 (24)	330 (20)	48.4	57.30
尿酸	0.2 (3)	4.8 (0.8)	85.0	16.70
水	93 ％	1.5 L/日	99.0	

$P < U \times V$ の三つが考えられ，それぞれ糸球体ろ過，再吸収，分泌を受ける物質であることがわかる．

血漿中の主な物質のろ過，吸収および排泄とクリアランス値を表10.1に示す．臨床的にはクレアチニンクリアランスの値がGFRの指標になる．

10.5 糸球体機能

糸球体ろ過障壁は，① 内皮細胞層，② 基底膜，③ 上皮細胞層，④ メサンギウムから構成されている．GFRは成人男子で125 mL/分/1.73 m² であり，RBFと同様加齢とともに減少する．**GFRとろ過圧の関係式**を左欄に記す．

GFRとろ過圧の関係式
$GFR = kf(P_1 - P_2 - \pi_1)$
ただし，kf はろ過係数で単位は mL/分/mmHg

a. 有効ろ過圧（P_f）

毛細血管内圧を P_1，ボウマン嚢内圧を P_2，血漿膠質浸透圧を π_1，ボウマン嚢内の膠質浸透圧を π_2 とすると，有効ろ過圧（P_f）は次式のようになる．

$$P_f = (P_1 - P_2) - (\pi_1 - \pi_2)$$

ここで，正常者ではボウマン嚢内にはタンパクはほとんどなく，π_2 は無視できるので実際は，$P_f = (P_1 - P_2) - \pi_1$ となる（図10.7参照）．

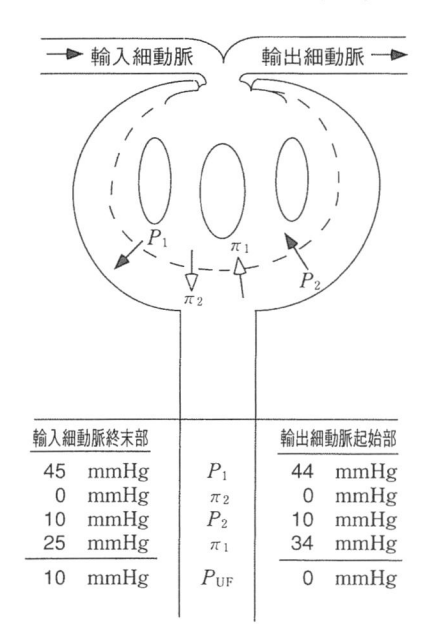

輸入細動脈終末部			輸出細動脈起始部	
45 mmHg		P_1	44 mmHg	
0 mmHg		π_2	0 mmHg	
10 mmHg		P_2	10 mmHg	
25 mmHg		π_1	34 mmHg	
10 mmHg		P_{UF}	0 mmHg	

図 10.7　糸球体障壁を介する静水圧と膠質浸透圧の関係

b. 傍糸球体装置（juxtaglomerular apparatus；JGA；図10.3参照）

JGAは糸球体の血管極に位置し，そこでは遠位尿細管の一部がもとの糸球体に接している．血管の構成成分は，① 輸入細動脈の終末

部と②輸出細動脈の起始部と③糸球体外メサンギウムである．尿細管成分は④緻密斑（マクラデンサ，macula densa；MD）で血管成分と接している．

c. 尿細管・糸球体フィードバック（tubuloglomerular feedback；TGF）

緻密斑の部分では，管腔液の流速ないし NaCl 濃度の増加に反応して，輸入細動脈の収縮が起こり，GFR が低下する（図 10.8）．これは，緻密斑が尿細管液の組成を感知しながら，所属する糸球体の血行動態と GFR を調節していることを示している．この現象を，TGF と呼ぶ．TGF 機構は腎血流の自己調節に関与するとともに，体液（NaCl）量の保持に重要な役割を果たしていると考えられる．現在では，TGF に直接関与している物質としてアデノシンや ATP などの物質が取り上げられている．一方，レニン-アンギオテンシン系は TGF 機構の修飾因子と考えられている．ただし，**レニン分泌**は種々の条件で分泌調節されている．

レニン分泌（促進因子）
(1) 輸入細動脈内圧の低下
(2) 緻密斑を流れる尿細管腔液の NaCl 濃度の低下
(3) 交感神経系による顆粒細胞の β 受容体刺激
(4) プロスタグランジン，アンギオテンシン II など

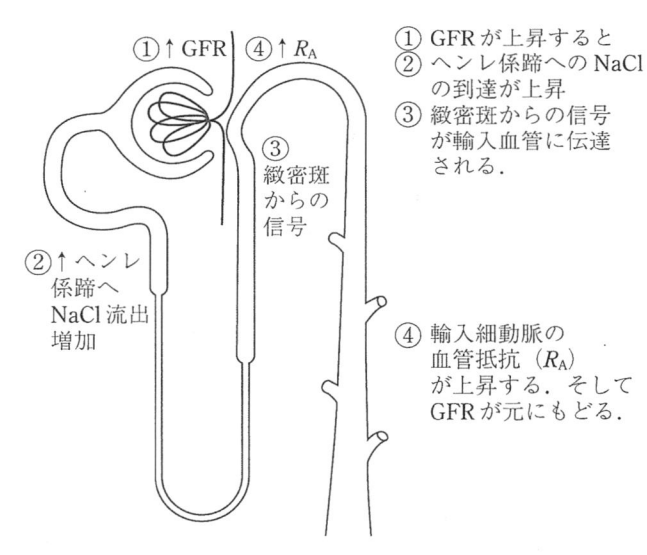

① GFR が上昇すると
② ヘンレ係蹄への NaCl の到達が上昇
③ 緻密斑からの信号が輸入血管に伝達される．
④ 輸入細動脈の血管抵抗（R_A）が上昇する．そして GFR が元にもどる．

図 10.8 尿細管・糸球体フィードバック

10.6 尿細管の構造と機能

尿細管の長さは約 10〜20 cm で，その管壁は単層の上皮細胞で構成されている．管の走り方や壁の構造から，近位尿細管，ヘンレのループ，遠位尿細管に分けられる．遠位尿細管は短い接合尿細管を介して，髄放線の中の集合管に連絡する．集合管は多くのネフロンの尿細管と合流して，管の太さを増しながら髄質の方に下行していく．尿細

管では糸球体からろ過された溶液（物質と水）を管腔から再吸収したり，ろ過されずに尿細管周囲の毛細血管に到達した物質を分泌したりする機能をもっている．糸球体からろ過された溶液の1％だけが尿として排泄されるので，99％は再吸収されることになる．尿細管各部での溶液再吸収率を図10.9に示す．

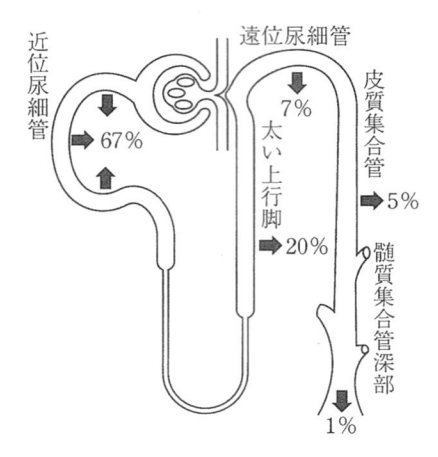

図 10.9　尿細管各部における溶液再吸収率

尿細管細胞における，物質輸送はほとんど細胞膜を介して行われている．細胞膜には，膜タンパク質から構成される輸送体による輸送過程が存在する．この輸送過程は，能動輸送と受動輸送に分類できるが，細胞膜の脂質二重層を通過できない小さな分子の輸送はすべて膜タンパク質を介して行われている．

a．物質輸送機構

（1）能動輸送（ポンプ）　ATPの加水分解エネルギーを用いて，膜を介する電気化学的エネルギー勾配に逆らって物質を輸送する（上り坂輸送）ことを能動輸送という（一次性能動輸送）．細胞膜に存在するNa^+とK^+で活性化されるNa^+-K^+-ATPaseが代表的なポンプである．その他，尿細管ではH^+ポンプ，Ca^{2+}ポンプなどがあり，それぞれのイオン輸送を行っている．

（2）受動輸送　この輸送は膜を介する電気化学エネルギー勾配に従った輸送過程である．この輸送を行っている膜タンパクはチャネルやトランスポータ（キャリア，担体ともいう）と呼ばれている．

1）チャネル輸送：膜貫通型のタンパク質がいくつか寄り集まって中央部に**ポア**（穴，pore）をつくり，そのポアを介して特定のイオンや水を透過させる輸送体をチャネルと呼ぶ．イオンチャネルはキャリア輸送に比べてイオンを約1,000倍程度多く運ぶことができる．腎のイオンチャネルには，K^+チャネル，Na^+チャネル，Ca^{2+}チャネル，Cl^-チャネル，水チャネルなどがあり，それらの構造を決定して

いる遺伝子の異常が尿細管障害と関係していることが明らかになっている．

2）キャリア輸送（担体輸送）：輸送速度はチャネル輸送に比べて遅い．担体輸送では，同時に二つ以上の溶質輸送を行うものがある．同じ方向に輸送することを共輸送，逆方向に輸送することを逆輸送という．腎尿細管では前者には，Na糖，Naアミノ酸，Na-K-2Cl，Na-3HCO$_3$などの共輸送があり，後者にはNa/H，Cl$^-$/HCO$_3^-$交換輸送がある．

3）サイトーシス：膜の形態変化を伴う物質輸送の様式はサイトーシスと呼ばれる．サイトーシスは広義には能動輸送に分類される．細胞内から外への輸送はエキソサイトーシスと呼ばれる．内向き輸送はエンドサイトーシスと呼ばれる．いずれにせよ，サイトーシス過程では細胞内にある小胞膜と細胞膜の融合現象が伴うことが特徴である．

尿細管各部での主要なイオン輸送のモデル図を図10.10に示す．

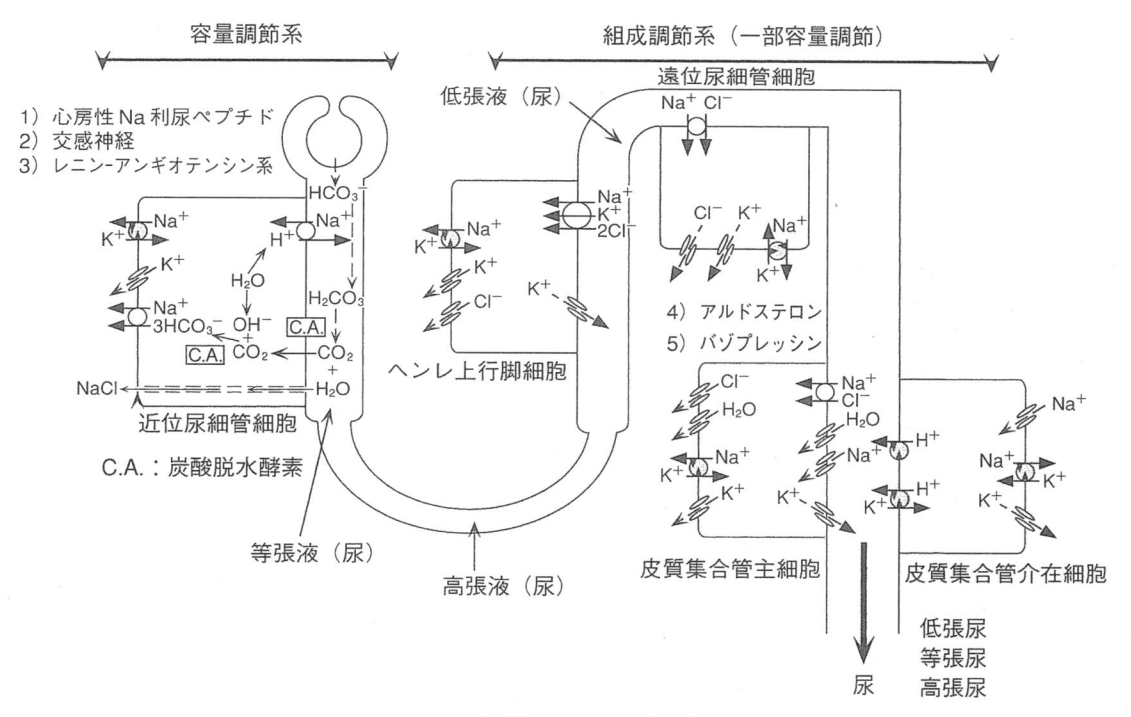

図10.10 尿細管イオン・水輸送モデル図

心房性Na利尿ペプチド，交感神経，レニン-アンギオテンシン系はGFRを調節するとともに，近位尿細管での再吸収を調節する．
アルドステロンは遠位尿細管細胞と集合管細胞の両者に作用するが，バゾプレッシンは集合管主細胞に作用する．

b. 近位尿細管

1) 再吸収機構：糸球体ろ液の約7割が近位部で再吸収される（曲部：6割，直部：1割）。この部での再吸収量は，糸球体ろ過量の増減に比例して増減する。この機構は糸球体尿細管均衡といわれている。近位部の再吸収は等浸透圧的に行われ，管腔液のpH変化も比較的少ない。

2) 分泌機構：アンモニアの生成と分泌を行い，酸排泄を行う。また，有機イオン（生体内物質，薬物，環境物質やそれらの代謝物．炭素骨格をもち生理的pHで荷電している物質の総称）の輸送を行う。エンドサイトーシスで，ある種のタンパクやペプチドやホルモンなどを取り込んで分解し，エクソサイトーシスで分泌している。

c. 細いヘンレ脚での輸送

この部での，正味の溶液の再吸収はほとんど行われておらず，大部分の機能は尿の濃縮希釈に関与しているのであろう。

細いヘンレ脚
下行脚では水の再吸収が，上行脚ではNaClの再吸収が行われているという説もある。

d. 遠位尿細管

遠位尿細管は形態学的に二つのセグメント，すなわち，ヘンレ上行脚の太い部分と遠位曲尿細管（曲部）に分けられる。

1) 太いヘンレ上行脚：この部では低張尿が形成されるが，これは管腔膜の低い水透過性の性質による。主なイオンの輸送機序は図10.10に示す。特徴は以下のとおりである。① 太いヘレン上行脚や遠位曲尿細管では電解質が水より優先的に輸送される（低張尿）。② 管腔膜にはNa$^+$依存性のトランスポータ（Na-K-2Cl共輸送体，**フロセミド**感受性をもつ）が存在する。③ 管腔内電位は血液側に比べて正であり，+10～+20 mV程度である。

2) 遠位曲尿細管：Na$^+$の再吸収は遠位曲尿細管を通じて行われるが，K$^+$の分泌は接合尿細管に相当する部でのみ起こる。また，K$^+$負荷の際にも，形態学的変化は接合尿細管と集合管細胞にのみ認められ，遠位曲尿細管では変化が認められない。この部での水の透過性はヘンレ上行脚と同様低いと考えられている。この部での電解質の輸送は図10.10のように考えられている。

フロセミド
利尿剤の一つ．主として，Na-K-2Cl共輸送体を抑制し，NaCl利尿を起こす．K排泄も増加させるのでこの薬剤を使用するときには低K血症に注意．

e. 接合尿細管

ここでは接合尿細管細胞，介在細胞，遠位曲尿細管細胞，集合管における主細胞と同様の細胞の4種類がある．この部ではアルドステロンに反応してK$^+$分泌を行うが，バゾプレッシン（ADH）に反応して水の透過性は増加しない．

f. 集合管

この部位では，低張尿，等張尿，高張尿が形成される．集合管には

Na⁺, K⁺, 水を輸送する主細胞とH⁺, Cl⁻, K⁺ を輸送する介在細胞が存在する．アルドステロンやADHは主に主細胞に作用し，Na⁺, K⁺, 水の輸送を調節する．

10.7 尿濃縮・希釈機構

陸上生活をする動物は，水分の喪失を防ぐため濃縮尿（高張尿）を排泄する機能が発達している．この尿濃縮機構は腎髄質の対向流系で説明されている．

腎髄質対向流系のモデル：ヘンレの上行脚は水透過性が低く，NaClが能動輸送されている．したがって，この部の間質の浸透圧は高くなる．上行脚で盛んに汲み上げられたNaClは血管系によって髄質内部に運ばれていく．ADH存在下では集合管から水が再吸収され，集合管の浸透圧が上昇するとともに，尿素の濃度も上がる．この尿素が髄質の間質に拡散し，間質の浸透圧をさらに上昇させる．このようにして，**最終尿の浸透圧**が約4倍まで増幅されると考えられている（図10.11）．

最終尿の浸透圧
ヒトでは約3倍までが限度ではないかと考えられている．

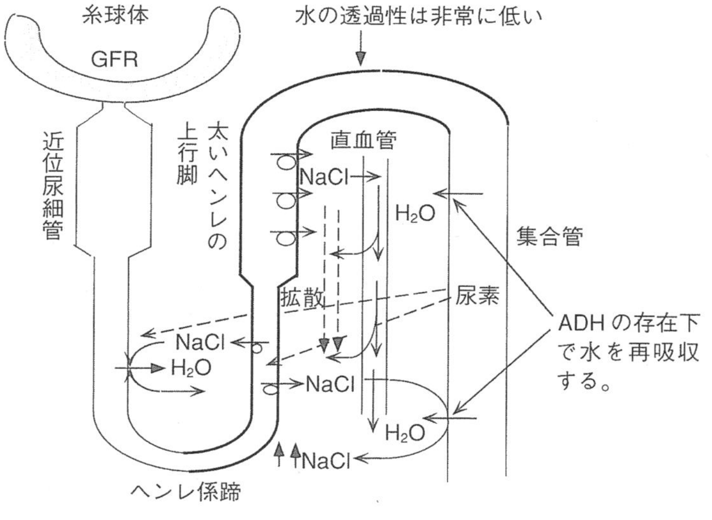

図10.11 尿濃縮機構のモデル図
（注：太線の部位は水の透過性が低い）

10.8 腎臓での酸-塩基平衡調節

体液のH⁺濃度は，その中に溶存している酸，塩基の解離の状態によって決まる．そして体液のH⁺濃度を一定に保つために体内の諸器官の機能が複雑に関与しているが，なかでも重要なものは体液自体の

不揮発性酸
CO_2 として排泄される揮発性酸に対し，ガスとして排泄されない酸のことをいう．

緩衝作用（血液および細胞内緩衝作用）と，呼吸器系および腎の調節機能である．

腎での酸排泄の概要：酸-塩基平衡を維持するには腎臓は産生された**不揮発性酸**と同量の酸を排泄すると同時に尿からの HCO_3^- の損失を防止する必要があるが，後者の方がより重要である．その理由として HCO_3^- のろ過量は1日 3,600 mEq/L（24 mEq/L × 150 L/日 = 3,600 mEq/日）であり，不揮発性酸はわずかに 70 mEq/日排泄されるだけであるからである．

最終的には，体内で産生された不揮発性酸の 70 mEq 相当の H^+ が体から排出されるだけである．この結果として尿は一般的に酸性である．

主な尿の緩衝物質としては NH_3（NH_3/NH_4^+）とリン酸塩（$HPO_4^{2-}/H_2PO_4^-$）の2系統がある．尿の酸性化の過程で NH_3 とリン酸塩も中和剤として使われるが，リン酸塩のみが滴定酸と呼ばれる．

腎臓での**正味の酸の排泄量**（net acid excretion；NAE）の全体を次のように示すことができる．

$$NAE = [(UNH_4^+ \times V) + (UTA \times V)] - (UHCO_3^- \times V)$$

ここで，$UNH_4^+ \times V$ と $UTA \times V$ はそれぞれ NH_3 と滴定酸として

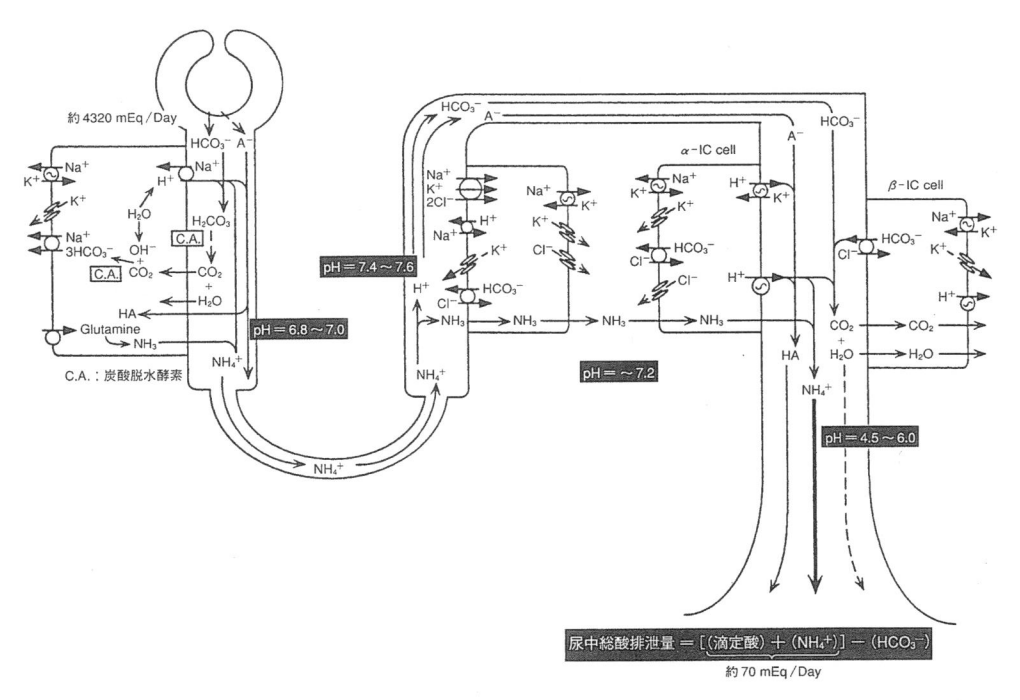

図 10.12 尿酸性化機構のモデル図

ポンプ： ，チャネル： ，トランスポータ：

の H^- の排泄速度（mEq/日）で，$UHCO_3^- \times V$ は尿中に失われる HCO_3^- の量である．生理的条件では，尿の pH は 6.0 以下であるので，HCO_3^- の排泄はほとんどなく，$UHCO_3^- \times V$ の項は無視することができる．

尿細管での H^+ 排泄に伴う尿酸性化機序を図 10.12 にまとめた．

10.9 排　　尿

a．尿管の機能

尿管は内外 2 層の平滑筋層（内縦走筋層と外輪状筋層）に包まれ，蠕動運動を営み，尿量の多寡に応じて円滑に尿輸送の役割を果たす．蠕動運動は腎盂に端を発し，膀胱方向に進行する．通常毎分 2～5 回，2～3 cm/秒の速度である．この蠕動運動は交感神経の影響を受け，興奮や不安の他，食事によっても増加する．尿管下部には骨盤神経（副交感神経）が働き，蠕動運動を抑制する．尿管は膀胱に入るときに壁を斜めに貫通しているから尿貯留により膀胱の内圧が上がって壁が圧迫されると，その開口部が容易に閉ざされ，この生理的な弁の働きによって膀胱にいったん入った尿が尿管へ逆流することはない．

b．膀胱と排尿反射

膀胱は 3 層（内縦，中輪，外縦）の平滑筋群よりなる袋で，底部粘膜面には，膀胱三角という部分がある．尿道口の周辺は輪状に発達し，内尿道括約筋となっている．また外尿道括約筋は横紋筋（陰部神経支配）で，より末梢に位置し（男子では前立腺を隔てた前方），尿生殖隔膜ともいわれ，意志によって尿道の開閉を起こす．尿が次第に膀胱内に貯まってくると，間欠的に排尿を起こすが，この場合に上記の 3 層の筋群が収縮する．これを排尿筋と呼ぶ．排尿筋が収縮する場合は，それに呼応して尿道括約筋が緩み，一連の排尿反射が起こってくる．

排尿筋の収縮と尿道括約筋の弛緩に作用するのは主に副交感神経（骨盤神経）である．交感神経は排尿にはあまり関係しないが，どちらかといえば排尿抑制的に働く．その他，膀胱壁には知覚神経も分布しており，膀胱壁の伸展を中枢（大脳）に伝え，尿意の発現に関与する．排尿中枢は大脳，橋，脊髄に存在する．尿の貯留量がわずかなときは膀胱壁の平滑筋が順応して伸展し，内圧上昇が少ないが，一定量（200～300 mL）以上の尿が貯まると，内圧が 15～20 cmH$_2$O に達し，そのころから尿意を感じ始める．この状態では大脳の働きで尿意の抑制は可能である．内圧が 80～100 cmH$_2$O にもなれば，もはやいかに

意識的に抑制しようとしても，尿意は抑えることはできない．これは不随意的に副交感神経を介して排尿筋が律動収縮を開始するからである．精神興奮（たとえば受験前）や膀胱炎などで膀胱壁が過敏になっていると，少ない尿量でも尿意を催す．乳幼児や脊髄損傷，脳障害（脳出血など）で膀胱機能の神経的な抑制のない状態では，しばしば尿失禁を起こす．また，脊髄膀胱中枢（仙髄2〜4）から膀胱に至る骨盤神経の損傷では尿閉（膀胱には尿がたまっていても，尿が出ない状態）が起こる．

参考文献

1) 今井　正：体液調節と尿の生成，排泄，標準生理学（第6版）（本郷利憲他監修），pp.759-822, 医学書院, 2005.
2) 窪田隆裕：腎の構造と機能，標準腎臓病学（第1版）（菱田　明・槇野博史編），pp.6-24, 医学書院, 2002.
3) Madsen, K. M. and Tisher, C. C.：Anatomy of the Kidney. In Brenner, M. B. ed.：The Kidney, 7th ed., pp.3-72, Saunders, Philadelphia, 2004.
4) Stanton, B. A. and Koppen, B. M.：Section VII The Kidney. In Bern, R. M. and Levy, M. N. ed.：Physiology, 4th ed, pp.675-776, Mosby, St. Louis, 1998.
5) 窪田隆裕：腎，塩分と水バランス．佐久間康夫（監訳）：カラー図解　よくわかる生理学の基礎, pp.148-185, メディカル・サイエンス・インターナショナル, 2005.
6) Giebisch, G. and Windhager, E.：The Urinary System. In Boron, W. F. and Boulpaep, E. L. ed.：Medical Physiology, 1st ed., pp.735-876, Saunders, Philadelphia, 2003.

内分泌・代謝・栄養・体温　11

　内分泌は腺細胞あるいは神経分泌細胞によって産生された生体活性物質を特異的な刺激に反応して血液中に放出する現象であり，この現象によって産生・放出，すなわち分泌される物質をホルモンという．ホルモンは神経系とともに体の働きを統合的に調節する．神経によって伝達される信号は迅速かつ局所的に作用するが，ホルモンは緩徐に広範に作用するという特徴をもつ．ホルモンの血中濃度は 10^{-6}〜10^{-12} モルという微量であり，標的細胞のすでに存在している反応を調節する．分泌細胞が活性物質を周囲の組織液中に分泌することによって周囲の細胞にのみ局所的に作用することがある．このような現象をとくに傍分泌という．図 11.1 に内分泌腺を，表 11.1 にホルモンの分類と省略名を示す．

11.1　ホルモンの作用機構

a．ペプチド，タンパクおよびアミンホルモン（カテコールアミン，メラトニン）

　これらの水溶性ホルモンは標的細胞の細胞膜受容体と結合して，cAMP のような第 2 メッセンジャーを生成して細胞機能（膜輸送，分泌，代謝）に影響する．

b．ステロイド，アミノ酸ホルモン（甲状腺ホルモン）

　脂溶性で細胞膜を通過して，それぞれ細胞質あるいは核にある細胞内受容体と結合し，これらのホルモン・受容体複合体は，DNA に結合して転写活性因子として働き，mRNA 転写を促進する．その結果酵素などの特定のタンパク質の合成を促すことで細胞機能に影響する．

c．許容作用（permissive action）

　副腎皮質糖代謝ホルモン・コルチゾルがないとグルカゴンやカテコールアミンの本来のエネルギー産生作用が著しく弱くなる．このように，あるホルモンが他のホルモンの生理作用の発現に必須であるとき，許容作用をもつという．

表 11.1 ホルモンの分類および省略名

	省略名 その他			省略名 その他
I　タンパクホルモン（*ペプチド）			コレシストキニン*	CCK
A　下垂体前葉ホルモン			モチリン*	
成長ホルモン	GH		胃抑制ホルモン*	GIP
プロラクチン	PRL		グレリン*	
甲状腺刺激ホルモン	TSH 〕糖タンパク質	F	膵ホルモン	
副腎皮質刺激ホルモン*	ACTH		インスリン*	
性腺刺激ホルモン	GT		グルカゴン*	
卵胞刺激ホルモン	FSH 〕糖タン	G	カルシトニン*	
黄体形成ホルモン	LH 〕パク質	H	上皮小体ホルモン（パラトルモン）*	PTH
β-エンドルフィン*		II	ステロイドホルモン	
B　下垂体後葉ホルモン		A	副腎皮質ホルモン	
バゾプレッシン*	ADH		コルチゾル	
オキシトシン*			コルチコステロン	
C　下垂体中葉ホルモン			アルドステロン	
色素細胞刺激ホルモン*	MSH	B	性ホルモン	
D　視床下部ホルモン			女性ホルモン	
TSH 放出ホルモン*	TRH		卵胞ホルモン（エストロジェン）	
ACTH 放出ホルモン*	CRH		エストラジオール	
LH 放出ホルモン*	LHRH		黄体ホルモン（プロジェスチン）	
GH 放出ホルモン*	GHRH		男性ホルモン（アンドロジェン）	
GH 放出抑制ホルモン*（ソマトスタチン）	SS（GHIH）		テストステロン	
PRL 放出ホルモン	PRH*（プロラクチン放出ペプチドなど）	III	カテコールアミン	
			アドレナリン	A
			ノルアドレナリン	NA
PRL 放出抑制ホルモン	PIH（ドーパミンなど）	IV	アミノ酸ホルモン	
			甲状腺ホルモン	
MSH 放出抑制ホルモン*	MIH		サイロキシン	T_4
MSH 放出ホルモン*	MRH		トリヨードサイロニン	T_3
E　消化管ホルモン（消化と吸収の項で説明）			松果体ホルモン	
ガストリン*			メラトニン	
セクレチン*				

一般にペプチド，タンパクホルモン，アミンホルモンの代謝回転は速いが，ステロイド，アミノ酸ホルモンの代謝回転は遅い．
Dの放出は分泌（産生と放出）と同意である．

11.2　ホルモン分泌の調節

a．視床下部−下垂体系による調節

　甲状腺ホルモン（サイロキシン，トリヨードサイロニン），副腎皮質ホルモン（糖質コルチコイド），性腺ホルモン（エストロジェン，アンドロジェンなど）の分泌は下垂体前葉ホルモンによって促進的に

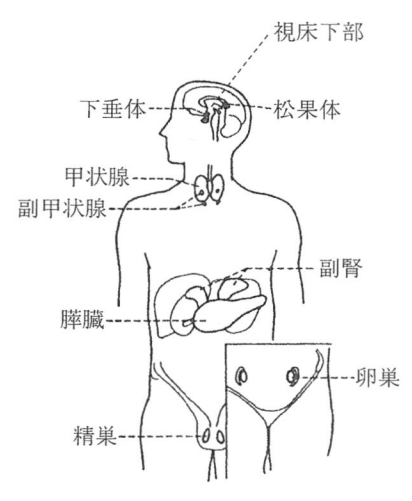

図 11.1 主な内分泌腺

消化管（ガストリン，セクレチン，CCK），心臓（心房性 Na 利尿ホルモン），腎臓（エリスロポエチン，活性ビタミン D）などは特定の腺構造をもたないが，ホルモンを分泌する．

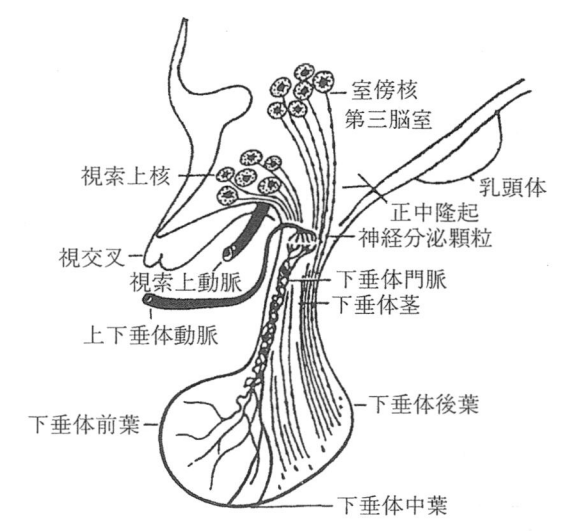

図 11.2 視床下部−下垂体系の連結 (Schally, 1978)

調節されている．その下垂体前葉ホルモンの分泌は，さらに特異的な視床下部放出ホルモンによって促進的に調節されている．さらに標的内分泌腺をもたない下垂体ホルモンの成長ホルモン，プロラクチン，下垂体中葉の MSH の分泌は視床下部から放出ホルモンと抑制ホルモンによってそれぞれ促進的および抑制的に二重に調節されている．視床下部ホルモンは下垂体門脈に吸収されて腺性下垂体に運ばれる（表11.1，図 11.2）．すなわち視床下部-下垂体系は視床下部を神経系の最終共通路として神経系の情報を内分泌系に伝達する神経内分泌系として働く．

b．フィードバック調節

前述 a 項の中で，血中の下位のホルモンは上位のホルモンの分泌を通常抑制して下位のホルモンのレベルを一定の範囲に維持しようとする．これを負のフィードバック調節という．

c．自律神経，固有の分泌刺激による調節

交感神経の興奮が副腎髄質からアドレナリン分泌を刺激し，迷走神経（副交感神経）の刺激がガストリン分泌を起こし，血中ブドウ糖濃度の上昇がインスリン分泌を刺激する．血中 Ca^{2+} 濃度の低下が上皮小体ホルモンの分泌を刺激する．

これら a〜c 項で述べた調節機構はいずれも体の機能を最適に活動させるのに必要なホルモンレベルの維持に働いている．

11.3　下垂体前葉

標的内分泌腺を調節するTSH, ACTH, 性腺刺激ホルモン（FSH, LH）については標的内分泌腺の項で説明し、ここでは直接標的末梢組織に作用するGHとプロラクチンについて説明する。

a．成長ホルモン（GH）

（1）生理作用　成人体格の獲得は全面的にGHに依存している。しかし胎生期、出生直後の成長は最も急速な成長過程であるが、GHは関係していない。また創傷治癒、肝臓切除後の再生、毛髪の成長、標的内分泌腺（副腎、甲状腺、性腺）の発達、副生殖器（子宮、前立腺、精嚢）の増大はGHを必要としない。したがって全身的な成長にはGHは不可欠であるが、甲状腺ホルモン、性ホルモン、インスリンなど他のホルモン、さらに遺伝的・栄養的要因が関係しているといえる。GHの身長増大作用は骨端における軟骨形成と石灰化の刺激による。性ホルモン、甲状腺ホルモンは骨の成長を刺激するが、同時に骨端軟骨の石灰化による閉鎖を刺激する。思春期になると身長の伸びが止まるのはそのためである。この作用は間接的なもので、GHによって主に肝臓で産生されるインスリン様成長因子（IGF）というペプチドによる。

（2）代謝作用　細胞によるアミノ酸の取込みとタンパク合成を促進して組織の成長を刺激する。脂肪組織のリパーゼ活性の上昇により脂肪分解を刺激する。

b．プロラクチン（PRL）

（1）生理作用　乳腺で特異的にタンパク質、脂肪、糖質の合成を刺激して、乳汁を産生する。乳頭の刺激はPIHの分泌を抑制してPRLの分泌を促進し乳汁産生を高める。しかし乳汁の乳管への輸送と乳管からの駆出はオキシトシンの乳腺房の筋上皮の収縮による。

（2）分泌調節　PRLは通常その分泌が視床下部のPIHによって抑制的に調節されている唯一の下垂体前葉ホルモンである。

c．β-エンドルフィン

脳内モルフィン受容体と結合して、いわゆる内因性モルフィンとして痛覚消失作用を発揮する。ストレスによって分泌が亢進して、過剰なストレス反応を緩和する。運動時にも分泌が亢進する。また関連物質のエンケファリンとともに、脳内でも産生されている。

GHの分泌異常
腫瘍などによるGHの分泌過剰は長骨骨端軟骨閉鎖前では**巨人症**になり、身長が2m以上になる。閉鎖後成人でまだ軟骨の存在している手、足の骨端の延長、下顎骨、前頭骨の突出、軟部組織（脾、膵、腎臓、甲状腺）の増大がみられ、糖尿病を併発する傾向がある（**先端肥大症**）。先天的な欠乏、あるいはIGFの産生不全によって**小人症**が発現する。

GHの分泌調節
血漿レベルは年齢によってほとんど変化せず、発育の盛んな小児と老人で差がない。血糖値の低下、とくにそれに伴う脳のグルコース欠乏によって分泌が刺激される。その結果、脂肪の分解、動員と利用の促進、末梢におけるグルコース利用の減少が生じ、脳をグルコース欠乏から守る。身体的および精神的ストレス（疼痛、手術、激しい運動、感染、暑熱暴露など）は分泌を促進する。子どもで保護者とくに母親との人間関係が障害されると精神的抑圧が視床下部－下垂体系の機能を抑制してGHの分泌を低下させ、成長が抑制される。**愛情遮断症候群**（deprivation syndrome）と呼ばれる。深い睡眠時（入眠の徐波睡眠時）に分泌の著しい促進がみられる。その程度は幼若時に強く、年齢とともに減弱する。GHRHによって通常促進的に、SSによって抑制的に調節されている。

11.4　下垂体中葉

色素細胞刺激ホルモン（MSH）　皮膚でメラニン色素の産生を促進して色素沈着を起こすが，生理的意義はなく，人体の皮膚の色は遺伝的に決定されている．その分泌は PRL と同様，通常 MIH によって抑制的に調節されている．

11.5　下垂体後葉

二つのホルモン，バゾプレッシンとオキシトシンがそれぞれ主として視索上核と室傍核の神経分泌細胞で産生されて，軸索内を後葉の神経線維末端まで輸送されて貯蔵される．この神経系を全体として神経下垂体と呼ぶ．

　a．バゾプレッシン（抗利尿ホルモン；ADH）

（1）生理作用　主要標的組織は腎臓であり，集合管の水に対する透過性を促進して尿量を減少させる抗利尿作用を発揮する．また血管収縮作用があり，出血が多いとき血圧を上昇させショックを防ぐ．

（2）分泌調節　血漿浸透圧が一定の値以上になると，わずか1％上昇するだけで視床下部の浸透圧受容器が感知して分泌を刺激する（図11.3）．また血液量が約10％減少すると分泌が増加する．これと関連して姿勢の変化が分泌に影響する．座位から立位をとると中心部

バゾプレッシンの分泌障害
先天的に，あるいは下垂体・視床下部腫瘍，頭部外傷により，分泌が障害されると低比重（正常は1.002～1.030 に対して1.002～1.006）を大量（5～10 L/日）に排泄する尿崩症になる．

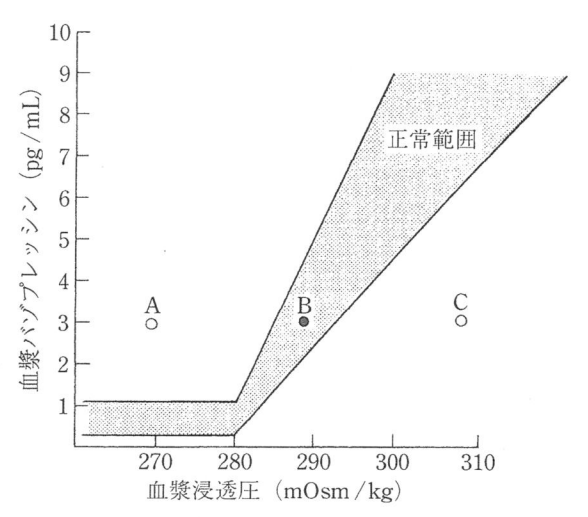

図 11.3　血漿浸透圧と血漿バゾプレッシン
A：抗利尿ホルモン分泌異常症，B：正常，
C：尿崩症．（Tepperman, 1980）

血液が8～15％減少して、血漿レベルが2～3倍上昇する。

寒冷利尿は寒冷刺激により皮膚血管が収縮して中心部血液量が増加し、そのため分泌が抑制されることによる。種々のストレス（疼痛、心配など）、ニコチン、モルフィンなどは分泌を刺激し、アルコールは抑制する。

b．オキシトシン

（1）生理作用 乳腺房の筋上皮細胞を収縮して射乳を起こす。オキシトシンがないとPRLによって産生された乳汁を駆出することができないので哺乳動物の授乳にとって必須のホルモンである。子宮平滑筋を、とくに妊娠末期には、強く収縮して分娩を促進する。しかし分娩のための陣痛を起こすのはプロスタグランジンE_2、$F_{2\alpha}$であり、オキシトシンがなくても分娩は可能であるが、遅延する。また分娩後の子宮収縮に関係する。性交は分泌を促進し、このオキシトシンによる子宮収縮は精子の卵管への輸送を助ける。

（2）分泌調節 授乳時の乳頭部への機械的刺激が反射的に分泌を刺激する。子宮頸部、膣の伸展も分泌を刺激する。

11.6 松果体

アミノ酸のトリプトファンから松果体にのみ存在する酵素HIOMTによって**メラトニン**が分泌される。

（1）生理作用 LHRH分泌と下垂体のLHRHに対する反応性の抑制によって性腺機能を抑制する。思春期の発来はLHRHの分泌促進とメラトニン分泌の低下による。早発性思春期が松果体の非実質性腫瘍によるメラトニン分泌の低下、あるいは視床下部中後部の腫瘍によって生じる。メラトニンは催眠作用、体温低下作用をもち、睡眠をもたらす。

（2）分泌調節 明暗刺激を介する上頸交感神経によって調節されている。明刺激はこの交感神経終末からのノルアドレナリン放出を抑制し、光刺激がないと放出されたノルアドレナリンがメラトニン分泌を刺激する。

11.7 膵内分泌系

膵臓は膵液を分泌する外分泌腺が大部分を占め、その中に内分泌腺細胞が不規則な卵円形集落（膵島、ランゲルハンス（Langerhans）島）で混在している。膵島は200万個ほどあり、B細胞が中心部に分

HIOMT（hydroxyindole-*O*-methyltransferase）
松果体のメラトニン産生酵素であり、アミノ酸のトリプトファンからセロトニン、さらにメラトニン産生の律速酵素であるNAT（*N*-アセチル転移酵素）によりアセチルセロトニンが産生され、最終的に松果体にのみ存在するHIOMTによってメラトニンになる。

布し，インスリンを分泌する．周辺部に A 細胞と D 細胞が混在しており，それぞれグルカゴンと SS を分泌する．インスリンとグルカゴンは体のエネルギー源（燃料）の代謝調節において中心的役割を果たしているホルモンである．

a．インスリン（insulin）

（1）生理作用　主要な作用部位は筋肉，脂肪組織，肝臓であり，これらの組織で同化作用を促進し，異化作用を抑制する．すなわちインスリンはエネルギー貯蔵ホルモンとして働く．

1) 糖代謝：インスリンは血糖低下作用をもつ唯一のホルモンである．これはグルコース利用，すなわち細胞のグルース摂取の促進による．インスリンによって細胞内に取り込まれたグルコースはわずか一部は酸化されるが，大部分は肝臓，筋肉におけるグリコーゲン合成，脂肪組織における脂肪合成に利用される．また肝臓からのグルコース放出の抑制も起こす．筋肉，脂肪組織ではインスリンがないとグルコースの細胞内輸送が阻止されるが，肝細胞ではグルコースの摂取はインスリンに依存しない．しかしインスリンはグリコーゲン合成酵素を活性化することによりグリコーゲン合成を促進し，糖新生およびグリコーゲン分解酵素に関係する酵素系を抑制して，肝臓からのグルコース放出を低下させる．視床下部腹内側核（飽食中枢）以外の中枢神経系，赤血球，腸上皮，腎尿細管，膵内分泌部などではグルコース利用にインスリンを必要としない．

2) タンパク代謝：細胞内へのアミノ酸の取り込み，タンパク合成を促進して，タンパク質の異化，アミノ酸酸化を抑制する．

3) 脂肪代謝：肝臓や脂肪組織で脂肪合成を促進すると同時に脂肪分解を抑制する．したがって体脂肪の貯蔵を増加させる．また肝臓における脂肪酸酸化，ケトン体産生を抑制する．

4) 電解質代謝：筋肉，肝臓による K 摂取を促進して血漿 K を低下させる．腎臓で尿細管による Na 能動輸送を促進して Na 尿中排泄を減少する．

5) その他：各種の成長因子と共同して細胞増殖を促す．このようにインスリンは総合的にみるとエネルギー源の貯蔵に働くホルモンである．

（2）分泌調節　グルコースが生理的なインスリン分泌刺激の中で最も強力である．血漿インスリン濃度は血糖値の増大に応じて速やかに上昇する．インスリンの分泌はグルコースが経口的に摂取されたときが，静脈内に投与されたときよりも大きい．これはグルコースが腸管から吸収されるときに，同時に分泌される GIP などの消化管ホル

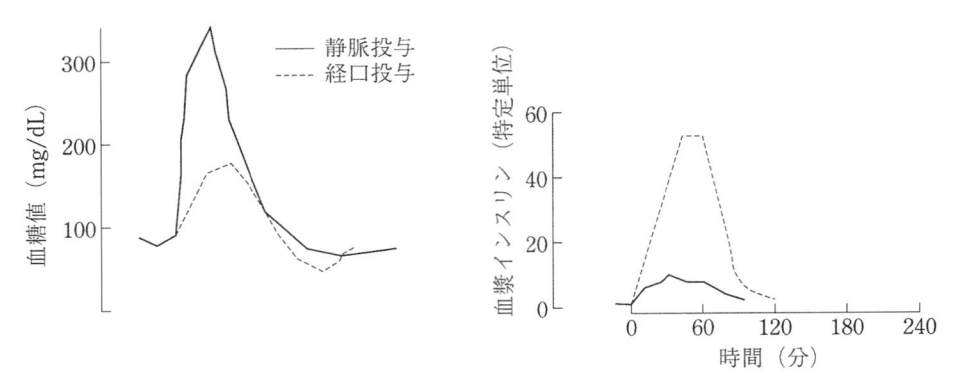

図 11.4 60gのグルコースを静脈あるいは経口投与したときの血中インスリンレベル

インスリンの分泌異常
分泌欠乏あるいは反応性が低下（インスリン抵抗性）するとグルコースの利用が障害され，高血糖，糖尿，多尿を主症状とする糖尿病になる．代謝障害の結果，糖尿病性アシドーシスとなり致命的である．インスリン分泌腫瘍（インスリノーマ）は低血糖発作，昏睡を招く．

糖尿病性アシドーシス
体内での脂肪酸，アミノ酸の酸化はグルコースの酸化に依存している．しかし糖尿病ではグルコース利用が障害されるので，代わりのエネルギー源として脂肪組織から動員された脂肪酸のレベルが高まるが，酸化されないため，肝で脂肪酸からの酸性物質であるケトン体の産生が増加してケトン血症すなわちアシドーシスになる．

モンがインスリン分泌を刺激するからである（図11.4）．タンパク質，アミノ酸もインスリン分泌を刺激する．グルコースの場合と同様にアミノ酸の経口投与によるインスリン分泌は静脈投与による場合に比較して大きい．カテコールアミン（アドレナリン，ノルアドレナリン）はB細胞のα受容体に作用してインスリン分泌を抑制する．一方，β受容体を介してインスリン分泌を刺激するが，B細胞はα受容体が優勢なのでカテコールアミンの分泌が増大する生理的条件下（たとえばストレス，運動時など）では抑制的に働く．また膵ホルモン自身が傍分泌的にお互いの分泌に影響する．すなわちSSはインスリンとグルカゴンの分泌に抑制的に，インスリンはグルカゴンとSSの分泌に抑制的に，グルカゴンはインスリンとSSの分泌に促進的に働く．膵島細胞は自律神経の直接的支配を受けており，交感神経のノルアドレナリンは上に述べたようにインスリン分泌を抑制する．副交感神経（迷走神経）刺激はインスリン分泌を刺激する．

b．グルカゴン（glucagon）

（1）生理作用 肝のグリコーゲン分解刺激，グリコーゲン合成抑制，糖新生，脂肪組織の脂肪分解，心収縮力増強，血管拡張，B細胞からのインスリン分泌刺激，カテコールアミンの放出などの作用をもつ．グルカゴンは最も強力な生理的血糖上昇因子であり，主要標的組織は肝臓である．低血糖に反応してグルカゴンが分泌され，肝グリコーゲンを分解動員して血糖値を回復する．グルカゴンは異化ホルモンであり，エネルギー産生ホルモンとして働いて，インスリンとともに身体燃料の代謝調節に中心的役割を果たしている．そして個々のレベルではなく，インスリン／グルカゴンの比が代謝調節に重要である．

（2）身体エネルギー源の分泌調節 通常の食事による血糖値の変化はグルカゴン分泌に影響しない．しかし血糖値が50 mg/dL以下に

なるとグルカゴンの分泌が増加する．アルコール低血糖，副腎皮質不全による低血糖は著しい高グルカゴン血症をもたらす．血糖値が150 mg/dL 以上になるとグルカゴンの分泌は漸減する．アミノ酸はインスリンと同時にグルカゴンの分泌も刺激する．これはタンパク質摂取時のインスリン分泌による低血糖を防ぐ機構である．交感神経-副腎髄質系からのカテコールアミンはA細胞を刺激してグルカゴン分泌を促進する．ストレス，運動時にみられるグルカゴン分泌増加の一部は同時に分泌されるカテコールアミンによるものである．

グルカゴンの分泌異常
グルカゴン分泌腫瘍（グルカゴノーマ）による分泌過剰が知られている．糖尿，壊死性紅斑，貧血，体重減少などがみられる．

11.8 甲　状　腺

甲状腺はヨード含有ホルモン（サイロキシン（T_4）とトリヨードサイロニン（T_3））とポリペプチドホルモン（カルシトニン）の2種類のホルモンを分泌する．

a. T_4, T_3

（1）分　泌　産生は約100万個あるろ胞の単層上皮細胞と，ろ胞上皮細胞で産生されてろ胞内部に輸送貯蔵されたタンパクコロイド（サイログロブリン）のチロシン残基で行われ，産生されたホルモンはろ胞内部に貯蔵される．全身のI^-の1/2が甲状腺に取り込まれてホルモン産生に利用される．このヨードポンプ機能はTSHに依存している．さらにTSHはサイログロブリン残基-ホルモン結合体をろ胞上皮細胞へ取り込ませ，ろ胞上皮細胞で分離されたホルモンを血中へ放出する．甲状腺ホルモンは血中で99.5％以上がタンパク質（ほとんどがサイロキシン結合グロブリン）と結合しており，ホルモン活性を発揮する遊離ホルモンとの間で平衡を保っている．

（2）代謝と活性　甲状腺はT_4とT_3を20：1の割合で分泌するが，このT_4の80％は甲状腺外で脱ヨード化され，その結果生じたT_3が末梢T_3のほとんどであり，甲状腺ホルモンの作用の大部分はこのT_3によるものである．したがってT_3が活性甲状腺ホルモンといえる．T_3はモル単位でT_4の3～5倍効果が強く，効果の発現も速い．

（3）生理作用

1) 成長と分化：母体の甲状腺ホルモンは胎児に移行しない．また胎児の甲状腺は妊娠10週までは活動がみられず，それまでの胎児の成長は遺伝的因子による．しかし妊娠10週後になり胎児の甲状腺機能が発現してくると，胎児の成熟と分化に甲状腺ホルモンが不可欠になる．とくにこの時期から新生児期にかけての脳の成熟と骨格の形成

に重要である．これらの作用は直接作用と，GH や種々の成長因子（神経成長因子，上皮成長因子など）の分泌を刺激するという甲状腺ホルモンの許容作用による．

2）エネルギー代謝：身体全体および組織の酸素消費と熱産生を促進する．しかし脳，精巣，脾臓，子宮，リンパ節では作用しないという組織特異性がある．下垂体前葉では TSH 分泌抑制の結果熱産生が逆に抑制される．基礎代謝の維持に働いており，甲状腺ホルモンレベルの増減によって基礎代謝はそれぞれ＋200％から－50％まで変動する．熱産生効果発現までの潜時は長く，T_4 で 24～48 時間，T_3 で 18～36 時間，最大効果発現までは，それぞれ 7～10 日，2 日を要する．その確かな機序は明らかでないが，細胞膜 Na ポンプ（Na^+-K^+-ATP アーゼ）の活性化に伴うエネルギー消費の増大が一因と考えられている．

3）心臓・血管系：心臓のカテコールアミン β 受容体を増加させてカテコールアミンの作用を増強させて心収縮力を高め，心拍数を増加させ血圧を上昇する．組織では代謝の亢進により血流量が増加し，血管が拡張する．

4）物質代謝：血糖値を上昇する．これは腸管におけるグルコースの吸収の促進，肝におけるグリコーゲン分解の刺激，カテコールアミンなどのグリコーゲン分解ホルモンに対する許容作用などによる．貯蔵脂肪に対して直接的に，およびカテコールアミン，GH，グルカゴン，副腎皮質ホルモンなどの脂肪分解ホルモンに対して許容的に作用して，脂肪の分解，動員を刺激する．血漿コレステロールレベルを低下させる．これはコレステロールの生合成も促進するが，同時にコレステロールからの胆汁酸，ステロイドホルモンの産生，コレステロールの胆汁への排泄も増大して，後者の作用がより強いことによる．酵素を含むタンパク質の合成を全般的に刺激する．しかし筋タンパク質には異化的に作用して，筋力の低下を招く（甲状腺中毒性ミオパチー）．甲状腺ホルモンが欠乏すると皮下組織間隙に粘液タンパク質が沈着し，浸透圧が高まることにより水も貯留して柔らかい腫脹（粘液水腫）を生じる．

T_4, T_3 の分泌異常
1）欠　乏：甲状腺機能低下症となり，粘液水腫，基礎代謝の低下，高コレステロール血症，精神活動の不活発化，などが現れる．慢性ヨード欠乏，自己免疫疾患（橋本

5）許容作用：すでに述べたが，その機構は代謝に関係する酵素合成の刺激，ホルモン受容体の変化（数や親和性の増大）である．

（4）分泌調節　　TSH によって調節されている．TSH の分泌は TRH によって促進され，甲状腺ホルモンの下垂体前葉へのフィードバック作用により抑制される．TRH の分泌は上位の神経性因子と TSH の視床下部へフィードバック作用によって調節され，他の視床

下部ホルモンと異なり標的内分泌腺ホルモンである甲状腺ホルモンによって影響されない．

b．カルシトニン（CT）

甲状腺のろ胞間基質にあるC細胞（傍ろ胞間細胞）から分泌されるポリペプチドホルモンであり，後述する上皮小体ホルモンに対する拮抗ホルモンである．

（1）生理作用 骨からのCaの血中への吸収を抑制して血中Caレベルを低下させる．しかし甲状腺髄様癌でCTレベルが高いときでも低Ca血症や高Ca血症のようなCa代謝の異常がみられないので，Ca代謝には次節に述べる小体上皮ホルモンがより重要であるといえる．

（2）分泌調節 血中のCa^{2+}レベルに依存しており，その上昇により分泌が促進し，低下によって分泌が抑制される．

11.9 上皮小体（副甲状腺）

Ca代謝の主要な調節因子であるポリペプチドホルモンである上皮小体ホルモン（パラトルモン；PTH）を分泌する．甲状腺の背面で上下左右に4個ある全量がわずか120 mg程度の小さな内分泌腺である．

（1）生理作用 骨からCaとリン酸塩を動員する．すなわち骨の吸収を促進する．この作用は骨細胞と破骨細胞のリソソームの活性化による．骨基質も分解されてコラーゲン中のアミノ酸であるヒドロキシプリンの尿中排泄が増加する．また腎における活性ビタミンDの生成を刺激して，その結果小腸からのCa^{2+}の吸収を促進する．さらに腎尿細管でのCa^{2+}の再吸収を促進する．このようにPTHは骨と腎に対する総合作用によって血漿Caを上昇させる．

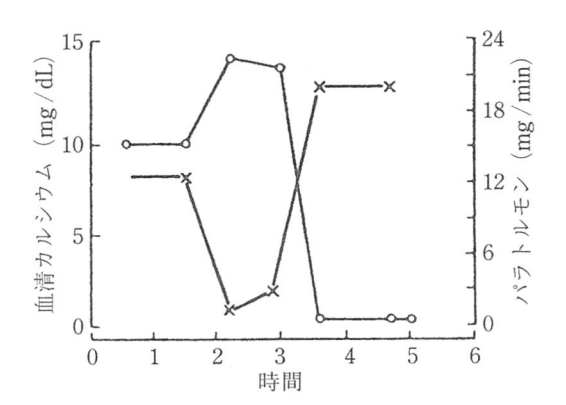

図11.5 上皮小体血漿Caレベル（○—○）とPTH分泌（×—×）（ヤギ）
(Care, et al., 1966)

病）などによって発現する．先天的なものはクレチン病と呼ばれ，精神遅滞と小人症を伴う．

2）過剰：甲状腺機能亢進症となる．甲状腺腫，眼球突出を伴うものはバセドウ病あるいはグレーブス病と呼ばれる．基礎代謝の亢進，低コレステロール血症，筋萎縮，循環機能の亢進がみられる．免疫グロブリンの一種である甲状腺刺激抗体による自己免疫疾患である．血漿TSHレベルが甲状腺ホルモンのフィードバック作用により低値を示すのが特徴である．

上皮小体ホルモンの分泌異常

欠乏すると血漿Caが低下して，神経，筋の興奮性が高まりテタニーを起こし致命的となる．上皮小体の頸部手術時の過誤による摘出，先天的欠損などでみられる．過剰は高Ca血症をもたらし，しばしば腎結石を生じる．また骨の脱カルシウムによる骨粗鬆症（骨多孔症）が起こり，特発性骨折の原因となる．上皮小体の良性腫瘍が原因となる．

テタニー

軀幹，四肢の筋肉の有痛性の強縮，痙攣を主症状とする症候群．神経の異常な興奮性の高まりによる．上皮小体機能低下症やビタミンD欠乏などの低カルシウム血症や，過換気性アルカローシスによる低カルシウムイオン濃度などでみられる．

（2）**分泌調節**　血中 C^{2+} のフィードバック作用により，その上昇によって分泌が抑制され，低下によって分泌が促進する（図11.5）.

11.10　副　　腎

副腎は本来腺組織である皮質と交感神経節後ニューロンから分化した分泌細胞からなる髄質が一体となった内分泌腺であり，密接な関係にある交感神経-副腎髄質系を形成する．

a．副腎髄質

機能的にも，発生的にも交感神経の一部であり，ストレスに対する緊急反応としてカテコールアミン（アドレナリン（A），ノルアドレナリン（NA））を分泌する．やはりストレスに対して分泌される副腎皮質ホルモンであるコルチゾル，膵ホルモンであるグルカゴンとともにストレスに対する生体の調節，適応にとって重要なホルモンであり，これらのホルモンは**ストレスホルモン**と呼ばれる．

PNMT
フェニルエタノールアミン N-メチル基転移酵素．ノルアドレナリンに N メチル化してアドレナリンを生成する酵素で，副腎髄質アドレナリン細胞と脳のアドレナリンニューロンに存在する．

（1）**カテコールアミンの産生と放出**　アミノ酸であるチロシンから生成される．まず NA が産生され，ついで副腎皮質からコルチゾルを高濃度に含んだ血液が髄質に到達して，このコルチゾルが酵素である **PNMT** を合成して NA を A に変換する．交感神経からは NA のみが放出されるが，副腎髄質ホルモンとしては A が約 80％，NA が約 20％の割合で放出される．

（2）**生理作用**　カテコールアミンの作用は α と β の2種類のアドレナリン受容体と結合して，セカンドメッセンジャーの生成を介して発現する．それぞれ 1, 2 と 1, 2, 3 の亜型をもち，α 効果は Ca^{2+} の細胞内取込みの促進により，β 効果は cAMP の生成を介している．α 受容体は NA に親和性が高く，平滑筋の収縮が主作用で，β 受容体は A に親和性が高く，平滑筋の弛緩，代謝刺激が主作用である．表 11.2 にアドレナリン受容体の分布とその効果を示す．NA，A はともに両受容体と結合するので，交感神経-副腎髄質系の興奮による反応は組織，器官に分布する主な受容体の型に依存することになる．

1）循環作用：NA，A は心臓の洞結節に作用して心拍数を増加する（変時作用）．また心筋収縮力を高める変力作用を示す．さらに冠状動脈を拡張する．これらの効果は β 効果であり，全体として心拍出量を増加させる．NA はほとんどすべての組織で α 受容体を介して血管を収縮させるが，A は β 受容体を介して骨格筋の血管，冠状血管を拡張させる．したがって NA と A を別々に全身投与すると，

表 11.2 アドレナリン受容体の分布とその効果

組織，器官	主な受容体	作　用
心臓	β	心拍数，心収縮増大
血管		
冠状動脈・骨格筋・腹部内臓の血管	β	拡張
皮膚・粘膜その他の血管	α	収縮
気管支平滑筋	β	弛緩
胃腸平滑筋	α	弛緩
虹彩放射状筋	α	収縮散瞳
膵臓		
B細胞	α	インスリン分泌抑制
A細胞	β	グルカゴン分泌刺激
肝臓	α	グリコーゲン分解
脂肪組織	β	脂肪分解，熱産生
脾臓	α	収縮

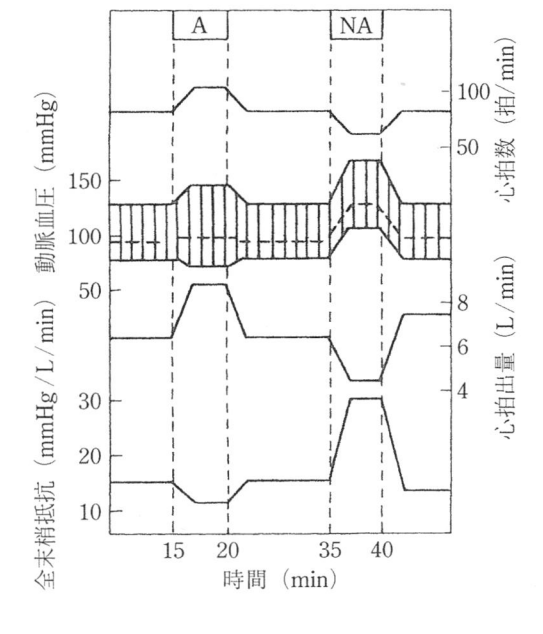

図 11.6 アドレナリン（A）とノルアドレナリン（NA）を静注したときの循環機能の変化（ヒト）(Swan, 1953)

それぞれの循環機能への作用は異なる（図 11.6）．ともに心臓に対する直接作用は同じであるが，NA は強い血管収縮を起こし，血圧を著しく上昇させるので，反射的に心機能が抑制され，心拍数，心拍出量が減少する．一方，A は全身の相当部分を占める骨格筋の血管を拡張させるので，その血圧上昇の程度は心臓に対する A の直接効果を打ち消すほど強くなく，心機能の亢進を起こす．

2) 代謝作用：肝におけるグリコーゲン分解と糖新生，脂肪組織における貯蔵脂肪の分解，全身および組織の代謝，熱産生の増大を起こす．代謝作用は一般的に A が NA より強い．

3) その他の作用：消化管，気管支，細気管支，膀胱などの平滑筋

カテコールアミンの分泌異常
副腎髄質腫瘍（褐色細胞腫）で分泌が過剰になると発作的な高血圧による心不全，脳出血を起こす．

を弛緩させる．しかし脾臓被膜，消化管括約筋，皮膚立毛筋，子宮，虹彩放射状筋（瞳孔散大筋）は収縮する．脳幹の網様体賦活系を刺激して覚醒反応を起こし，注意力の増強，精神的興奮，不安状態がもたらされる．

（3）分泌調節　交感神経節前線維とみなされる内臓神経を介して運動，出血，寒冷刺激，低血糖，低酸素，さらに恐怖，怒り，痛み，性的興奮のような情動性反応が分泌を促進する．その分泌促進はストレス，特に3F（fight 闘争，flight 逃走，fear 恐怖）に対する**緊急反応**（emergency reaction）として重要である．

b．副腎皮質

副腎の周辺部にある内分泌腺で，外側から顆粒層（球状層），束状層，網状層の3層からなり，コルチコイドと総称されるステロイドホルモンを分泌する．顆粒層は電解質代謝コルチコイド，束状層は糖質代謝コルチコイド（グルココルチコイド），網状層は活性の低い男性ホルモン（アンドロジェン）を分泌する．

（1）生合成　コレステロールから誘導されるステロイド核をもつ性ホルモンと同じステロイドホルモンである．生合成の最初の段階は共通である．ステロイドホルモンの生合成過程を次ページに示す．

（2）生理作用

1）糖質コルチコイド

① 物質代謝：ほとんどすべての組織の糖質だけでなく脂質，タンパク質，核酸などの代謝に作用する．生命の維持に不可欠のホルモンであり，生命活動，とくに負荷が加えられ適応能力を発揮しなければならないときに必須である．作用で最も特徴的なのは，他のホルモンの作用と肝細胞での糖新生（非糖質であるアミノ酸，グリセロールからのグルコース合成）に対する許容作用である．カテコールアミン，グルカゴンのグリコーゲン分解，脂肪分解に許容作用を発揮する．その結果，血糖値，血漿遊離脂肪酸濃度が上昇する．**コルチゾル**（cortisol）は肝臓以外の組織，主に筋細胞でタンパク質の分解を促進して血中へのアミノ酸放出を増加し，脂肪組織では脂肪合成を抑制して脂肪酸とグリセロールの放出を増加し，糖新生の原料供給を増加させる．またコルチゾルによる脂肪酸のレベルの上昇は組織へのグルコースの取込みと利用を抑制する（グルコース-脂肪酸サイクル）から，さらに血糖値レベルが上昇する．血糖値の上昇はインスリン分泌を刺激し肝，心筋，骨格筋のグリコーゲン合成を促進する．したがって副腎を摘出すると絶食，運動，発熱などのストレス時に血糖と組織グリ

11.10 副腎

ステロイドホルモンの生合成

コーゲンを維持できず致命的になる．肝臓では脂肪合成を促進するが，脂肪組織ではグルコースの摂取が抑制され，その結果，グリセロリン酸の供給が減少して脂肪合成が低下する．しかし許容作用により脂肪分解は促進するので，全体的には血中の遊離脂肪酸レベルは上昇する．肝臓以外の，骨格筋などの末梢組織でタンパク合成を抑制して，過剰になると異化を促進して筋萎縮を起こす．糖質代謝に対してはインスリンの肝臓および脂肪組織へのグルコースの取込み促進と肝

② 循環機能：心臓に直接作用して心拍数と心収縮力を増す．カテコールアミンの血管収縮作用に許容的に作用して血圧の上昇，維持に働く．毛細血管の透過性を低下して，血漿成分の血管外漏出を減少させ，水分を細胞内から血管内へ移動して血液量を増す作用がある．したがって，このホルモンが欠乏すると循環不全を起こし，出血，外傷，感染などに対する抵抗力が低下する．

③ 神経機能：欠乏すると抑制され，無関心，倦怠感，抑うつ状態を示す．一方，過剰になると発揚状態，不眠症，活動過多になる．また欠乏すると知覚過敏になり，**閾値**（threshold）が味覚では1/100，嗅覚では1/1,000，聴覚では13 db 低下する．したがってこのホルモン分泌の低い午後には味覚が敏感になり，分泌の高い午前は味覚が鈍感になる．

> **閾 値**
> しきい値．一般的にある現象あるいは反応を発生させるのに必要な最少のエネルギー量の値．生体では興奮を発生させるのに必要な最少の刺激の強さの値．閾値が小さいことは興奮性が高いことになる．

④ リンパ，結合組織：リンパ組織の急激な崩壊を起こし，リンパ球が減少する．新生期にみられる胸腺萎縮はこのホルモンによる．また結合組織の増殖を抑制するので，臨床的に炎症による線維形成を抑制する目的で，また膠原病の治療に使われる．

⑤ 抗炎症作用：炎症時肥満細胞からの血管透過性を亢進するヒスタミンの放出と肥満細胞の数を抑制する．さらにリンパ球，抗体産生の減少，白血球食作用の抑制が起こる．これらによって炎症反応が抑制される．

2）電解質コルチコイド：**アルドステロン**（aldosterone）は主に腎の集合管に作用して K^+，H^+ と交換に Na^+ の再吸収を促進する．その他，汗腺，唾液腺，消化管などでも Na^+ の再吸収を促進する．

3）副腎アンドロジェン：男性ホルモン活性は低い．末梢で活性の高いテストステロン，さらに女性ホルモンであるエストラジオールに変換されるが，ホルモン活性は通常みられない．

（3）分 泌 調 節

1）糖質コルチコイド：視床下部（CRH）-下垂体前葉（ACTH）-副腎皮質系が調節系である．CRH によって ACTH の分泌が刺激される．精神的ストレス，低血糖，低温，高温，低圧，高圧，出血，外傷，感染，手術などのストレスは CRH-ACTH 系を活動させてコルチゾルの分泌を促進する．ACTH はコルチゾルの分泌を増加すると同時に，副腎の血流量の増加，さらに副腎組織の増殖を起こす．コルチゾルの分泌は CRH と ACTH の分泌に対する負のフィードバック作用により抑制的に調節されている．また血漿コルチゾルレベルには

睡眠3～5時間後に上昇し始め，覚醒後間もなくピークに達し，日中は低下して睡眠の数時間後に最低値を示すという典型的な概日リズム（サーカディアンリズム）がみられる（図11.7）．これはCRHとそれに伴うACTH放出のリズムによるもので，いわゆる生物時計による内因性リズムである．

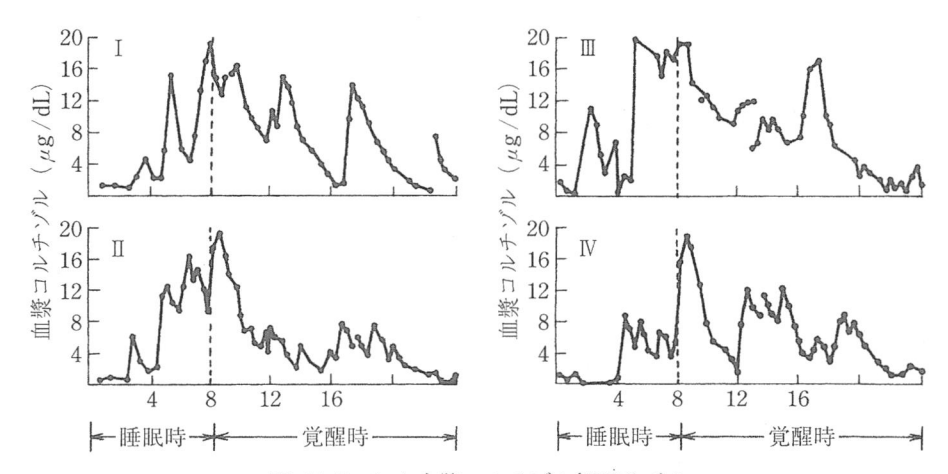

図 11.7 ヒト血漿コルチゾル概日リズム
4人の異なった人のレベルの変化を示す．(Weitzman, et al., 1971)

2) 電解質コルチコイド：アンギオテンシンIIが主要な因子である．タンパク分解酵素レニンが腎糸球体輸入細動脈の傍糸球体細胞から分泌され，肝で産生され血中に放出された基質のアンジオテンシノーゲ

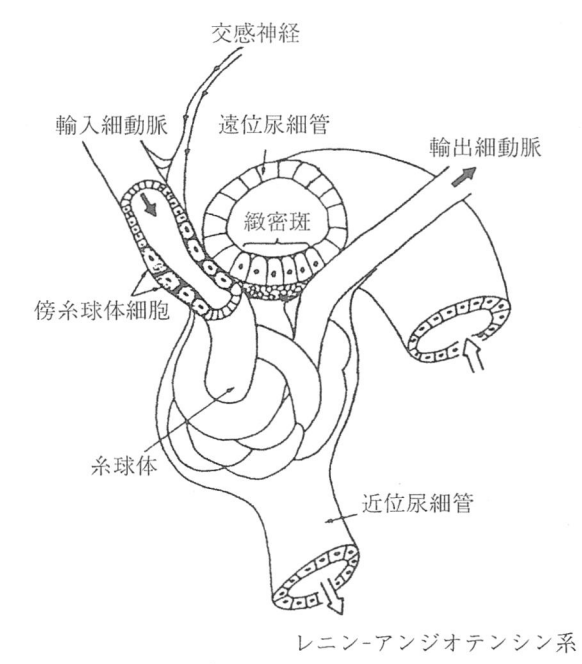

図 11.8 傍糸球体装置（Hardy, 1981）

副腎皮質ホルモンの分泌異常
1) 糖質コルチコイド：ACTHの異常分泌増加，あるいは副腎腫瘍などによって生じる過剰状態を**クッシング症候群**（前者をクッシング病と区別する）という．筋萎縮，骨萎縮，骨粗鬆症，四肢の脂肪減少と軀幹への脂肪沈着により満月顔貌，軀幹肥満（野牛体型）を示す．高血圧がみられる．自己免疫，結核などによって分泌不全が起こり，**アジソン病**という．衰弱し疲労しやすくなる．ACTHの分泌が増え，そのMSH作用により皮膚，粘膜に不規則なメラニン色素沈着を呈する．ストレスが加わると急性副腎不全になり，全身虚脱状態になり，致命的となる．
2) 電解質コルチコイド：腫瘍による分泌過剰

は**原発性アルドステロン症**といい，多尿，多飲，高血圧を示す．
3) 副腎アンドロジェン：腫瘍により分泌が高まると，女性で男性化，小児で思春期早発がみられることがある．副腎性器症候群と呼ぶ．

ンに作用してアンジオテンシノーゲン（A）Ⅰを生成し，このペプチドが肺などで変換酵素によってAⅡになる．AⅡは顆粒層でアルドステロンの産生，放出を促進する．傍糸球体細胞に接して遠位尿細管に緻密斑があり，傍糸球体細胞と合わせて傍糸球体装置と呼ぶ．血圧の低下，細胞外液量の減少，緻密斑のある尿細管液中のNa，Clレベルの低下によって傍糸球体細胞からのレニンの放出が刺激される（図11.8）．また血漿K^+の上昇が顆粒層に直接作用してアルドステロンの分泌を刺激する．

　3) 性ホルモン：副腎皮質の性ホルモン（アンドロジェン）の分泌はACTHによって調節されている．

11.11　性　　腺

　性腺は性ホルモンを分泌するとともに，生殖細胞の産生，放出を営むユニークな内分泌腺である．性腺機能の調節は視床下部LHRH-下垂体前葉性腺刺激ホルモン系による．性ホルモンはステロイドホルモンであり，1) **エストロジェン**（estrogen），2) **プロジェステロン**（progesterone），3) **アンドロジェン**（androgen）の3種類に分類される．1)，2) は女性ホルモンで卵巣から，3) は男性ホルモンで精巣から分泌される．

a．性腺刺激ホルモン（gonadotropin；GT）

　卵胞刺激ホルモン（FSH）と黄体形成ホルモン（LH）で，糖タンパクホルモンである．胎盤から分泌されるヒト絨毛性腺刺激ホルモン（hCG）もLHと構造，作用の類似したホルモンである．女性ではFSHが卵胞の発達を促し，卵子の形成とエストロジェンの分泌を起こす．エストロジェンの分泌増加が一定時間持続するとLHの大量分泌が急速に発現して排卵が引き起こされる．男性ではLHは精巣の間細胞を刺激してアンドロジェンの分泌を起こす．FSHは精細管を発達させ，精祖細胞を分化増殖し精子形成の開始に関与し，また間細胞のLH受容体を増加させ，LHによるアンドロジェン分泌を促進する．さらにFSHは精細管の**アンドロジェン結合タンパク質**（ABP）の産生を刺激して精細管のアンドロジェン濃度を高め，精子の形成，維持に働く．

b．性ホルモン

（1）女性ホルモン（卵巣ホルモン）

　1) **エストロジェン**（卵胞ホルモン）：生理活性をもつのはエストラジオールとエストロンであり，またエストロンは肝臓で代謝されてエ

ストリオールになる．卵巣でのエストロジェンの分泌は，まずLHが内卵胞膜細胞でアンドロジェンを産生し，このアンドロジェンが卵胞細胞に運ばれ，そこでFSHによってエストロジェンに変換される．

生理作用：主要作用部位は生殖器系であり，子宮，腟，外陰部の発達に不可欠であり，成熟後はその構造の維持に働く．卵巣に対しては卵胞細胞，卵胞膜細胞を増殖し，これら細胞のFSH，LHに対する結合能を促進しエストロジェンの分泌を高めるという正のフィードバック作用を発現する．卵子の栄養と輸送に関わる卵管では，その分泌と腺毛の活動を促進し，平滑筋の収縮性を高める．子宮では内膜細胞の増殖と肥大を起こし内膜の厚さを2～3倍にする．また分泌腺の増殖，肥大を起こすので，水分含有量と血流量が増加する．内膜のらせん血管を発達させ，筋層の収縮タンパク質のアクチンとミオシンを増加させ，子宮の自発性収縮活動を促進する．さらに子宮筋の興奮性，とくにオキシトシンに対する感受性を増強する．子宮頸部からの水様性粘液の分泌を刺激する．腟では粘膜を肥厚させ，表皮の上皮細胞を角化させる．粘膜表層部にグリコーゲンを蓄積する．その含有量は3％に及び，肝臓（6％）に次いで高い値になる．腟内細菌により，このグリコーゲンから乳酸が産生されて腟分泌液が酸性（pH 4～5）になり，細菌感染を防ぎ，角化細胞とともに排卵時の腟粘膜の保護に役立っている．外生殖器では思春期の陰唇，陰核の発達，バルトリン腺の発達と機能を促進する．乳腺では乳管を，またプロジェステロンと協力して腺房を発達させる．乳頭，乳輪の発達と色素沈着を起こす．全身的には骨成熟を促進して，長骨の骨端軟骨板の閉鎖を助長して身長の伸びを抑制するので，女性では思春期になると身長の伸びが停止する．女性で男性に比べて骨盤が広く低くて，骨盤下口が大きい．鎖骨は短く，薄く，湾曲が弱く滑らかである．また頭蓋骨の形態が幼児型を維持する．これらの性差はエストロジェンの作用による．皮下脂肪蓄積効果があり，体表面を柔らかく，曲線的にする．腎尿細管に作用してNaと水の貯留を促進する．視床下部の性中枢に作用して性行動を発現させる．これらの全身作用は生殖器以外の性的特徴，すなわち二次性徴の発現に関係するものである．

2) **プロジェステロン**：黄体ホルモンの主要なものである．排卵前の卵胞細胞からもわずかに分泌されている．肝臓で還元-グルクロン酸抱合によって尿中へプレグナンジオールとなって排泄される．プロジェステロンが作用するためには一般にエストロジェンがあらかじめ，あるいは同時に存在することが必要である．

生理作用：受精卵の子宮内での着床とその維持に不可欠である．エストロジェンによって増殖した子宮内膜に作用して分泌機能を刺激する．分泌腺が増殖して，子宮内膜に多数の皺襞ができて，血流量が増加する．分泌腺は延長分岐し，湾曲して子宮ミルクと呼ばれる分泌液を産生する．子宮ミルクは胎盤が形成されるまで胚子に栄養を供給する．子宮筋の自発的収縮を抑制し，オキシトシンの子宮収縮作用に対する感受性を低下させる．これらの作用は妊娠の持続に不可欠である．卵管の自発運動は抑制するが，粘膜の分泌と線毛運動は促進する．中等度の熱産生作用がある．排卵後の基礎体温の上昇は黄体からのプロジェステロンの視床下部温度ニューロンへの作用を介している．

（2）男性ホルモン（アンドロジェン）　精巣の間細胞から分泌される．主要なアンドロジェンはテストステロンである．その他にアンドロステネジオン，デヒドロエピアンドロステロンが分泌されているが，量，生理活性はテストステロンの1/10以下である．肝臓で酸化-還元あるいは還元され，さらに硫酸やグルクロン酸と抱合して尿中へ排泄される．

生理作用：主に生殖器系の分化，発達，機能の促進に働く．出生前に胎児精巣から分泌されるテストステロンはウォルフ管を分化して精囊，精巣上体，精管を発生させる．尿生殖洞，生殖結節からの陰茎，陰囊，前立腺の分化もテストステロンに依存している．テストステロンがないとこれらの構造は女性の外陰部になる．テストステロンの分泌は生後消失し，思春期に再び出現する．思春期に陰茎と陰囊を発達させる．精巣での精子形成とその維持に不可欠である．精子の貯蔵および成熟のための部位である精巣上体の分泌活動を促進する．また精囊，前立腺，球尿道腺の発達，分泌を刺激して精液の生成に寄与する．二次性徴を発現させる．恥毛を臍の方向へ拡げ男性型にする．顔，胸，腋窩の毛の成長を刺激するが，頭髪には抑制的に作用し，とくに側頭部の頭髪の後退は特徴的である．青年期はじめに喉頭の拡大と声帯の肥大を起こし，声が低音になる変声期をもたらす．青年期急成長をもたらし，骨格，とくに上肢帯の著しい発達がみられる．しかし同時に骨の成熟，骨端軟骨板閉鎖を促進するため，まもなく停止するが，女性に比べてその時期は遅く，身長の延びも遅くまでみられる．タンパク同化を促進して，とくに上半身の筋肉を発達させる．皮脂腺の発達と分泌を刺激し，青年期ざ瘡の原因となる．視床下部の性中枢に作用して性衝動，性行動の発現に関係する．

（3）性ホルモンの分泌調節

1) 女性ホルモン：卵巣ホルモンの分泌はFSH，LHによって調節される．まずFSHレベルの上昇によって原始卵胞の成熟が始まり，エストロジェンの分泌が高まる．エストロジェンの分泌にはすでに説明したようにLHによるアンドロジェンの分泌が先行する．ついでエストロジェンによるLHの急速な大量分泌（排卵性大量分泌）が起こり，排卵が発現する．排卵後の卵胞は黄体となり大量のプロジェステロンと，再びエストロジェンを分泌する．このようなFSH，LHの分泌はLHRHによって調節されている．排卵後のプロジェステロン，エストロジェンのレベルの上昇は負のフィードバック作用をLHRHと下垂体前葉に及ぼし，FSH，LHの分泌を抑制する．LHRHの分泌は視索前野，大脳辺縁系などの影響を受けている．女性に特有な性周期の発現は，視交叉上核にある生物時計によって制御されている．

2) 男性ホルモン：血漿テストステロンレベルは睡眠中あるいは睡眠の終わりころに高い値をもつ概日リズムを示すが，女性のような周期的変化はみられない．テストステロンレベルの上昇はLHRH分泌の抑制を介してLH分泌を低下させるが，FSH分泌は抑制しない．FSH分泌は精巣セルトリ細胞から分泌されるタンパクホルモンである**インヒビン**（inhibin）によって調節されている．インヒビンはまた卵胞細胞でも産生され，FSHの分泌調節に働いている．インヒビンの作用部位は下垂体前葉である．

（4）性ホルモンの作用機構　ステロイドホルモンに共通の機構，すなわち細胞内受容体と結合して核に輸送され，核でmRNAの合成を促進して新しいタンパク質を産生して，細胞機能を調節する．テストステロンは標的細胞で還元されてジヒドロテストステロン（DHT）となってから細胞内アンドロジェン受容体と結合して作用を発揮する．

11.12　その他の内分泌性因子

1) 消化管ホルモン：ガストリン，セクレチン，CCK，GIP，VIP，モチリンなどがある（9章「消化器系」を参照）．

2) 活性ビタミンD：腎臓で分泌されるホルモンといえる．

3) エリスロポエチン：腎臓から分泌され，骨髄でエリスロポエチン感受性幹細胞に働いて赤芽球への成熟を促進する．

4) プロスタグランジン：細胞膜のアラキドン酸から誘導される炭

素数 20 の不飽和脂肪酸群である．ほとんどすべての組織に存在して，多くの生理機能に関係している．分娩誘発，血小板凝集抑制，胃粘膜防御，発熱などの作用がある．プロスタグランジン合成を阻止するアスピリンは解熱剤として使用される．

5) 心房性ナトリウム利尿ホルモン：心房で分泌されるポリペプチドホルモンであり，腎糸球体ろ過速度を増大し，腎からの水，Na などの排泄を促進する．血圧の調節に働いている．

6) 脂肪組織ホルモン：タンパクホルモンの**レプチン**（leptin）が脂肪組織から分泌されている．レプチンは視床下部の受容体に作用して摂食の抑制と熱産生の増加を引き起こし，体脂肪量を減少させるように働く．レプチン濃度は脂肪組織の重量に比例するので，体脂肪量の調節に働き，肥満の制御に関係している．胃ホルモンの**グレリン**（ghrelin）は摂食を刺激する．したがって両ホルモンは連携して摂食のコントロールに作用していると考えられる．

11.13 代謝・栄養・体温

代謝は生体における物質とエネルギーの変換過程の総和をいう．代謝により生命維持のためのすべての過程，たとえば細胞の興奮性，成長，生殖，またより特異的な収縮，伝導，分泌，吸収などの機能の発現が可能になる．したがって代謝はすべての生理現象の基盤をつくっている．物質の変換という化学的側面は生化学で扱われるので，ここでは物質の変換に伴うエネルギーの変換，栄養との関係，代謝機能を保証している体温の調節について説明する．

a. エネルギー代謝

生物は動物，植物を問わず環境との間で絶えずエネルギーと物質の交換を行って生命の独自性を保持している．そしてこのエネルギー交換は物理・化学系におけると同様に熱力学の第一法則（エネルギー保存則）と第二法則（エントロピー増大則）に従っている．植物は太陽光子のエネルギーを直接光合成により化学結合のエネルギーに変換してエネルギーをもつ物質を合成する．しかし動物はこのような能力をもたず，植物によってつくられたエネルギー物質を食物として摂取，利用することによって必要なエネルギーを獲得する．食物のエネルギーとして利用されるのは C と H の間の結合エネルギーである．そのような結合をもつ化合物は炭水化物（糖質），脂肪，タンパク質であり，これらの物質は食物の中の**熱量素**と呼ばれる．それ以外の結合は他の特異的な機能に関係している．たとえば無機質塩類間の結合は骨

に硬度を与える．またATP，クレアチンリン酸（CP）のリン酸基と複雑な有機化学物質との結合は細胞内でのエネルギーの貯蔵と輸送に働いていて高エネルギーリン酸結合と呼ばれ，加水分解によってこのエネルギーが解放され細胞の活動に利用される．人体で実際に利用されるエネルギーは**自由エネルギー**と呼ばれ，食物の化学エネルギーの95％にあたる．自由エネルギーはその約1/2が化学的エネルギーとしてATPに貯蔵され，細胞の化学的仕事（生体物質の合成，すなわち同化），機械的仕事（骨格筋の収縮，血液循環など），輸送的仕事（グルコース，電解質など），電気的仕事（静止膜電位の生成）に変換される．残りの1/2は熱エネルギーになる．骨格筋の収縮によって外部的仕事に使われるエネルギーの割合はおよそ0〜25％である．すなわち外部仕事に変換される最大効率は25％程度である．その他の仕事のエネルギーは最後には熱エネルギーとなる．たとえば心臓の機械的仕事は血液を循環させるが，血管との間の摩擦により熱エネルギーに変わる．生体物質の合成に使われた化学的仕事のエネルギーは，その物質が分解すると熱エネルギーになる．したがって体内の化学的エネルギーは究極的にはATPをつくるときの化学反応によって直接的に，あるいは仕事に使われることによって間接的に熱エネルギーに変換されることになる．以上の過程で体内に発生した熱は体熱の保持に携わるが，定常状態では大部分が体外に放散されて体温が一定に保たれることになる．

（1）エネルギー交換の測定

1) エネルギー単位：一般的にはkcalが用いられているが，国際単位（SIU）としてはジュール（joule；J）を使用する．1 kcal＝4.187 kJである．またエネルギー交換量はkcal/hで表されるが，SIUではワット（Ws）＝J/sを使用する．$1.16 \times$ kcal/h＝Wsである．

2) エネルギー交換の測定原理：空腹安静時においては体内のエネルギー源から解放されたエネルギーは完全に熱に変換されるから，熱産生量が代謝量を表すことになる．この代謝量は**基礎代謝量**（basal metabolic rate；BMR）と呼ばれ，生体のエネルギー利用速度の基本的指標となるものである．代謝量は次の二つの方法によって測定される．

① 直接熱量測定法：生体を熱量計内に入れて熱産生量を直接測定する方法である．② 間接熱量測定法：O_2消費量，CO_2産生量，尿中N_2排泄量から計算によって代謝量を求める方法である．そのためには，熱量素のカロリー価，呼吸商（RQ），O_2消費量のエネルギー当

自由エネルギー

自由エネルギーは熱量素の酸化により体内で発生するエネルギーの増加分，自由エネルギー変化$\Delta F = \Delta H - T\Delta S$で与えられる．すなわち体内で熱量素の酸化によって発生するエネルギーΔH（エンタルピー変化）から不可避的に熱に転化してしまうエネルギー量$T\Delta S$を差し引いたものである．Tは絶対温度，ΔSはエントロピー変化であり，エネルギー系の無秩序性の量的表現で，$\Delta Q/T$で定義される．ΔQは熱量変化である．生体とそれを取り巻く環境を一つの系とするとΔSは常に増大する方向にある（熱力学第二法則）．しかし生体は秩序ある定常状態を保つために体外にエントロピーを捨てることによって$T\Delta S$の項を小さくしてΔHのΔFへの変換効率を大きくしている．このようにして得られた自由エネルギーは高エネルギーリン酸化合物として捉えられ，蓄えられ，必要に応じて骨格筋の収縮，生体の機能，構造の維持などのエネルギー利用過程に使われる．

異化と同化

体内においてエネルギーが生体に利用されるようになる化学的変化は異化と呼ばれ，通常，酸化か加水分解である．反対に生体成分として貯蔵物質を合成する反応は同化という．同化は単独で起こりうるものではなく，合

成に必要なエネルギーは異化によってのみ得られる．同化の盛んな成長期には，自由エネルギーの一部は化学的エネルギーとして体内に貯蔵されることになる．成長期の子どもや，肥満の発現時にはそれぞれタンパク質あるいは脂肪として貯蔵化学エネルギーが増大する．一方，栄養不足，飢餓時には貯蔵化学エネルギー量は減少する．絶食の初期には脂肪が，また長期にわたるとタンパク質もエネルギー源として利用されるようになる．

量（熱当量）を知る必要がある．

熱量素のカロリー価は体内での消化，吸収率，代謝の条件（タンパク質は完全に燃焼しないで一部尿素などの窒素化合物として尿中に排泄される）を考慮すると，燃焼熱量計で得られた値より小さくなり，糖質，タンパク質は4 kcal/g，脂肪は9 kcal/gとなる．O_2消費量のエネルギー当量は，熱量素が酸化されたときの消費O_2量に対する発生熱量であり，$kcal/O_2 1L$で表す．糖質（グルコース）は5 kcal/O_2 1L，脂肪（脂肪酸）は平均4.7 kcal/O_2 1L，タンパク質（アミノ酸）は平均4.5 kcal/O_2 1Lである．

呼吸商（RQ）は消費されたO_2量（$\dot{V}_{O_2}$）に対する産生されたCO_2量（$\dot{V}_{CO_2}$）の比である．この比は体内であっても体外であっても熱量素の種類によって決定される．しかし後で説明するように，体内では種々の条件によって影響を受けるので単純ではない．したがってRQはまた**呼吸交換比**（respiratory exchange ratio：R）とも呼ばれる．

RQを求めるには同一温度，同一圧力の下では同一容積のガスは同数の分子を含んでいる（アボガドロ（Avogadro）の法則）から，O_2，CO_2の容積（V）の変化を計算すればよい．

糖質の場合はグルコースとして燃焼するから

$$C_6H_{12}O_6 + 6O_2 \longrightarrow 6CO_2 + 6H_2O$$

したがって$RQ = 6CO_2/6O_2 = 1.00$である．

脂肪の場合は余分なO_2がC，Hの酸化のために必要となり，RQが1より小さくなる．トリパルミチン（$C_{51}H_{98}O_6$）を例にとると

$$2C_{51}H_{98}O_6 + 145O_2 \longrightarrow 102CO_2 + 98H_2O$$

であるから$RQ = 102CO_2/145O_2 = 0.703$となる．食品中の脂肪は主にパルミチン酸，ステアリン酸，オレイン酸のトリグリセリドなのでRQは平均0.706になる．タンパク質の場合はアミノ酸のいくつかのOとCがNと結合して残りが尿，便中に窒素化合物として排泄されるので，完全に酸化されたときに比べて複雑であるが，平均で0.802となる．

またグルコースから脂肪酸（パルミチン酸）が合成されるときの代謝では

$$4C_6H_{12}O_6 + O_2 \longrightarrow C_{16}H_{32}O_2 + 8CO_2 + 8H_2O$$

となり，$RQ = 8CO_2/O_2 = 8.0$となる．したがって三大栄養素以外の物質が利用されたり，脂肪合成の過程が促進するとRQが影響を受けることになる．しかし通常の食事を摂取している場合，RQは約0.85であり，絶食時は約0.82となり，RQは酸化される熱量素についてある程度の情報を与えてくれる．BMR測定時にはタンパク質の利用

表 11.3 非タンパク RQ と O_2 エネルギー当量

非タンパクRQ	kcal/O_2 1 L	熱量素酸化比率（％）	
		糖質	脂質
0.70	4.686	0	100.0
0.71	4.690	1.10	98.9
0.72	4.702	4.76	95.2
0.73	4.714	8.40	91.6
0.74	4.727	12.0	88.0
0.75	4.739	15.6	84.4
0.76	4.751	19.2	80.8
0.77	4.764	22.8	77.2
0.78	4.776	26.3	73.7
0.79	4.788	29.9	70.1
0.80	4.801	33.4	66.6
0.81	4.813	36.9	63.1
0.82	4.825	40.3	59.7
0.83	4.838	43.8	56.2
0.84	4.850	47.2	52.8
0.85	4.862	50.7	49.3
0.86	4.875	54.1	45.9
0.87	4.887	57.5	42.5
0.88	4.899	60.8	39.2
0.89	4.911	64.2	35.8
0.90	4.924	67.5	32.5
0.91	4.936	70.8	29.2
0.92	4.948	74.1	25.9
0.93	4.961	77.4	22.6
0.94	4.973	80.7	19.3
0.95	4.985	84.0	16.0
0.96	4.998	87.2	12.8
0.97	5.010	90.4	9.58
0.98	5.022	93.6	6.37
0.99	5.035	96.8	3.18
1.00	5.047	100.0	0

は少ないので，**非タンパク RQ** を出すことにより，表 11.3 に示されるように体内で利用された糖質，脂肪の比率を計算することができる．しかし実験的に，とくに短時間の代謝をみる場合には必ずしも正確な情報は得られない．それは上に説明したように細胞は食物栄養素を酸化するだけでなく，同時に他の物質に変換するからである．たとえば上で説明したように糖質から脂肪への変換が行われるとき RQ は 1.0 以上になる．これは糖質は酸素が豊富で，脂肪は相対的に酸素が少ないので，糖質から脂肪に変換されるときに糖質から酸素が放出され，酸化過程に酸素が少なくてもすむためである．逆の過程が起こるときは RQ は 0.7 以下になる．

非タンパク呼吸商

間接的にエネルギー代謝量を計算するためには，V_{O_2}，V_{CO_2} の他に尿中 N 排泄量からタンパク質の利用による V_{O_2}，V_{CO_2} を求めて非タンパク呼吸商 RQ を知る必要がある．例を用いて説明する．いま食間安静時のヒトで尿中 N 排泄量 0.5 g/時間，V_{O_2}＝16.0 L/時間，V_{CO_2}＝13.5 L/時間だったとする．タンパク質の N 含有量は平均 16％である．したがって 1 時間に酸化されたタンパク質は 0.5/0.16＝3.1 g になる．熱量に換算すると 3.1×4＝12.4 kcal/時間となる．1 g のタンパク質が酸化されると，O_2 0.97 L を使用して，CO_2 0.78 L を排出するから，3.1 g のタンパク質の酸化に必要な O_2 は 3.1×0.97＝3.0 L/時間，排出される CO_2 は 3.1×0.97＝2.4 L/時間になる．従って糖質と脂肪の酸化に使われた O_2 は 16.0−3.0＝13.0 L/時間，排出された CO_2 は 13.5−2.4＝11.1 L/時間となる．このときの RQ＝11.1/13.0＝0.85 を非タンパク RQ といい，この値から表 11.1 に示されているように糖質と脂肪の利用の割合，O_2 のエネルギー当量を知ることができる．この例では RQ＝0.85 で，4.862 kcal/O_2 1 L であるから，糖質と脂肪の酸化によって生じた熱量は 13.0×4.862＝63.2 kcal/時間となる．そして全熱産生量は 63.2＋12.4＝75.6 kcal/時間となる．また表 11.1 から糖質による熱産生量は 63.2×0.51＝32.2 kcal/時間，脂肪による熱産生量は 63.2×0.49＝31.0

kcal/時間であり，全熱産生量の 42％が糖質によって，41％が脂肪によって，17％がタンパク質によって産生されていることがわかる．すなわち三つの熱量素が身体活動の維持に利用されているといえる．

酸化過程以外の **RQ に影響を与える因子**としては次のようなものがある．〔RQ を上昇させる因子〕1) 過換気：CO_2 の排出が促進するので RQ は 1.5〜1.7 になる．2) 酸の生成：pH の低下により CO_2 の排出が促進するためである．運動，痙攣，窒息などによる乳酸の蓄積，糖尿病，絶食などによるケトン体産生の増大時に起こる（図 11.10）．3) 酸の貯留：腎炎などでみられる．〔RQ を低下させる因子〕1) 低換気：CO_2 が体内に蓄積するので排出が少なくなり RQ は 0.7 以下になる．2) 酸の除去：嘔吐による胃酸の喪失時に起こる．したがって RQ は単純に熱量素の酸化過程のみを反映している指標とみなされるべきではなく，むしろ生体内で酸素を必要とし，肺から二酸化炭素を排出する全過程の結果を示すものと考えられる．もちろんよく調節された条件下ではこの比は熱量素の酸化過程を反映するから，酸素消費量と RQ に対するエネルギー当量（表 11.3）から正確に熱量を計算できる．

（2）**基礎代謝**　生体のエネルギー交換に最も影響を与える因子は筋肉活動，気温および摂食の三つである．これら三つの影響をできるだけ少なくした条件，すなわち基礎条件下でのエネルギー交換は，最小の生体活動に必要なエネルギー量になり，この値を基礎代謝といい，生体のエネルギー交換の基礎レベルの指標として重要である．

基礎条件としては早朝空腹時（食後 12〜14 時間経過した，いわゆる消化吸収後），安静状態（横臥位），温暖環境下が選ばれる．また測定 30〜60 分前の激しい運動は避け，精神的にも安静な状態でなければならない．また睡眠時は筋緊張の低下により基礎条件下で測定された値より約 10％少なくなるので一日の基礎代謝を計算する場合考慮しなければならない．

1) 基礎代謝量（BMR）：BMR は通常 $kcal/m^2$（体表面積）$/h$ で表す．BMR は年齢，性，身長，体重によって変動する．身長と体重は体表面積を決定する．日本人の 20 歳台の平均値は男子で 37.5 $kcal/m^2/h$，女子で 34.3 $kcal/m^2/h$ である．

2) BMR の生理的変動：BMR を比較するときは，その生理的変動を考慮しなければならない．

（1）身体の大きさ：同一年齢であっても体重の重いものは BMR は大きい．しかし単位重量当たりにすると身体が小さいほど代謝活性が高いことになる．このような理由で大きさの異なる生体のエネルギー交換量を比較するための共通単位が必要になる．つまり比較のために標準化が必要である．体重と身長から実験式によって求められる体表面積（m^2）が共通単位になりうるとして広く利用され，**代謝性身体サイズ**（metabolic body size）と呼ばれる．共通単位当たりで代謝量を表すと体重の大小にかかわらず，ほぼ同じレベルの値を示す．

（2）性別：女子では，男子より身体の大きさが同じであっても 6〜10％低い．女子では，代謝活性の低い皮下脂肪組織の量が多いこと，日常の活動量が小さいことによる．

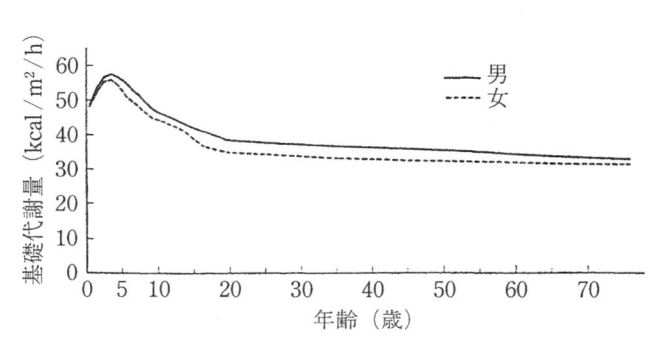

図 11.9　基礎代謝量の性差と年齢による変化

(3) 年齢：BMR は 1〜3 歳にかけてピークを示し，その後漸減する（図 11.9）．成長期には代謝活動，とくに同化が盛んで多くのエネルギーを利用するためである．

（3）エネルギー代謝の変動

1）食事の摂取：摂食によって熱産生が増加する．この現象を食事の**特異動的作用**（specific dynamic action；SDA）という．この作用は食質によって異なる．タンパク食の場合は摂取タンパク質のエネルギー量の 25〜30％ の熱産生の増加がみられる．脂肪，糖質食の場合でも SDA はみられるが，タンパク質に比べて弱い．たとえば 4 時間の代謝量が 300 kcal の人が，300 kcal のタンパク質を摂取しても消費されるエネルギーを補うことができるはずである．実際にはタンパク質摂取 4 時間では 380 kcal の熱産生がみられる．すなわち 80 kcal の余分なエネルギーが使われたことになる．つまり摂取タンパク質の 27％（80/300×100）のエネルギーが熱となって放散されたことになる．したがって生体の貯蔵化学エネルギーを完全に保持するためには食事の摂取カロリーを消費エネルギーよりいくぶん多くする必要がある．SDA は吸収された栄養素の肝臓などにおける中間代謝過程が関係している．また長期にわたって摂食が増大すると食事性熱産生が起こる．余分なカロリーを熱として散逸するカロリー緩衝系といえる．交感神経の活動亢進が原因であり，褐色脂肪組織のような熱産生組織，脂肪組織の代謝促進が関与している．

2）筋活動（運動）：最も著しい影響を与える．表 11.4 に 20 歳の男子の種々の活動時におけるエネルギー消費量を示す．350 kcal/m²/h までの活動には長時間耐えることができるが，これより高いレベルの活動には短時間しか耐えられない．BMR 測定 30 分前までは起きあがったり，身支度をしたり，歩くのは影響しないが，激しい運動をした場合は基礎レベルに戻るのに数時間かかる．

3）ホルモン：カテコールアミン（アドレナリン，ノルアドレナリン），甲状腺ホルモンにより代謝が亢進する．

4）温度：環境温度，体温の変化はともに代謝に影響する．寒冷に対する生体反応の代表的なものは**ふるえ**（shivering）である．表 11.4 にみられるように最大のふるえによって代謝は 250 kcal/m²/h まで増大する．ふるえによる熱産生は体温の維持に働く．

5）栄養状態：栄養不足，絶食が長期間続くと BMR は 20〜40％ 低下する．細胞に栄養素が不足すること，交感神経系や甲状腺の機能が低下し栄養素の不足を防ぐ適応が起こるためである．

6）精神活動そのものは影響しないが，激しい情動の変化により筋

表 11.4 種々の活動時におけるエネルギー消費量（20歳男子）

活動	kcal/m²/h
安　静	
睡眠	35
横臥	40
座位	50
軽動作時	
事務作業（筆記など）	60
立位	85
中動作時	
洗濯，着付け	100
歩行（80 m/min）	140
家事	140
重動作時	
サイクリング	250
水泳	350
駆け足	350
スキー	500
ランニング	600
ふるえ	〜250

緊張や交感神経系の活動が高まるとBMRが5〜20％上昇する．

7) 季　節：糖質を主食とする日本，東南アジアではBMRが夏低く，冬高く，約10％の差がみられる．気温の変化に対する適応現象と考えられるが，脂肪摂取量の多い欧米人では夏の低下がみられず，季節変動が認められない．

（4）運動とエネルギー代謝　　運動を開始すると運動強度に応じてエネルギー消費が増大する．しかし酸素消費が運動に必要なエネルギーを供給するための好気的代謝をまかなうレベルまで上昇するのに数分を要する．このときに生じた酸素不足を補うために，運動の終了後も酸素消費量はすぐには安静時レベルに戻らず，ある期間高いレベルが続いて最初の酸素不足を消却する（図11.10）．運動後に酸素不足を消却するために余分に消費される酸素を酸素負債と呼び，通常は酸素不足と等しくなる．酸素負債により1) 静脈血と筋ミオグロビンの酸素不足の補充，2) 高エネルギーリン酸化合物のATP，CPの再合成，3) 嫌気的代謝によって形成された乳酸の処理の三つが行われる．つまり運動に必要なエネルギーは好気的代謝によって供給されるが，運動の初期には必要なエネルギーの一部は嫌気的代謝によってまかなわれている．したがってこの嫌気的代謝によって得られるエネルギー量が酸素不足ということになる．最大運動時には筋収縮が激しいため定常状態に達せず，運動期間中酸素不足は増大する．たとえば100 m

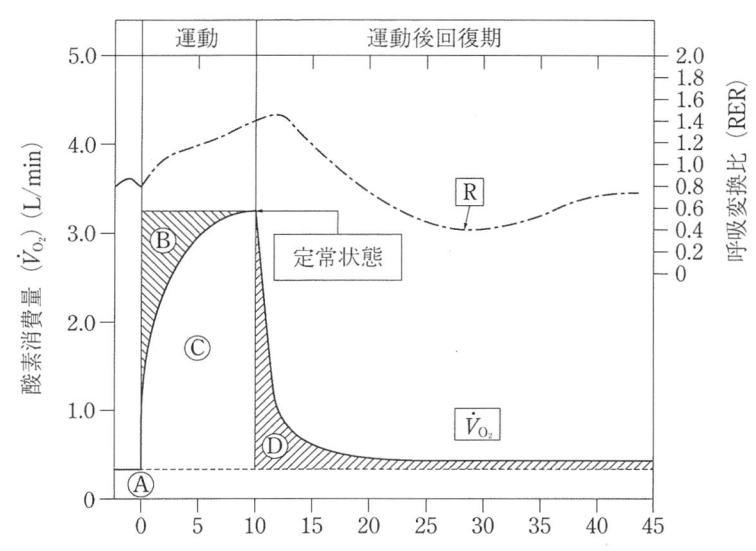

図 11.10 運動時における酸素消費量（$\dot{V}_{O_2}$）と呼吸交換比（R）の変化
Ⓐ：安静時 $\dot{V}_{O_2}$，Ⓑ：酸素不足，Ⓒ：運動時 $\dot{V}_{O_2}$，Ⓓ：酸素負債
(Selkurt, ed., 1984)

疾走の場合がこれに相当し，ほとんどすべてのエネルギーが嫌気的代謝に由来する．

　安静時には骨格筋は全身の $\dot{V}_{O_2}$ の 20 ％程度しか利用しないが，中等度運動時の定常状態では 70 ％，強度運動時では 90 ％以上を利用するようになる．骨格筋のエネルギー源は安静時にはほとんど脂肪であるが，中等度運動時には最初は糖質（血糖，筋グリコーゲン），後に脂肪が 25〜50 ％のエネルギーを供給するようになる．強度運動ではほとんどが筋グリコーゲンから供給され，脂肪が 10〜25 ％をまかなう．

（5）**栄養とエネルギー代謝**　　生体が生命を維持し，成長するために外部から必要な物質を摂取し，利用し，不要なものは体外に排出する過程を栄養という．栄養のために外部から摂取する物質を**栄養素**と呼び，エネルギー源（熱量素），構成成分（構成素）および生体機能の維持，調節成分（調節素）として働いている．栄養素としてタンパク質，脂質，糖質，無機質，ビタミンがあげられる．栄養素の摂取には所要量と呼ぶ標準が定められている．これは生理的必要量を基準としており，これに若干の安全率を考慮したものである．すなわち**栄養所要量**は年齢別，性別，労作別に 1 日にどれだけのカロリー，栄養素を摂取したらよいかを示すものである．

　エネルギー所要量は栄養所要量の基本的要素であり，BMR，労作による代謝量，食事摂取に伴う SDA の総和として算出される．

$$1日のエネルギー所要量 (A) = B + Bx + (1/10)A$$

$B=$ BMR, $x=$ 労作指数；1日の労作代謝量の BMR に対する比である．$(1/10)A$ は SDA と吸収されずに失われるもの（約 5％）を補うために加算したものである．通常成人の1日の BMR は 1,250～1,400 kcal で，軽い労作では 1,800～2,200 kcal が所要量である．

b. 体温

（1）体温とその変動　からだはその温度が一定の範囲にあるとき最もよく代謝を維持し，活動できる熱機関として働いている．この温度が体温であり，身体内部の平均温度と抽象的に定義される．

ヒトは恒温動物であり，環境温度の変化に対して優れた体温調節能力と適応能力をもっている．

1）体温の正常値：身体内部温度の平均値としての体温は種々の部位で測定されているが，測定部位によって差があり，また環境温度の変化により変動する速度も異なる．理想的な測定部位は肺動脈あるいは大動脈である．しかしこれらの部位は実用的でないので，臨床的には腋窩温，口腔温，直腸温，実験では鼓膜温，食道温などが用いられている．ヒトの正常直腸温は平均 37℃ である．直腸温に比較すると腋窩温は 0.5～1.0℃，口腔温 0.3～0.5℃ 低い．

2）体温の変動：

① 核心温と外殻温：生体の中心部の温度（**核心温**）はいわゆる体温を示すが，表層部は体温より低い温度（**外殻温**）を示し，断熱層を形成して体熱の保持に働く（図 11.11）．核心温は約 37℃ に維持されるが，外殻温は表面に近いほど段階的に低くなる．気温が高くなると核心温の範囲は狭くなり，断熱層が薄くなるため熱放散が盛んにな

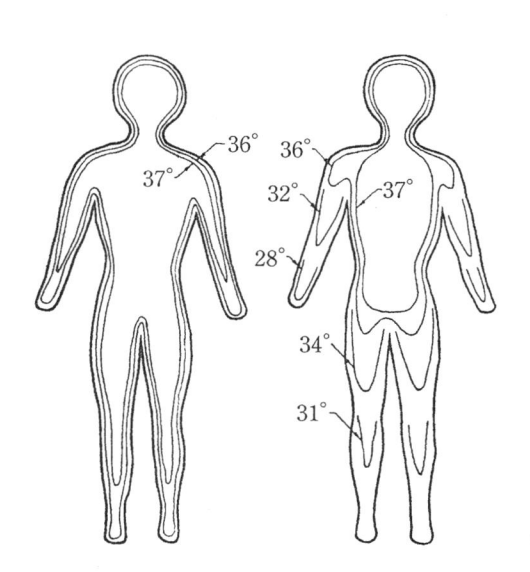

図 11.11 暑熱時（左）および寒冷時（右）における体内温度分布
37℃ を示す中心部の温度を核心温，それ以外の部位の温度を外殻温という．

る．反対に気温が低くなると逆の変化が起こり，熱放散が減少する．このような変化は血管運動を介して表層部への血流量を調節することによって起こる．外殻温は皮膚温度によって代表される．

② **概日リズム（サーカディアンリズム）**（図11.12）：体温は夜間睡眠中に徐々に下降して早朝（4～6時）に最低となり，昼間活動時に次第に上昇して夕方（17～19時）に最高値を示す．この日周変動は睡眠覚醒に伴う受動的なものではなく，また身体活動，摂食，気温の影響でもなく，いわゆる生物時計によって支配されている内因性のリズムである．このリズムは生後2カ月から6カ月にかけて発現し始め，生後2年で完成する．変動の幅は約1℃である．

③ **女子の性周期に伴う変動**：月経周期のほぼ中間点で起こる排卵時に一過性に体温が低下し（約0.2℃），その後体温は上昇して（約0.6℃），次の月経まで高温相が続く．通常，早朝起床前の口腔温（基礎体温）が用いられる．月経直前に体温は低下し，排卵時まで低温相が続く．この体温上昇は黄体ホルモンのプロジェステロンの中枢性

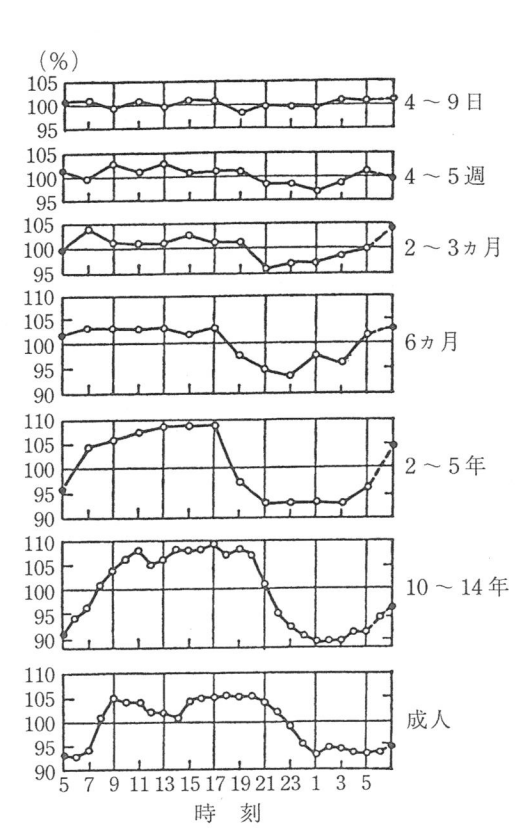

図 11.12 体温の概日リズムの生後発達
100％は平均値を示す．
(Conroy and Mills, 1970)

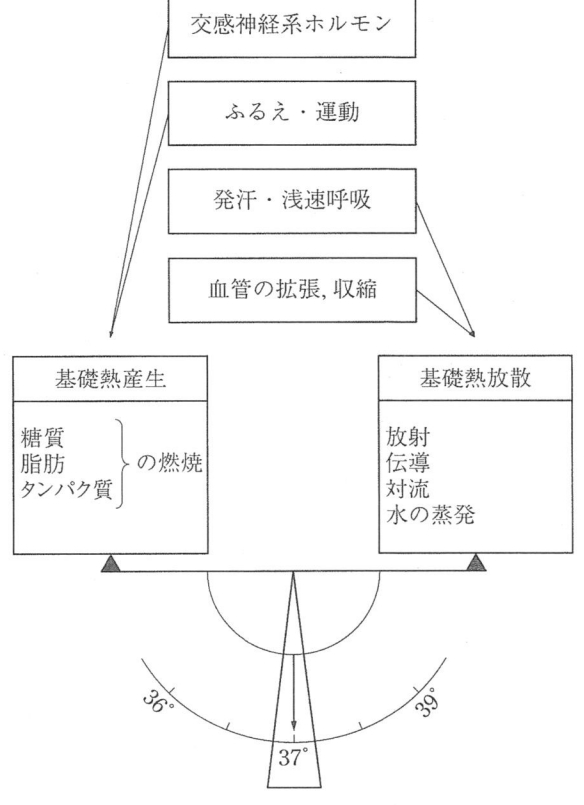

図 11.13 体熱平衡を説明する摸式図
体温は種々の体温調節反応によって一定に保たれている．

および末梢性の体温上昇作用による．この現象は卵巣の排卵機能の指標となるもので，妊娠すると妊娠4カ月まで高温相が持続する．

④ 年齢：出生期，乳児期は高く，14〜16歳の思春期で成人のレベルになる．

⑤ その他激しい動作時に39〜40℃まで体温が上昇する．高温下，甲状腺機能亢進症で体温の上昇がみられる．寒冷下，甲状腺機能低下症で体温の低下がみられる．

3) 身体の大きさと体温の安定性：小児や小動物では，成人に比べると体温は変化しやすい．これは調節系の差によるものではなく熱貯蔵と熱放散の物理的法則によるものである．小さいと熱産生に対する貯熱量の割合が少なくなる．貯熱量は熱容量の関数で，体質量（体重）に比例し，身体を球体と仮定すると（半径）^{3}に比例する．これに対して熱喪失は体表面積，すなわち（半径）^{2}に比例する．したがって貯熱量に対する熱喪失の割合は（半径）^{3}/（半径）^{2}＝1/（半径）に比例するから，身体が小さいほど大きくなる．すでに代謝のところで述べた恒温動物で，体質量（体重）当たりの熱産生が身体のサイズが小さいほど大きくなるのは，大きな熱放散を補っていることによる．

4) 体温変動の限界：体温調節機能は体温が23℃以下になると，体温調節の神経機構が抑制されるため停止して変温動物化する．体温が27〜30℃になると意識がなくなり，致死体温は23〜25℃で，死因は心不全である（凍死）．致死高温は43〜45℃で，熱による細胞タンパク質の変性が原因である（熱中死）．体温が41〜42℃になると痙攣（熱痙攣）が起こる．

（2）体温調節

1) 体温調節機構：**体熱平衡**；体温は生体の熱平衡によって決定される．この平衡は熱産生と熱放散の平衡による．もし代謝エネルギー量（M）が伝導（C），対流（K），放射（R），水の蒸発（E）による熱放散と等しくなると，37℃の正常体温が保たれる．このときの体熱平衡式は $M=E+C+K+R$ となる．E以外の経路は同時に熱獲得の手段にもなる．その場合は符号がそれぞれ−（マイナス）になる．

以上の考察から環境温度が生体の熱平衡を乱すように変化したとき，体温を一定に保つ仕組みは熱産生の変化と熱放散の変化という二つの機序に集約することができる（図11.13）．

2) 体温調節系：体熱平衡を保つための**体温調節系**は図11.14に示すような三つの要素からなる．すなわち温度受容器，体温調節中枢，体温調節効果器からなる自律反射系であり，負のフィードバック機構

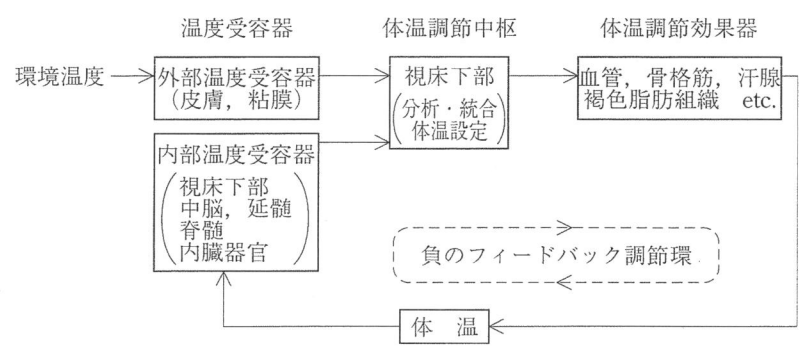

図 11.14 体温調節自動制御系

による自動制御系を構成している．

① **温度受容器**：

ⅰ）外部温度受容器：皮膚および粘膜にある感覚神経終末が温線維として温受容器（温点），冷線維として冷受容器（冷点）を形成して温度感覚と体温調節に関係している．皮膚における冷点は皮膚表面から 0.1 mm の深さで，数は平均 15/cm²，一方，温点は深さ 0.3 mm，数は <1/cm² である．また温線維の最大活動は通常経験する皮膚温度より高いところにある．したがって皮膚による温度の受容は冷受容器によるものが温受容器によるものより優勢であるといえる．皮膚温度受容器は温度変化と温度の双方に反応する．また図 11.14 にみられるように，皮膚への温度入力の変化は体温が変化する前に体温調節効果器を活動させて，ふるえや発汗などの体温調節反応を起こすことができる．

ⅱ）内部温度受容器：主要なものは視床下部の視索前野，前視床下部にある温度感受性ニューロンで，局所の温度上昇に反応して活動の高まる温ニューロンと，温度下降によって活動する冷ニューロンがあり，温ニューロンの数が多い．これらのニューロンは内部温度すなわち体温の受容を行うだけでなく，また皮膚，粘膜や視床下部以外の内部温度受容器（中脳，延髄，脊髄）の温度入力の統合を行っている．

温ニューロンの興奮は血管拡張，発汗などの熱放散反応を促進し，ふるえ，血管収縮などの熱産生，保熱反応を抑制する．一方，冷ニューロンの興奮は熱産生を促進し，熱放散を抑制する．また内部温度受容器は脳脊髄に存在するばかりでなく，太い血管壁や，肝臓，腸管などの内臓諸器官に広く分布していることが知られている．

② **体温調節中枢**：温度受容器からの情報を処理して体温調節反応を発現させる指令を出す分析，統合機構の存在する部位で内部温度受容器と同様に視索前野，前視床下部が中心的部位である．その他，脊

髄，延髄にもある程度の統合機能がある．

③ 体温調節反応：

ⅰ）熱産生；体熱は　摂取した食物の化学的エネルギーの生体内での変化によって発生する．筋肉は体重のほぼ50％を占めるが安静時の熱産生には20％程度しか寄与していない．70〜75％は脳，心臓，肝臓，腎臓，消化管などの内臓諸器官で行われる．しかし運動時には骨格筋による熱産生の割合が全熱産生の70〜90％になる．また単位実質当たり熱産生速度の最も大きいのは心臓である．

熱産生反応として，① 労作，運動，② 体温調節性ふるえ，③ 強制的非ふるえ熱産生，④ 体温調節性非ふるえ熱産生，があげられる．① と ② は体表層部近くでの熱産生であり，かつ筋血流量増加と体動のため伝導，対流による熱放散が増加して熱貯蔵の効率が悪く，運動では20％，ふるえでは50％程度である．③ はいわゆる基礎代謝である．④ は寒冷馴化により発現する特異的な熱産生であり，ふるえと異なり皮膚振動を伴わないので熱放散率が少なく，熱貯蔵効率がよい．

ふるえ：寒冷下で血管収縮による熱放散の抑制のみで体温を維持できなくなると，緊急避難的にふるえによる熱産生の増大が起こる．ふるえは本来運動に携わる骨格筋が不随意的に，短時間収縮するもので，反復して現れる．収縮頻度は9〜11 Hzであり，拮抗筋が同時に収縮するので，外部仕事がほとんどなく，収縮のエネルギーが大部分熱となる．ふるえは吸気時に促進し，呼気時に抑制される．随意運動はふるえを抑制する．したがって寒冷下でのふるえと運動による熱産生は相加的ではない．ふるえは眼筋を除くすべての骨格筋に発現するが，通常上半身，とくに肩甲骨部の筋肉に始まり，脊椎周囲，下肢へと広がる．病的振戦と異なり，中心部の筋肉に強いのが特徴である．ふるえによる熱産生の増加は基礎代謝量の2〜3倍になるが，激しい運動時の20倍に及ぶ増加には及ばない．

体温調節性非ふるえ熱産生：ヒトを含めた哺乳動物で寒冷馴化により促進する骨格筋の収縮によらない熱産生である．非ふるえ熱産生の増大は，ヒトの場合は基礎代謝の約20％ほどであるが，ラット，マウスのような体質量当たりの代謝速度の高い小型の哺乳動物では基礎代謝の数倍に達して，中程度の寒冷に馴化するとふるえを完全に置換するようになる．非ふるえ熱産生の典型的主要部位として**褐色脂肪組織**（brown adipose tissue；BAT）がある．この組織は生体で熱産生を専門に営む唯一の組織であり，自らの脂肪を燃料として利用する．

褐色脂肪組織
熱産生を専門に営む生体で唯一の組織．通常の脂肪組織（白色脂肪組織）と異なり細胞内に脂肪が多胞性に分散して，熱産生能の高い多くのミトコンドリアに囲まれている．新生児期の体温調節性非ふるえ熱産生の亢進の主要部位である．成人では退縮しているが，寒冷馴化などにより再活性化する．小哺乳動物，冬眠動物では特に寒冷馴化により著しく増殖・活性化し，また過剰カロリーを熱として散逸することによりエネルギー平衡，すなわち肥満の制御に関係している．熱産生はこの組織のミトコンドリアに特異的に存在する脱共役タンパク質1（UCP 1）による酸化的リン酸化の脱共役である．

温度馴化
暑熱あるいは寒冷に持続的または反復して長期間暴露されると体温調節能力が高まり，それぞれの環境で効率的に体温が維持され，また環境温度の変化に対する耐性が改善される．この現象を温度馴化という．

暑熱馴化
暑熱刺激は体温と心拍数

ii）**熱放散**；体熱は身体から，① 放射（輻射），伝導，対流，② 水の蒸発（不感蒸散と発汗），③ 吸気の加温，加湿，④ 屎尿によって失われる．これらの経路の中で生理的調節下にあるのは①と②である．その割合は条件によって大きく変動する（図11.15）．裸体で環境温度が28～32℃の範囲では，熱産生を変化させることなく，血管運動による熱放散の調節によって熱平衡を維持し体温を一定に維持できる．この温度範囲を中性（中間）温度という．たとえば30℃では放射41％，伝導対流33％，蒸発26％になる．しかし35℃になると放射4％，伝導対流6％，蒸発90％になる．蒸発によって行われる熱放散を蒸発性熱放散，それ以外の方法によるものを非蒸発性熱放散という．

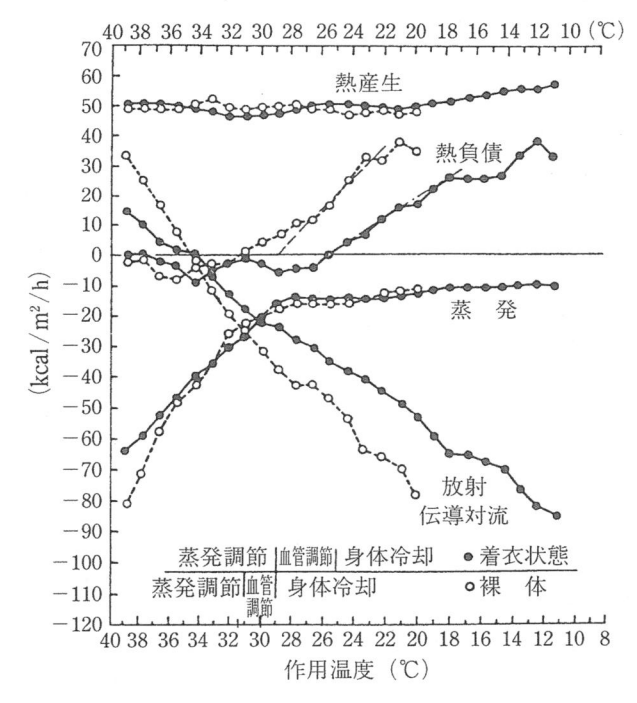

図 11.15 環境温度と熱交換
作用温度は気温，放射，気流などを考慮して一定の式で求めた環境温度の尺度である．熱負債は貯熱量の符号を逆にしたものである．縦軸の0より上は熱の獲得，下は熱の放散量を示している．
(Gagge, Winslow, Herrington, 1938)

放射は空間を隔てた面の間で電磁波による熱の移動である．対流は気体や液体では熱は伝導によっていくらか伝わるが，大部分は流体の運動である対流によって運ばれる．通常は体表面と接している流体（空気，水）が暖められると，その密度が小さくなり熱を伴って移動し，冷たい密度の大きい流体と入れ替わる自然対流がみられる．体動や風によって対流は著しく促進する（強制対流）．

を著しく上昇させ，倦怠感，嘔気が現れ，虚脱状態をもたらすこともある．しかし暑熱に反復暴露されると，特に暑熱下での運動，労作を伴うと数日後には不快感は減少し，体温と心拍数の上昇程度も軽くなり暑熱に馴化する．暑熱馴化でみられる生理機能の変化は，1) 身体中心部か表層部への血流量が増大することにより内部の熱伝導が1～4日で5～6倍になる．2) 発汗速度の増加と発汗潜時の短縮がみられる．発汗速度の促進は軀幹部よりも四肢で大きい．これは汗の蒸発面積を大きくするのに役立つ．発汗速度は3倍も増加するが汗の食塩濃度は1/25にも低下するのでNaの喪失が抑制される．これはアルドステロンの分泌が増えて汗腺でNAの再吸収が促進することによる．一方，暑熱への暴露が長期になると発汗速度はむしろ低下し，発汗潜時も延長してくる．発汗中枢の慣れによる現象で流下する無駄な発汗を抑制するものと考えられる．3) ラット，マウスのような小型哺乳動物では交感神経機能，甲状腺ホルモン，グルカゴンなどの分泌抑制による熱産生の低下が起こるが，ヒトでは明らかでない．

寒冷馴化
寒冷馴化は次の三つの型がある．1) 代謝型寒冷馴化：非ふるえ熱産生の促進によるもので，基礎代謝の上昇，寒冷下での最大熱産生能の増大に反映される．すでに述べたようにヒトでは非ふるえ熱産生促進の程度は褐色脂肪組織の多い小型哺乳動物に比べ弱い．2) 断

熱型寒冷馴化：熱産生を促進しないで，血管収縮あるいは皮下脂肪組織の増大により身体表層部の断熱性を促進することによって熱放散を減少させる．3) 低体温型あるいは冬眠型寒冷馴化：体温の調節水準を低下して，体温が1〜2℃低下しても，体温調節反応を起こさないものである．慣れによるものである．

ヒトでは寒冷暴露の強さと期間，生活様式などによって，これら三つの型が単独で，あるいは併合して発現する．一般に短期間の厳しい寒冷暴露では代謝型を，長期間の中等度寒冷暴露では断熱型，低体温型が発現するようである．イヌイット，アイヌは代謝型を，オーストラリアアボリジンは断熱・低体温型，北欧のサーミは低体温型，アマは断熱型の寒冷馴化を示す．

発熱（fever）
温度ニューロンの活動特性が変化することによって設定体温が上昇した状態である．この場合体温調節機構は，正常に機能しているのが特徴であり，暑熱下で熱平衡が失われて体温が上昇する高体温と区別される．発熱の始めには寒冷反応である血管収縮とふるえが発現し，体温が上昇する．また解熱時には熱放散反応（血管拡張，発汗）がみられる．しかし高体温では終始血管拡張，発汗といった熱放散反応しか認められない．
発熱の原因は病原体の内および外毒素，ウイルス，破壊組織などの発熱物質（外因性発熱物質）が，免疫担当細胞（単球，好中球，マクロファ

伝導は，接触している物体間での熱の移動である．生体では2種類の伝導が考えられる．一つは身体の内部における組織から組織への伝導で，とくに血液による伝導がみられる．この内部伝導は体熱の分配，平均化のために重要である．もう一つは体表面（皮膚）と外部（空気，水）との間の外部伝導であるが，通常の空気の場合は全体の熱放散のわずかの部分を占めるにすぎない．対流と対になって，とくに強制対流があると熱放散に有効に働く．最も重要な熱の不良導体は空気であり，水は空気の25倍も高い伝導度を示す．また脂肪組織の熱伝導度は筋肉の1/2以下である．したがってヒトは水中では空気中に比べて体温の低下度が大きく，その程度は断熱体として働く皮下脂肪組織の厚さによって影響される．衣服は空気層による断熱効果により体温の維持に役立っている．

蒸　発：気温が体温以上になると身体は逆に外部から熱を主に放射によって獲得するようになる．この場合には体熱は水が蒸発するときの蒸発熱によってしか放散できず，蒸発が唯一の熱放散の手段となる．水の蒸発熱は温度によって異なるが，体表面の蒸発では30℃のときの値は0.58 kcal/gになる．ヒトの蒸発による熱放散は不感蒸散と発汗による．

不感蒸散：発汗のない状態で，熱放散の約30％が皮膚の表面と気道からの蒸発による．皮膚からは700 mL，気道からは300 mLが蒸発する．水は皮膚の表面と汗孔から蒸発するが，その速度は遅い．気道はほとんど水分で飽和されており，換気による水分蒸発の速度は大きい．

発　汗：皮膚にある汗腺によって水分を体表面に放出し，その蒸発熱によって体熱を放散するもので，ヒトは体温調節性の大量の発汗を起こす．しかしウマ以外の哺乳動物では大量の発汗はみられない．汗を分泌する汗腺にはエクリン腺（小汗腺）とアポクリン腺（大汗腺）がある（図11.16）．全身に分布して体温調節に関係しているのはエクリン腺である．アポクリン腺は腋窩，乳頭周辺，肛門周囲などに限局しており，毛根部に脱落した分泌細胞とともに汗を分泌するもので，体臭の原因となる．全身の皮膚にある汗腺の数は約500万であるが，汗を分泌するようになる汗腺は能動汗腺と呼ばれ，その数は生後1〜2年の環境温度によって決定される．環境温度が高いと能動化が促進する．平均値は日本人で228万，フィリピン人で280万，ロシア人で189万，アイヌで144万と報告されている．成長後の温度環境は能動汗腺の数に影響しない．

汗の99％以上は水で，比重は1.002〜1.006である．固形成分の主

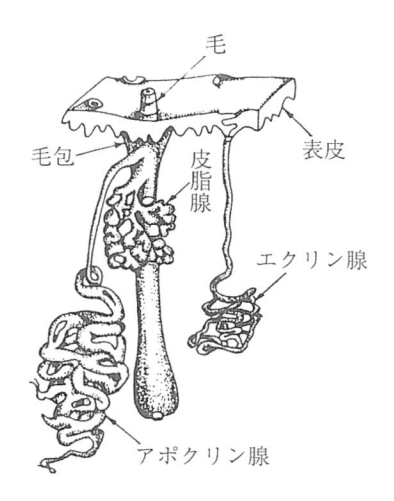

図 11.16 ヒトの汗腺

なものは食塩である．通常汗の食塩濃度は0.3〜0.4％で，発汗速度とともに増大して血漿濃度（0.7％）と同程度まで上昇するが，血漿濃度より高くなることはない．

汗腺は交感神経の支配を受けているが，その作用物質はアセチルコリンである．暑熱刺激による汗量は0.5〜4.2 L/hにも及ぶ．しかし実際に熱放散に関係する汗は皮膚表面を濡らして蒸発するものだけで，流れ落ちる汗は無効である．1 Lの汗が全部蒸発すると体重75 kgのヒトの体温を約10℃下降することができる．このような体温調節のための発汗は温熱性発汗といい，手掌，足底部を除く全身に現れる．これに対して温度に関係なく精神性緊張によって手掌，足底部，腋窩にみられる発汗があり，精神性発汗と呼ぶ．動作を確実にするのに役立つものと考えられる．運動時にはこれら両方の発汗が起こるので，全身で発汗することになる．図11.15にみられるように作用温度が29℃近くになると発汗が起こり，蒸発による熱放散が促進する．

ージ，リンパ球など）を活性化して，免疫サイトカインである内因性発熱物質を産生して血中へ放出する．内因性発熱物質（EP）としてインターロイキン-1（IL-1），IL-2，IL-6，インターフェロンα（INFα），INFγ，腫瘍壊死因子α（TNFα）などが知られている．これらのEPはさらに脳内で伝達物質としてプロスタグランジンE_2（PGE_2）を産生して，このPGE_2が温ニューロンの活動を抑制し，冷ニューロンの活動を促進することにより体温を上昇させる．アスピリンなどの解熱剤はPGE_2産生阻害剤である．

発熱による体温上昇は危険な体温レベルである41〜42℃を超えることはまれである．これは発熱時，過度の体温上昇を抑える内因性解熱物質が体内で産生され，脳内で作用するためである．このような物質としてα-MSH，ACTH，バゾプレッシンがある．

発熱は病原体の増殖を抑制し，免疫機能の増強などに働く生体防御反応の一環をなしている．

引用文献

1) Care, A. D. et al.：*Nature*, **209**：55, 1966.
2) Conroy, R. T. W. L., Mills, J. N.：Human Circadian Rhythms, p.118, Fig.8.3., J. & A. Churchill, London, 1970.
3) Gagge, A. P., Winslow, C. -E. A., Herrington, L. P.：The influence of clothing on the physiological reactions of the human body to varying environmental temperatures, p.36, Fig.1, *Am. J. Physiol.*, **124**：30-50, 1938.
4) Hardy, R. N.：Endocrine Physiology, p.136, Fig.9.6, Edward Arnold, London, 1981.
5) Schally, A. V.：*Science*, **202**：6, 1978.
6) Selkurt, E. E. ed.：Physiology, 5th ed., p.571, Fig.29-5, Little, Brown and Co., Boston, Tronto, 1984.
7) Swan, H. J. C.：Sympathetic Control of Human Blood Vessels, Arnold, 1953.
8) Tepperman, J.：Metabolic and Endocrine Physiology, Year Book Med. Pub., 1980.

9) Weitzman, E. D. et al.：*J. Clin. Endocrinol. Metab*., **33**：14-22, 1971.

■ 参考文献

1) 佐久間康夫編：内分泌生理学講義，丸善，1999．
2) 伊藤眞次，若林一二：内分泌学（第4版），理工学社，1997
3) 荻原俊男・垂井清一郎編：生体の調節システム，現代医学の基礎4，岩波書店，1999．
4) 中山昭雄他編：エネルギー代謝・体温調節の生理学，新生理学体系22，医学書院，1987．
5) 山陰道明監修：体温のバイオロジー：体温はなぜ37℃なのか，LiSA増刊，メディカル・サイエンス・インターナショナル，2005．

12 生　殖

　生殖（reproduction）は他の生理機能が個体の保存に必要であるのと異なり，種の保存に必要な機能であり，性腺における生殖細胞の形成という内部現象と性行動という両性が関わる外部現象との間の相互関係に依存している．その実現は脳-下垂体-性腺系の三者を一体とした神経内分泌機構によってもたらされる．

12.1　生殖機能の発達

　生殖機能は胎生期における性の分化-思春期発来-生殖細胞形成，性ホルモン分泌-性行動-受精，妊娠，分娩-授乳の順序で発現する．

a．脳と生殖機能

　視床下部を神経系の最終共通路として，LHRH，ドーパミンなどを介して性腺刺激ホルモン・GT（FSH，LH），プロラクチンの分泌を調節して生殖機能を制御する．LHRHの持続的刺激によりGTの持続的分泌が，LHRHのエストロジェンの正のフィードバック作用による大量放出によって，LHの排卵性大量分泌が起こる．性ホルモンのフィードバック作用の大部分はLHRH分泌への影響を介している．性的欲求，性行動は性ホルモンが視床下部の性中枢に作用することによって引き起こされる．思春期発来，性の分化の完成は視床下部によって調節されている．

b．性の決定と分化

　性の決定は遺伝的現象であり，性染色体の組合せで男性（XY），女性（XX）の性別が生じる．遺伝的疾患として，この染色体の組合せの異常によるもの（**染色体異常**）が知られている．性染色体の組合せによって性腺型性別が決定されるが，次いで性腺機能によって表現型性別の発現が調節される．すなわち生殖機能発達の全過程は遺伝子的因子とホルモンによる化学的因子の両者に依存している．このように性腺，生殖器，生殖機能の男性型，女性型が形成されていくことを**性の分化**（sexual differentiation）という．

　（1）**性腺型性**　　性腺の原基は，卵巣にも精巣にも分化しうる潜在

染色体異常
クラインフェルター（Kleinfelter）症候群は性染色体がXXYと3個あるもので，ほぼ男性の外観を示すが精巣が小さく，無精子症，乳房女性化がみられる．ターナー（Turner）症候群は性染色体がX1個のみのも

ので，女性性腺の発達，発育障害がみられる．身体が小さく，無月経，二次性徴の発現障害，種々の奇形がみられる．両症候群ともGT，とくにFSHの分泌促進を示す（表12.1）．

表 12.1 ヒトの染色体異常

	バール小体（染色質）	性染色体	常染色体の数	染色体総数
正常女性	1	XX	44	46
正常男性	0	XY	44	46
超女性	2	XXX	44	47
クラインフェルター症候群	1	XXY	44	47
ターナー症候群	0	X	44	45
ダウン症候群 女性	1	XX	45	47
ダウン症候群 男性	0	XY	45	47

能力をもっている．Y染色体があると，その遺伝子によって誘導される**精巣決定因子**（testis-determining factor；TDF）によって精巣に分化する．Y染色体がないと卵巣になる．

（2）表現型性　胎生初期の性管，外生殖器原基は性染色体に関係なく，すべて女性型に分化する潜在能力をもっている．男性型への分化は胎児精巣からのアンドロジェンによる．胎児下垂体はまだLHを分泌していないが，母体の胎盤からのhCGが胎児精巣を刺激してアンドロジェンを分泌させる．また胎児の精巣のセルトリ細胞はミュラー管抑制因子（抗ミュラー管ホルモン）と呼ばれるタンパク質を産生して女性生殖器に分化するミュラー管を退化させる．出生後はhCGの刺激がなくなるのでアンドロジェンの分泌は減少して思春期まで低レベルにとどまる．この過程で**性の分化異常**が知られている．

（3）中枢神経系の性の分化　LHRHを分泌する視床下部の生殖機能もアンドロジェンによる調節を受けている．視床下部はもともと雌性であり，周期的活動によりLHRH-GT-性ホルモンの周期的分泌をもたらすが，胎生期にアンドロジェンが作用すると周期性が失われて雄性の非周期性パターンが現れる．

（4）思春期　小児期と成人期の間の移行期である．この間に**青年期成長急進**（adolescent growth spurt）が起こり，二次性徴が現れ，生殖能力が完成する．10～11歳で発来し，16～18歳で完成するが，女子では男子より発来，完成とも1～2年早い．この期間にFSH，LH，性ホルモンの分泌が促進して成人のレベルに到達する（図12.1）．

思春期発来の機序；思春期はLHRH細胞の発達，さらに興奮性アミノ酸（グルタミン酸，アスパラギン酸）やニューロペプチドYのような神経伝達物質の産生促進，また照明や栄養のような環境因子，さらに下垂体前葉のLHRHに対する感受性の促進が関係している．したがって思春期の発来には成熟した脳，下垂体，性腺の相互作用が

性の分化異常
性腺型性分化の異常として性腺無形成があり，表現型性は女性である．卵巣と精巣が共存している真性半陰陽があり，表現型も両性の特徴を示す．表現型性分化の異常として精巣をもっているが，生殖器の形態が女性型の男性半陰陽，卵巣をもっているが生殖器が男性型の女性半陰陽がある．前者はテストステロンをDHTに変換する還元酵素の欠如，アンドロジェン受容体の欠如が原因であり，後者は副腎皮質によるアンドロジェン産生の増加が原因である．

青年期成長急進
思春期にみられる骨の成長，とくに長軸方向の成長の促進で，その後成長は減速する．最大成長の絶対値は1年間で男子で約10cm，女子で約9cmである．男子の成長急進は女子より約2年遅れて始まる．

図 12.1 思春期と血漿性腺刺激ホルモン，性ホルモンの変化
A：女子，B：男子．(Jones, 1997)

必要であるといえる．

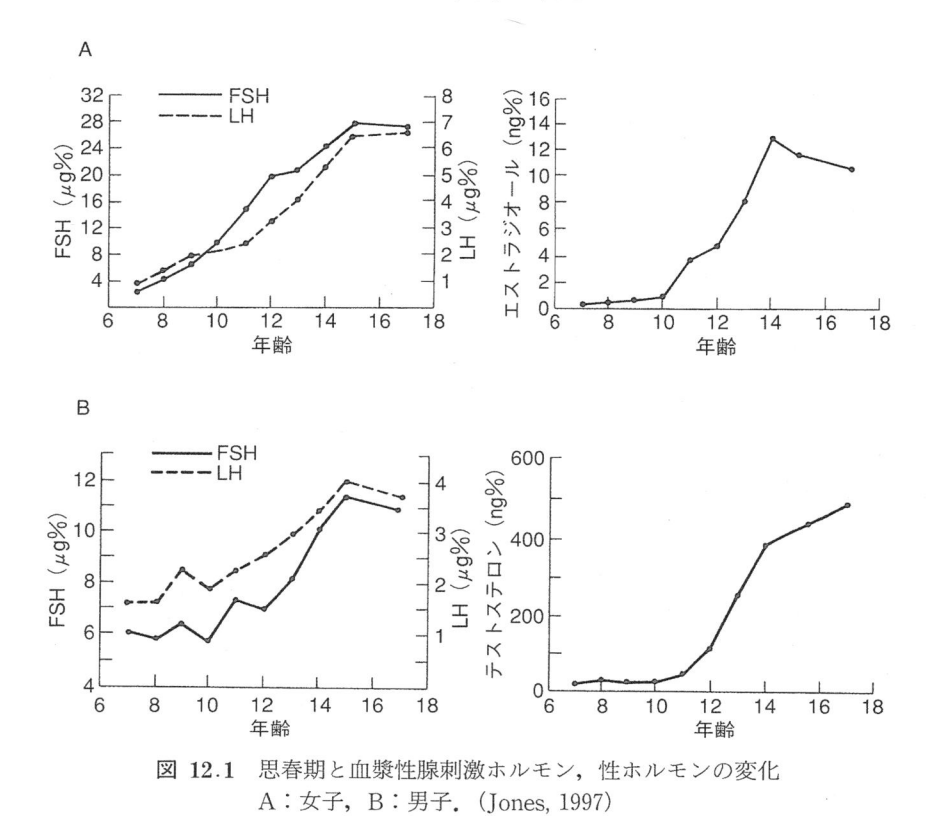

c. 男性の生殖機能

精子形成と生殖行動からなる．

(1) 精子形成（図 12.2）：精巣精細管で行われ，精祖細胞から成熟精子になるまで 64 日を要する．

1) ホルモンによる調節：LH が精巣間細胞（ライディッヒ（Leydig）細胞）を刺激してテストステロンを分泌し，このホルモンは拡散によって精細管のセルトリ細胞に達して DHT に転換される．テストステロンと DHT はともに生殖細胞の周囲に移動して精子形成を刺激する．LH はセルトリ細胞からの成熟精子の遊離（精子遊離）を直接刺激する．セルトリ細胞は**アンドロジェン結合タンパク質**（androgen-binding protein；ABP）を分泌する．ABP はテストステロン，DHT を結合して生殖細胞周囲のアンドロジェン濃度を高めて精子形成を促進する．FSH とテストステロンは精祖細胞の分裂を刺激する．FSH は精子細胞から精子への変換（精子完成）に必須である．

2) 精子の成熟：減数分裂の結果生じた精子細胞はセルトリ細胞内に頭部を埋め，性細管腔内に尾部を出してセルトリ細胞と物質交換を

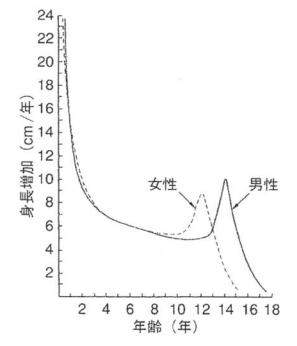

ヒトの成長速度曲線
(Tanner, 1962 を改変)

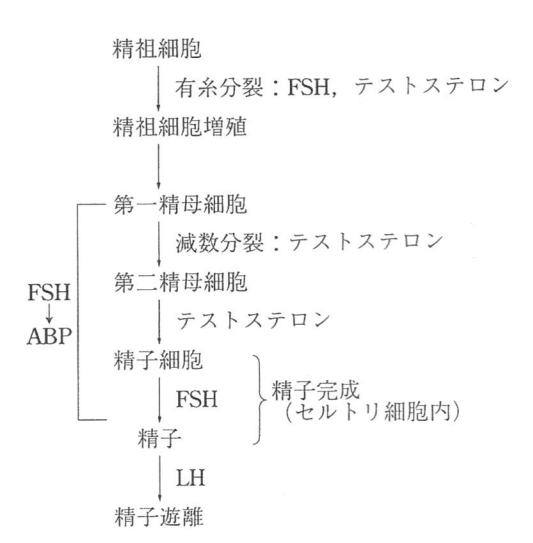

図 12.2 精子形成のホルモンによる調節
説明は本文参照．ABP：アンドロゲン結合タンパク質

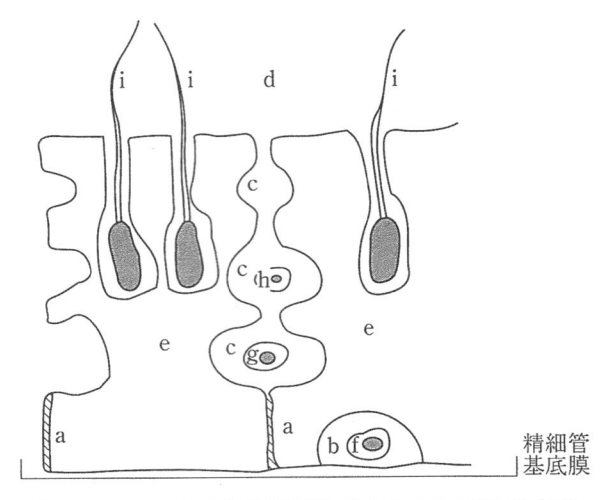

図 12.3 セルトリ細胞閉塞性結合による血液-精巣関門の形成と精子形成
a：セルトリ細胞接合部位，b：基底区画，c：副精細管腔区画，d：精細管腔，e：セルトリ細胞，f：精祖細胞，g：精母細胞，h：精子細胞，i：精子

行いながら発育して精子となり，セルトリ細胞から遊離してセルトリ細胞から分泌された精細管液で満たされた精細管腔内へ出る．隣接するセルトリ細胞は基底部近くで閉塞性結合を形成し，精細管を直接血液と物質交換が行われる基底区画と，間接的に行われる副精細管区画，精細管腔に分けることにより，精子形成の行われる後者の特異的環境を維持している（図 12.3）．このような機構を**血液-精巣関門**（blood-testis barrier）という．精子は精巣上体に達する約12日間とさらに精管を通過する間にさまざまの変化を受けて受精能力を獲得する．精子はエネルギー源として精嚢から分泌されるフルクトースを利用する．グルコースはアミノ酸，脂質合成の基質として利用する．成熟した精子は射精に備えて精管に貯蔵される．成熟精子は1～4mm/分の速度で鞭毛運動によって直進する．

3) 精液（semen）：精子は精巣上体，精嚢，前立腺，球尿道腺からの分泌液とともに精液を形成する．pHは約7.5で，精液中の精子は精管内では何週間も生きているが，射精によって管外に出ると体温では24～48時間しか生存できない．しかし低温では数週間，−100℃で凍結すると約1年間保存できる．分泌液の60％は精嚢からのもので精子のエネルギー源になるフルクトース以外にアスコルビン酸，アミノ酸，グリセロリン酸コリン，エルゴチオネイン，イノシトール，プロスタグランジンなどを含んでいる．

4) 精子形成と温度：精巣の温度上昇は精祖細胞をはじめとしてすべての細胞に障害を与えて精子形成を抑制する．精巣が懸垂して陰嚢

内にあることによって，その温度が体温以下に維持されている．また精巣動脈はらせん状に屈曲して，静脈との間に対向流を形成して動脈血を冷やすのに役立っている．陰嚢の皮膚は薄く，皮下脂肪，毛を欠いており，汗腺がよく発達していて熱放散に適している．さらに陰嚢肉様筋は暑熱に対して反射的に弛緩して精巣を軀幹から離す．このようにして陰嚢は精巣の冷却器としての役割を果たしている．

5）精子の生殖能力：1回の射精で放出される精液量は平均3.5 mLで，精子の数は約1億2,000万/mLで，約4億の精子が1回の射精で放出されることになる．精子の数が2,000万/mL以下になると不妊の原因になる．つまり1個の卵子を受精させるためには莫大な数の精子が必要である．これは実際に受精時卵子の近くに到達する精子の数が20〜200個にすぎず，また卵子から放出される精子誘引因子と精子の反応性などが複雑に関係していると考えられている．

また，ほとんどの精子が形態異常（双頭，頭部や尾部の変形）をもっていたり，運動性が乏しかったり，まったく動かないときは，残りの精子が正常であっても受精能力はない．

精子の尖端には**ヒアルロニダーゼ，プロテアーゼ**が豊富に含まれている．排卵した卵子は数層の細胞とタンパク層に覆われているので精子が卵子に到達するためにはこれらの細胞層を除去する必要がある．そのために卵管で分泌される炭酸水素ナトリウムとこれらの酵素が必要である．また子宮頸部で形成される粘液栓を分解して精子の通過を容易にするのにも役立っている．

（2）性反応　精子を女性生殖器内へ入れるために性行動と性反射が必要である．

1）性行動：性的欲求によって引き起こされる行動である．陰茎，亀頭部への局所的刺激，尿道，膀胱，前立腺，精嚢，精管の充満刺激によっても生じる．アンドロジェンが視床下部の性中枢に作用することによる．また精神的な影響も受ける．

2）性反射：会陰部，陰茎，亀頭にある触覚-圧受容器からのインパルスが陰部神経を介して仙髄，腰髄へ伝達されて次のような一連の現象が発現する．①陰茎勃起，②粘液分泌（リトレ腺，球尿道腺），③射出：精巣，精巣上体，前立腺，精管，精嚢の平滑筋が収縮して精液が後部尿道へ入る，④射精：陰茎の骨格筋（球海綿体筋）を収縮させて後部尿道から精液を外に駆出する．これが性反射の最終段階の射精である．これらの反射は脊髄レベルで統合されており，腰髄の上で脊髄を切断しても生殖器に適当な刺激が加われば発現する．しかし全体としての生殖反応の達成には脳の存在が必要である．

ヒアルロニダーゼ，プロテアーゼ

ヒアルロニダーゼは結合組織基質の主成分で，また細胞間接着物質であるヒアルロン酸を加水分解する酵素で，組織透過性を亢進する．プロテアーゼはタンパク質のペプチド結合を分解する酵素群の総称である．

d. 女性の生殖機能

受胎と妊娠のための準備，および妊娠という二つの機能がある．

（1）卵　巣　卵子の放出，すなわち排卵は周期的であり，通常は1個である．卵巣ホルモンの分泌は排卵前はエストロジェン優勢で，排卵後はプロジェステロン優勢である．この周期性が生殖器，生殖現象の周期性を形成し，二つの生殖機能に対応している．すなわちエストロジェン優勢の期間は生殖器を精子の受け入れと卵子の受精のために準備させ，プロジェステロン優勢の期間は受精が成立したときに胚子を受け入れ，妊娠を成立させるために準備させる．

　1）卵胞の発達：出生時にすでに将来卵子となる卵祖細胞をもつ原始卵胞が完備しており，卵祖細胞と周囲の間葉組織からなる．卵祖細胞の有糸分裂相は出生前にすでに終了しており，出生時には第一減数分裂の前期，すなわち卵子細胞になっている．これらの細胞はほとんど消失する運命にあり，30週の胎児で700万個，新生児で80万個，6〜7カ月で20万個，思春期には10,000個，更年期には0というように減少する．そしてこれらのうち約400個が排卵によって放出される．精子形成の時間は64日であるが，1個の卵子が形成されるまでには10〜50年という長い時間が経過していることになる．また卵子の成熟が完成する第二減数分裂の完了は受精時においてのみみられる．

　2）卵巣周期：1卵巣周期は排卵と排卵の間隔である．一度に排卵する卵胞の数は通常1個だけで，成熟卵胞に達して排卵する．このときに第一次減数分裂が完了して第二減数分裂に入る．排卵に先行してエストロジェンの分泌促進がみられ，エストロジェンは卵胞から分泌するので，この期を卵胞期という．エストロジェンの分泌が増加して持続すると正のフィードバック作用によりLHが大量に放出され（LHの排卵性大量放出），排卵が起こる．排卵後は黄体からプロジェステロンが分泌されるので**黄体期**という．黄体が退縮してエストロジェンとプロジェステロンのレベルが低下するとGTに対する負のフィードバック作用がなくなり，再びGTの分泌が増大して別の卵胞による新しい卵巣周期が始まる．

（2）子宮周期　卵巣ホルモンの分泌の変化により子宮内膜に広範囲の周期性変化を生じる．これを**子宮（内膜）周期**という．黄体期の終わりに子宮内膜の大部分（機能層）が剝離して血液とともに排出され，深層の一部（基底層）だけが残される現象がみられる．これを月経といい，その第1日目を子宮周期のはじめとした性周期を月経周期という．この外部現象により子宮内膜周期，卵巣周期を知ることがで

きる．

子宮内膜周期は次の3期からなる．

1）増殖期：月経が終わったときに始まり，排卵直後までの約9日間であり，卵巣の卵胞期に対応する．エストロジェンにより増殖した分泌腺の上皮細胞がまず内膜の基底層を覆い，さらに内膜が増殖して，はじめの1 mmから5〜6 mmの厚さになる．これは基底層細胞，分泌腺上皮細胞，血管の増殖による．動脈は機能層でらせん状になる．分泌腺も直管から屈曲してくる．またグリコーゲンの合成がみられる．

2）分泌期：排卵後から月経までの平均14日間であり，卵巣の黄体期に対応する．黄体から分泌される大量のプロジェステロンがエストロジェンとともに，エストロジェンの作用した増殖期の内膜に作用することにより，分泌腺のさらなる増殖と分泌活動を高め，グリコーゲンを含んだ分泌液を放出させる．エストロジェンによる基底層細胞の増殖はプロジェステロンによって抑制されてみられなくなるが，プロジェステロンにより内膜は浮腫状になり膨大するため，子宮内膜の厚さはさらに増加して6〜8 mmになる．内膜表面に多くのヒダができて，受精卵の子宮内膜への定着（着床）のための準備が完了する．この期の卵管，子宮の分泌物は子宮ミルクと呼ばれ，受精卵に着床するまでの栄養素を供給する．

3）月経期：受精が起こらないと，黄体は退縮し，機能層のらせん動脈の痙攣性収縮が生じ，子宮内膜の機能層は虚血，壊死を起こし剥離して排出され月経となる．平均5日間である．らせん動脈収縮の原因はエストロジェンレベルの急激な低下と血管収縮因子としてのプロスタグランジンの局所的産生である．プロスタグランジンはさらに剥離した子宮内膜排出のための子宮収縮の促進にも関係している．月経時には約35 mLの血液と同量の分泌液が失われる．この血液は凝固しない．同時に子宮内膜から放出されるフィブリノリジンの作用による．またこのとき大量の白血球が排出される．これを月経性帯下といい，剥離状態の子宮内膜を感染から防御するのに役立っている．図12.4に女性の周期性生殖機能変化の模式図を示す．

（3）性反応

1）性行動：男性の場合と同様に精神的刺激と局所の身体的刺激に依存している．陰核，乳房などはとくに刺激に敏感である．陰核の局所的刺激によるインパルスは陰部神経によって仙髄を介して脳に送られる．

2）性反射：局所的反射は腰髄と仙髄で統合されている．求心性イ

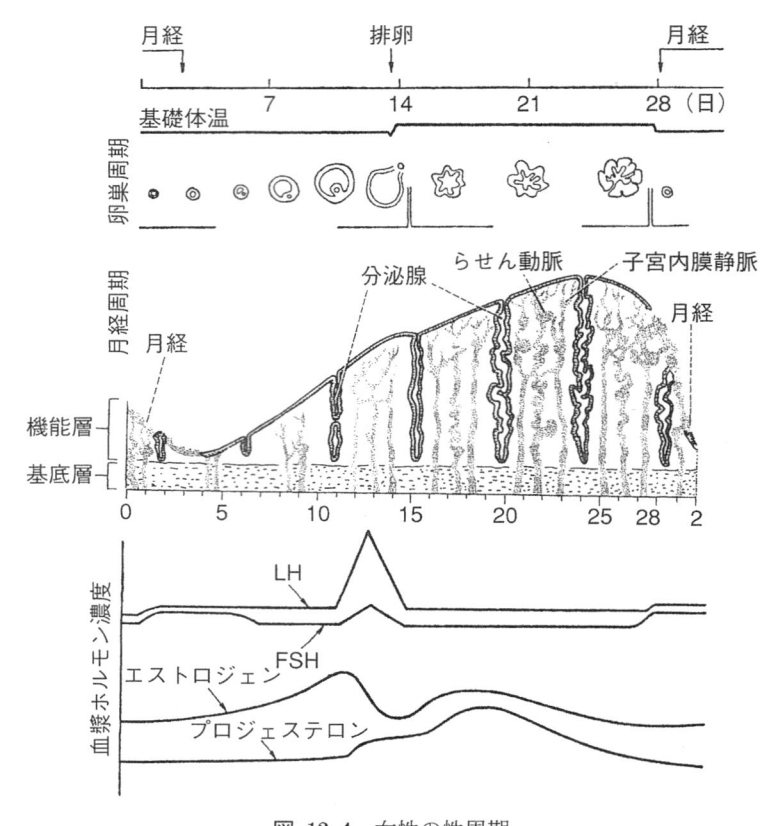

図 12.4 女性の性周期
LH のピークから排卵までは 18〜36 時間である．エストロジェン
の正フィードバック作用によって LH の排卵性大量分泌が生じる．

ンパルスは陰部神経と仙骨神経叢を介して脊髄へ送られる．

　勃起と潤滑；腟口と陰核の周囲の組織は陰茎と同様の勃起組織であり，刺激が加わると仙骨神経叢から勃起神経を介して外陰部に至る副交感神経がこれらの組織の動脈を拡張して，静脈を収縮するために血液が貯留して陰茎の周囲の腟口が締まり，射精に対する刺激が増強される．また副交感神経のインパルスは小陰唇の下にあるバルトリン腺を刺激して，腟口の内側に粘液を分泌させ，性交時の潤滑とマッサージ感覚の効果を生む．マッサージ感覚は性反射の発現に最も適切な感覚である．

　e．受 精 過 程

　（1）**精子の輸送**　　精液は女性生殖器内で凝固する．前立腺分泌液の凝固酵素と精囊分泌液のフィブリノーゲン様基質の反応によるもので，腟内に精子を保持するのに役立っている．凝固した精液はやはり前立腺分泌液の酵素によって徐々に溶解する．子宮頸部に達した精子は自らの推進力と子宮粘膜腺毛の運動が起こす液流によって子宮体部，卵管へ輸送される．女性生殖器内における精子の受精可能期間は

6日間，卵子の受精可能期間は排卵後12～24時間である．

（2）精子の受精能力獲得と活性化　精子は女性生殖器内で初めて，しかも速やかに受精能力を獲得する．ついで排卵卵胞からの卵胞液中のCaなどが精子の尾部鞭毛運動を促進する活性化がみられる．

（3）受精（fertilization）：精子と卵子が卵管の膨大部と峡部の接合部領域で結合，すなわち受精する．まず精子は卵丘細胞，放線冠の細胞間，さらに透明帯，卵黄周囲腔へ侵入する．ついで卵黄膜を通って卵母細胞に入る．全過程に24時間を要する．

精子が侵入すると卵母細胞が活性化して第二減数分裂を完了して第二極体を放出し成熟卵子となり，精子と卵子の核が融合して2倍体細胞である接合体となる．接合体は有糸分裂して同一の2個の細胞，卵割球となり，胚子形成が開始する．

（4）着床（implantation）　受精後3～4日で受精卵は卵管から輸送され子宮に入り，その間に桑実胚から胞胚へと発達して，受精後2週以内に子宮内膜と連結する．これを**着床**という．この輸送は卵管の線毛運動による．胞胚は子宮内皮の粘膜上皮を破り，浸潤性の着床をする．その結果，粘膜支質に血管の増殖，血管透過性の亢進，浮腫などが生じる．この反応は脱落膜化と呼ばれ，胎盤の子宮内膜側の主要要素である脱落膜を形成する．

胞胚は子宮分泌腺と脱落膜からの代謝基質を摂取する．とくに脱落膜は胎児のための栄養貯蔵器としての機能を果たしている．胞胚あるいは胎児（8週以降）とその付属の膜組織を受胎産物という．体内に発育する胎児をもつ状態が妊娠であり，妊娠は着床によって成立する．母体は胞胚の栄養細胞から分泌されるLHと構造の類似する**ヒト絨毛性腺刺激ホルモン**（hCG）によって妊娠を認知する．hCGは向黄体因子として働き，胎盤が形成されて，そこからプロジェステロンが分泌されるようになるまで黄体の分泌活動を延長させて妊娠の維持に必要なプロジェステロンを分泌させる．

f. 妊　娠（pregnancy）

（1）胎盤（placenta）　受胎産物と子宮内膜との血管連絡によって生じた新しい組織を胎盤という．胎児は胎盤を介して必要な酸素，栄養素を母体から獲得して，代謝老廃物を母体側へ排出する．また胎盤は内分泌機能を発現して妊娠の維持に働く．

胎盤の界面構造（図12.5）：胎児血管を含む栄養細胞層の外層の合胞体栄養細胞層は絨毛膜と呼ばれ，母体組織へ深く侵入して血管性突起である絨毛膜絨毛となる．脱落膜基底部で母体のらせん動脈の血液が絨毛間腔へ注入され絨毛毛細血管との間で物質交換を行い，母体の

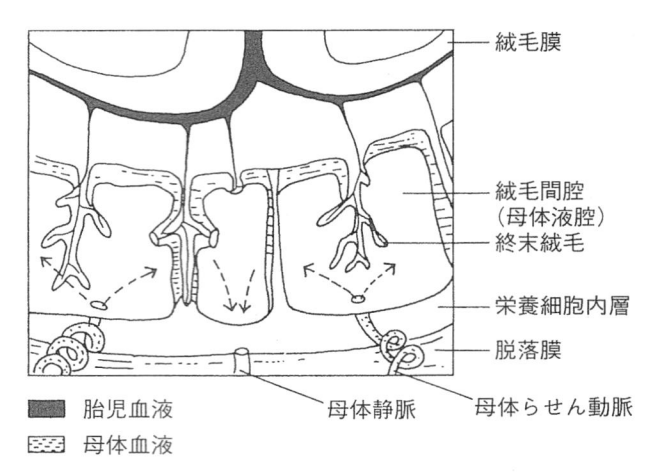

図 12.5 胎盤の界面構造（Johnson, Everitt, 1988）

静脈へ戻る．

（2）胎盤の機能

1）血流の調節：脱落膜へ分布するらせん動脈は屈曲，拡張しているため血流速度，血圧を低下させ，胎児が駆逐されることなく，また物質交換が充分に行われる．

2）物質輸送：胎盤では胎児と母体の循環が分離していて，胎盤関門を形成している．血液ガス，水，Na^+，尿素，コレステロールなどは拡散によって交換されるが，単糖類，タンパク質，アミノ酸，ヌクレオチド，水溶性ビタミン，細胞，免疫グロブリンなどは特異的な輸送機構によって，あるいは関門の統合性が失われたときにのみ胎児循環に入ることができる．

（3）妊娠時のホルモン分泌（図 12.6）　受胎産物は着床後 48 時間経つと hCG を分泌して黄体機能の維持に働く．hCG の血漿レベルは妊娠 8 週でピークに達する．このピークは雄性胎児におけるテストステロン分泌も刺激する．その後 hCG 分泌は減少するが，妊娠末期（約 30 週）に小さい増加を起こす．hCG のピークは妊娠 2 カ月であるが，黄体からのステロイドホルモンの分泌は 2 カ月以降減少する．妊娠約 5 週後に胎盤がエストロジェンおよびプロジェステロンを分泌し始める．エストロジェンはエストリオールが主体である．これらのホルモンの分泌は hCG によって調節されており，妊娠期間中増大して，胎盤と乳腺を発達させ排卵を抑制する．プロジェステロンは妊娠子宮の収縮性を低下させて流産を防ぐのに役立っている．

胎盤はまた成長ホルモンやプロラクチンと類似した作用を示すタンパクホルモンである**ヒト胎盤性ラクトーゲン**（hPL）を分泌する．すなわち母体の脂肪分解を刺激し，グルコース利用を抑制する．その結

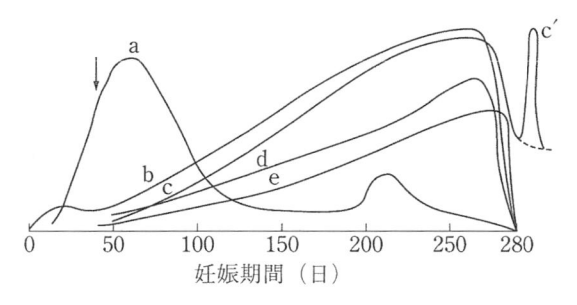

図 12.6 妊娠期間中の血漿ホルモンレベルの変動
a：ヒト絨毛（性）性腺刺激ホルモン，b：プロジェステロン，c：プロラクチン（c'：吸乳後），d：エストロジェン，e：ヒト胎盤ラクトーゲン．↓卵巣からの完全な独立時期を示す．

果母体の血糖値を高め，胎児に成長に必要なグルコースを供給する．また hPL はエストロジェン，プロジェステロンとともに乳腺を発達させるので**絨毛性ソマトマンモトロピン**（hCS）とも呼ばれる．妊娠中は母体の下垂体からのプロラクチンの分泌が増大して血漿のプロラクチンレベルが上昇する（図 12.6）．胎盤と hCG によって存続している妊娠黄体からペプチドホルモンであるリラキシンが分泌されて，分娩時に恥骨結合靱帯と子宮頸部を弛緩して分娩を助けている．またリラキシンは子宮頸部を軟化し，早期の子宮筋収縮を抑制して流産を防ぐ作用ももっている．

g．分 娩（parturition）

子宮が胎児と胎盤を排出する過程を**分娩**という．周期的，不随意的な反復性の子宮収縮（**陣痛**，labor）によるものであり，ほとんど常に疼痛を伴う．陣痛の発現はプロスタグランジン，とくに PGE_2 と $PGF_{2\alpha}$ による．オキシトシンは陣痛の促進因子として働く．

分娩経過：妊娠期間は平均 9.5 カ月で，分娩は 37～48 週に起こり，3 期からなる．

- 第 1 期（開口期）：分娩の開始から子宮頸部が完全に開くまで
- 第 2 期（娩出期）：子宮頸部の完全な開口から胎児の排出まで
- 第 3 期（胎盤期）：胎児の排出から胎盤が完全に排出するまで

分娩が始まると子宮筋は間欠的で規則正しい収縮をし，間隔が段々と短くなり，子宮内圧は間欠期の 10 mmHg から 50～100 mmHg に上昇する．第 1 期は初産婦で平均 14 時間，経産婦で平均 8 時間である．第 2 期は 1～1.5 時間である．胎児が娩出して 5～15 分経過すると，子宮の収縮によって剥離した胎盤が排出される．

h. 授　　乳

1) 乳腺の発達：妊娠時エストロジェンとプロジェステロンが乳腺組織を発達させて，妊娠4カ月までに乳腺の乳汁産生体制は完成している．またプロラクチン分泌も促進しているが，乳汁産生は通常分娩後までみられない．これは母体の高い血漿エストロジェンとプロジェステロンレベルが直接乳腺で乳汁産生を抑制していることによる．

2) 乳汁産生：腺上皮細胞の小胞体で脂肪が，ゴルジ装置でタンパク質，乳糖が産生され，エキソサイトーシスによって腺房腔へ放出される．この過程がプロラクチンによって行われる．授乳による乳頭の刺激は視床下部でLHRHの分泌を抑制し，同時にPRHの分泌を促進するから，授乳はFSH，LHの分泌を抑制し，プロラクチンの分泌を促進する．またプロラクチンは卵巣のFSH，LHに対する反応性を低下させる．したがって授乳は排卵を阻止する．

3) 乳汁駆出反射：産生された乳汁は腺房腔から乳管を経て乳頭へ輸送されてから初めて授乳される．乳頭刺激によるインパルスは視床下部へ送られ，下垂体後葉からのオキシトシンの分泌を促進する．オキシトシンは腺房周囲の筋上皮細胞を収縮させ腺房から乳汁を押し出して，乳頭から乳汁を駆出する．この反射は乳児の視覚，嗅覚，聴覚刺激によって条件反射としても発現する．心配，恐れなどのストレスによってオキシトシンの分泌の抑制と，交感神経の興奮による乳腺への血管収縮が起こり，乳汁分泌が抑制される．

4) 乳汁の組成：表12.2に初乳（最初の1週間の乳汁），ヒト乳汁，牛乳の組成を示す．ヒト乳汁は生後6カ月間乳児に必要な全栄養素を含んでいる．乳汁の主なエネルギー源は脂肪である．脂肪はよく乳化されて小さな脂肪球になっているので完全に消化される．脂肪はまた脂溶性ビタミンA，Dの重要な運搬体でもある．乳糖は主要な糖質であり，腸内での乳酸桿菌ビフィズス菌の増殖に，また神経のミエリンの必須成分ガラクトースの供給源として重要である．タンパク質としてカゼイン，ラクトアルブミン，ラクトフェリンが含まれている．

初乳には免疫グロブリンのIgAが多く含まれており，消化管を細菌感染から防御する．またラクトフェリンは鉄と結合して乳児消化管での細菌増殖を阻止する．

i. 生殖能力の回復

通常，生殖機能は分娩後6〜9カ月までに回復する．しかし授乳していないときは1〜4カ月で回復する．

j. 更年期（climacteric）と閉経（menopause）

生殖器系の加齢による不全は女性で著しく，更年期といい，最終的

表 12.2 初乳，母乳，牛乳の組成（％）

	初乳	母乳	牛乳
水（g）	—	88	88
ラクトース（乳糖）（g）	5.3	6.8	5.0
タンパク質（g）	2.7	1.2	3.3
カゼイン/ラクトアルブミン	—	1：2	3：1
脂質（g）	2.9	3.8	3.7
リノール酸	—	脂質の8.3％	脂質の1.6％
Na（mg）	92	15	58
K（mg）	55	55	138
Cl（mg）	117	43	103
Ca（mg）	31	33	125
Mg（mg）	3	4	12
P（mg）	14	15	100
Fe（mg）	0.09[a]	0.15[a]	0.10[a]
ビタミンA（μg）	89	53	34
ビタミンD（μg）	—	0.03[a]	0.06[a]
ビタミンB_1（μg）	15	16	42
ビタミンB_2（μg）	30	43	157
ニコチン酸（μg）	75	172	85
ビタミンC（mg）	4.4[b]	4.3[b]	1.6[a]

[a] 不充分，[b] 充分

に月経の停止，すなわち閉経となる．更年期には約30％の女性が身体的，精神的障害を訴え，更年期障害として臨床的に問題になる．閉経は50歳前後に月経周期が不規則になったり，延長したり，出血量が少なくなったりして発現する．しかし卵巣不全はすでに10年くらい前から始まっているのであって，この期間が更年期である．閉経後血漿エストロジェンレベルは低下し，プロジェステロンはほとんど分泌されない．エストロジェンの負のフィードバック作用が低下するためFSH，LHの分泌量が増加して，血漿レベルは閉経5年後に最大に達し，その後ゆっくり低下して10〜20年後に閉経前より少し高いレベルに落ち着く．更年期，閉経後卵巣ホルモンの欠乏により種々の症状を呈するが，個体差が大きい．血管運動機能の変化として熱感を伴った顔面紅潮が大量の発汗とともにみられる．また寝汗をかく．脂質代謝の異常から冠状動脈血栓発生の危険性が高くなる．子宮，膣などの萎縮が起こり，骨粗鬆症，猫背が発現する．これらの障害の多くはエストロジェンの欠乏によるものなので，エストロジェンの投与により治療，予防が有効である．さらに鬱うつ状態，集中力減退，神経過敏などの精神症状がみられる．これらの変化はホルモンだけによるものではないので，ホルモン治療の他に，向精神薬，カウンセリングなどが必要である．

■引用文献

1) Johnson, M., Everitt, B.：Essential Reproduction 3rd ed., p.246, Fig.9.9 (b), Blackwell Scientific Pub., Oxford, 1988.
2) Jones, R.E.：Human Reproductive Biology 2nd ed., p.146, Fig.6-7, 6-8, Academic Press, San Diego, London, Boston, New York, Sydney, Tokyo, Tronto, 1997.
3) Tanner, J. M.：Growth at Adolescence, 2nd ed. p.3, Blackwell Scientific Pub., Oxford, 1962.

■参考文献

1) 鈴木泰三他編：生殖の生理学，新生理科学大系 21，医学書院，1989．
2) 森　崇英，山村研一：生殖と発生，現代医学の基礎 5，岩波書店，1999．
3) 年森清隆，川内博人：生殖器，人体の正常構造と機能　VI，日本医事新報社，2003．

特殊感覚 13

　ヒトは外部環境からの情報を視覚，聴覚，味覚，嗅覚および触覚のいわゆる五感で感じている．この中の視覚，聴覚，味覚および嗅覚に平衡覚を加えた感覚は**特殊感覚**と呼ばれている．自分から離れた場所からの情報は，視覚，聴覚および嗅覚で受容している．自分に接触した際に得られた情報は，味覚と5章で述べた皮膚感覚で受容している．また，視覚，聴覚および皮膚感覚は，光，音，機械刺激，熱などの物理的な情報を受容している．一方，味覚と嗅覚は化学的な情報を受容し，化学感覚器として働いている．視覚，聴覚，味覚，一部の触覚は，受容器の中で受容細胞から神経細胞にシナプスを介して情報を伝えている形態的な特徴をもつために，二次感覚細胞と呼ばれている．嗅覚および大部分の皮膚感覚は，神経細胞そのものがそれぞれの情報を受容する機能をもっており，受容した細胞から神経軸索が直接中枢に情報を伝達している一次感覚細胞である．

13.1 視　覚

　視覚は，形状，明暗，色，動き，位置などの光情報を受け取る感覚である．

a．眼球の構造

　眼球は，凸レンズとして働く水晶体で調節した光が，光受容細胞である視細胞が存在する**網膜**（retina）で焦点があった像を結ばせる機能をもっている（図13.1）．この際，光がなるべく減衰しないように透明な構成物で眼球が構成されている．光は，まず，**角膜**（cornea）を透過する．角膜と**水晶体**（crystalline lens）の間は，前眼房と呼ばれ，重炭酸イオンが多く含まれている透明の眼房水で満たされている．角膜や水晶体に必要な物質は，赤く着色しているために光の透過を妨げる血液の代わりに眼房水から供給される．眼房水は毛様体から供給され，シュレム管から排出される．眼房水の排出が阻害されると，眼圧が上昇し緑内障と呼ばれる状態になる．
　毛様体筋の収縮により厚みが変化する水晶体で焦点の調節を受けた

図 13.1　眼球の構造

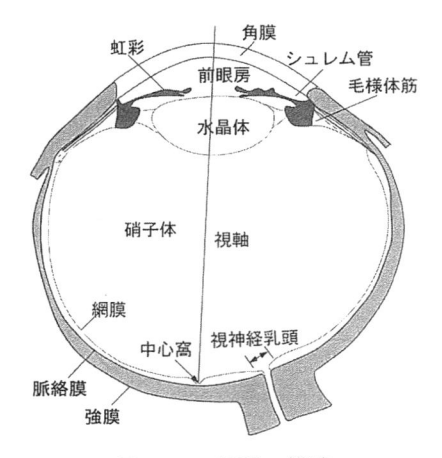

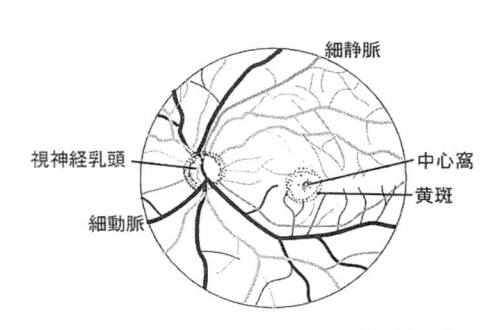

図 13.2　検眼鏡で観察した眼底（左眼）

　光は，ゼラチン質の硝子体を経て網膜に達する．網膜の外側は，黒色色素のメラニンを含んだ細胞で構成されている色素上皮で覆われている．色素上皮は，網膜を透過した光が反射して再度視細胞を刺激することにより像がぼやけてしまうのを防いでいる．さらに外側には，眼球を構成する細胞に栄養と酸素を供給する血管を含む**脈絡膜**（choroid）が存在し，その外側は強膜で覆われている．

　検眼鏡を使うと視神経乳頭，網膜が最も薄くなっている**中心窩**（fovea centralis），中心窩周辺の**黄斑**（macula lufea），動脈および静脈を観察できる（図 13.2）．視神経乳頭は，神経節細胞から中枢に向かって伸ばしている視神経軸索や動脈および静脈が集まって網膜を突き抜けている部分であり，視細胞が存在しない．このため，この部分では光を受容することができずに**盲点**（blind spot）と呼ばれている．ただし，日常生活をしている状況では，盲点により視野の一部が欠損していることを感じることはない．また，網膜を栄養している動脈を容易に観察できるので動脈硬化の度合いを判定でき，検眼鏡による診察は臨床上有用である．

b．網　　膜

　網膜は，光を受容する**杆体**（rod）と**錐体**（cone）と呼ばれる視細胞と，光情報を処理して中枢に伝える機能を有する数種類の神経細胞から構成されている（図 13.3）．視覚情報は，まず，視細胞から双極細胞へ伝えられる．双極細胞からは，神経節細胞に視覚情報を伝える．神経節細胞は網膜からの出力細胞で，神経軸索を外側膝状体に投射している．水平細胞とアマクリン細胞は，網膜内でこれらの情報の一次処理を行っている．このように，網膜は単に光を受容するだけではなく，脳の一部として視覚情報の一次的な処理を行っている．たと

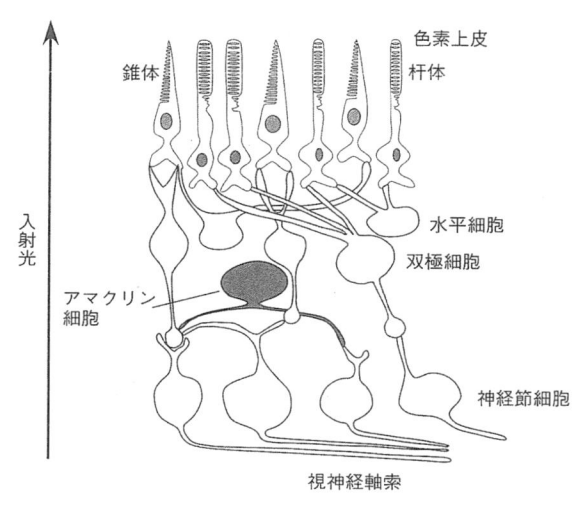

図 13.3 網膜

えば，視細胞から双極細胞へ情報が伝達される際に，光を受容した視細胞からの情報を受けて興奮する双極細胞と抑制される双極細胞が存在する．

硝子体を透過した光は，網膜の表層に存在する神経節細胞や，中層に存在する双極細胞，水平細胞，アマクリン細胞などを通り抜けて視細胞に到達する．5章で紹介した有髄神経は，伝達速度は速いが髄鞘は灰白色を有している．網膜の神経層を透過する際に光が減衰しないように，神経軸索は髄鞘をもたない．網膜の中でも中心窩は厚さが一番薄い．このことは，中心窩では光は視細胞まで到達するまでに影響を一番受けにくく，解像度よく光を受容できることを意味している．

c. 杆体・錐体

視覚系には，大きく分けて二つのタイプの視細胞が存在して光を受容している．網膜内で，薄暗い光でも感じることができる杆体と，明

レチナール
ロドプシンを構成する発色団はビタミンA由来のレチナールである．オールトランスレチナールは，光が照射されると11-シスレチナールに構造変換する．その結果，ロドプシンが活性型の構造を有して，トランスデューシンにその情報を送ることができる．

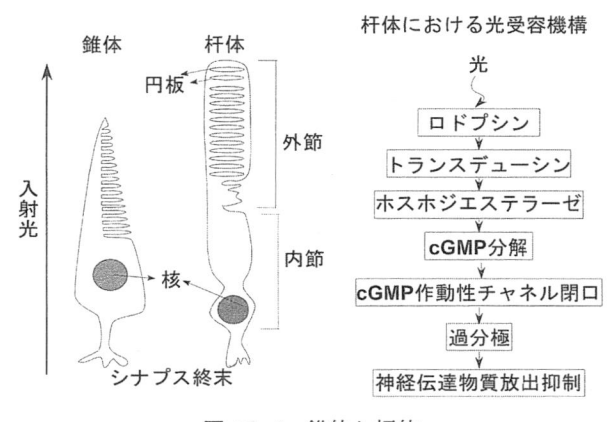

図 13.4 錐体と杆体

るいところで光を受容する錐体が機能している（図13.4）．このような光に対する感度の異なる受容細胞が存在していることは，ごく弱い光から非常に強い光まで100億倍を超える強度範囲で光を受容することができる機能の一因となっている．杆体と錐体は，光を感じる部位である外節と，核が存在している内節から構成されており，光は内節を透過して外節に到達する．杆体の外節には**ロドプシン**と呼ばれる光受容タンパク質が存在する．ロドプシンは，ホルモン，神経伝達物質，味物質や匂い物質を受容するタンパク質に共通する膜を7回貫通する構造をもったタンパク質（GTP結合タンパク質共役型受容体）とビタミンAから誘導される光感受性物質である**レチナール**より構成されている．

　光を受容していない状態では，細胞内の環状グアノシンモノリン酸（cGMP）濃度が高く，cGMPの結合により開口する陽イオンチャネル（cGMP作動性チャネル）が開いている．このため，視細胞の膜電位は，一般的な細胞の膜電位と比べて脱分極している．光によりロドプシンが活性化すると，GTP結合タンパク質の一種である**トランスデューシン**を介してcGMP分解酵素のホスホジエステラーゼが活性化される．その結果，細胞内のcGMPが分解され，cGMPで開いていたイオンチャネルが閉じる．すると，過分極方向の電位変化が生じて，光が照射されていないときに放出されていた神経伝達物質（**グルタミン酸**）の放出が低下する．このような細胞内情報伝達経路を介して，光情報が電気的な情報に変換され，その情報が放出される伝達物質の量の増減の形で双極細胞に伝えられている．

　杆体が薄暗いところで機能するのは，一つの光子により興奮するように非常に高い光感度をもつためである．また，杆体は錐体よりも20倍ほど多く存在し，いくつもの杆体が一つの双極細胞に出力していて，光情報を集約する神経回路のために光情報が増幅される．ただし，このような神経回路はいくつもの杆体で受容された情報が一つに集約されてしまうことにもなり，はっきりした輪郭でものを捉える能力が錐体よりも劣ることとなる．一方，錐体は，杆体と比べて少数の細胞が一つの双極細胞に出力されているので，双極細胞に情報が渡される際の情報の増幅はなされないが，ものをはっきり見る機能を有することに適した神経回路が形成されている．

　色覚は，視覚情報の中で重要な構成要素の一つである．われわれがさまざまな色を認識できるのは，3原色のそれぞれの光に対応できる3種類の錐体が存在するためである（図13.5）．それぞれの錐体は，約420 nm（青色），約530 nm（緑色），約560 nm（黄色）の波長の

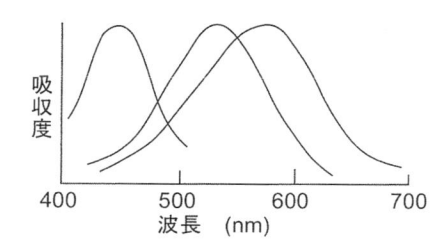

図 13.5 3種類の錐体の光応答の波長依存性

光に最も強く応答する性質（極大波長）を有する光受容体のうちの一つをもっている．約 560 nm（黄色）に極大波長を有する光受容体は，さらに長波長の赤色を受容することで色覚に寄与している．色覚情報の一次処理は網膜で行われている．3種類の錐体が，それぞれの受容した光情報を伝え，その情報が統合されることにより，われわれは微妙に違う色を感じることができる．

d. 遠近調節

眼で受容される光は空気中から角膜に入射するときの屈折率の変化に大きく影響される．眼房水，水晶体および硝子体の屈折率は，角膜とあまり変わらない．レンズの屈折力は**ジオプトリー**（diopter；D）で表される．ジオプトリーは $D=1/f$ と定義される．f は，焦点距離（m）．無調節時のヒトの眼の屈折力は約 60 D である．正常な眼（**正視**（emmetropia）眼，正常眼）では，何も調節がない場合に，遠くからの平行光線が網膜の上で焦点を結ぶ（図 13.6）．眼球がやや長い場合には，網膜の前で焦点を結んでしまうために像がぼやけてしまう（**近視**，myopia）．このような場合には，凹レンズを眼前に置くことにより，焦点距離を長くして網膜で結像させる．反対に，眼球が短い場合には，網膜の後ろで焦点を結ぶ（**遠視**，hyperopia）．この場合には，凸レンズにより，焦点距離を短くする．

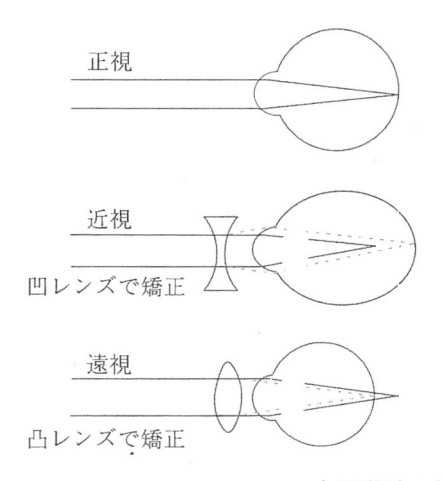

正視

近視
凹レンズで矯正

遠視
凸レンズで矯正

無調整時の焦点　図 13.6 近視と遠視

光学的に正常な眼をもっていても，物体が近づくと焦点が網膜の後ろにずれてしまう．若い年齢のヒトがもつ水晶体は，十分な弾性を有する．このため，近い物体を見るときには，毛様体筋が収縮し，水晶体の曲率を増加させ，網膜に焦点を結ぶように調節することが可能である．しかしながら，年齢が増加するとともに水晶体の弾性が失われていく．このため，年をとると，近いところを見ようとしても，水晶体の曲率を増加させて調節することができなくなる．そこで，対象物を遠ざけて見ようと試みるが，小さな字は遠くなると読むことがむずかしくなる．このような状態を**老眼**（老視，presbyopia）と呼び，遠視と同様に凸レンズで矯正する．

e．視　力

視力（visual acuity）は，眼の分解能を示す指標である．近視のヒトがメガネをかけないと，対象物がぼやけてしまうのは，解像度が悪く細部を見ることができないからである．視力は，周囲の明るさに大きく影響を受ける．図13.7は，網膜上での杆体および錐体の分布と明暗所での視力を示している．中心窩から鼻側に30度ほど離れた視神経乳頭が存在する部位では視細胞が存在していない（盲点）．杆体は，中心窩には存在せずにまわりに分布している．一方，錐体は中心窩を中心に分布している．明るいところでは，解像度の高い錐体が主に機能するために錐体の分布が一番多い中心窩の視力が高い．一方，暗所で機能する杆体が中心窩にないために，中心窩の視力は弱い．このため，薄暗いときに見たい物を視野の中心に持ってくるとむしろ見えにくくなる．また，中心窩は網膜が一番薄く，損失や乱れが一番少ない状態で光を受容できる．このことも，中心窩では，ものをはっきり見ることができる理由の一つである．

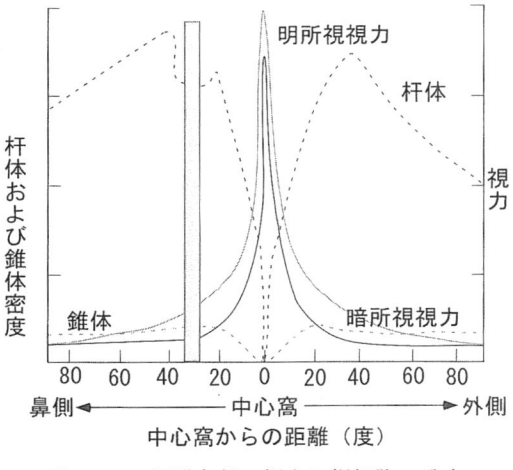

図 13.7　網膜各部の視力と視細胞の分布

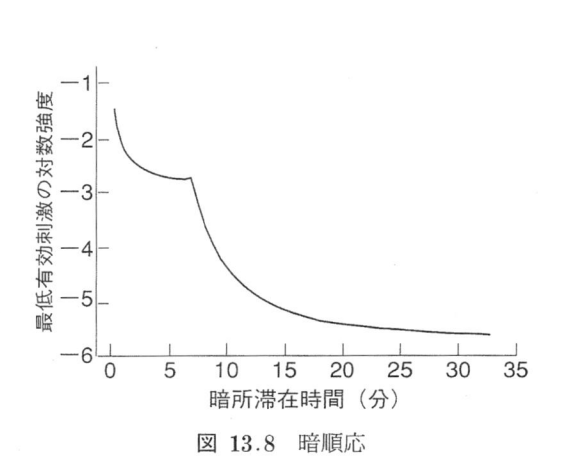

図 13.8　暗順応

f． 暗順応と明順応

　明るいところから暗いところに入ると，はじめはよく見えないが，段々と見えるようになってくる．これは，暗闇に眼が慣れてくるためである（**暗順応**，dark adaptation）．暗所に滞在している時間とどれだけ弱い光に応答できるか（光閾値）の関係を求めると，暗所に滞在してはじめの5分程度で感度の上昇に一段落がみられる．この過程は錐体で構成される中心窩でみられることから，錐体の暗順応のためと考えられている．また，30分から1時間にかけて，光感度はさらに上昇し続ける．暗所では，杆体において光受容物質であるロドプシンが再生されて光感度が上昇する．このため，暗所にいると感度が上昇し，だんだんと周囲が見えるようになる．また，暗所から明所に移ると始めは非常にまぶしいが，そのうち慣れてくる（**明順応**，light adaptation）．これは，暗順応とは逆に，光感度が低下したためである．

g．視覚情報の中枢への投射

　網膜に存在する神経節細胞からの神経線維は，**視交叉**（optic chiasm）で同側と対側に投射する二つの線維束に分岐する（図13.9）．その後，視索と呼ばれる神経束を形成し，**外側膝状体**（lateral geniculate body）に投射する．外側膝状体からは，後頭野に照射する．このため，後頭皮質には，右眼と左眼からの視覚情報が投射することになる．位置情報は，網膜に投射する外側膝状体からの神経線維の投射位置が関係する．

　視野は，眼球が球状の形態をしていても鼻が視野を妨げるために完

視覚における順応

　最近，杆体における順応には，次の二つの機構が重要であると認識されつつある．一つは，ロドプシンのリン酸化である．リン酸化されることにより，光に対する感受性が変化する．もう一つは，ロドプシンとホスホジエステラーゼの間を仲介するトランスデューシンの円板膜からの移動である．トランスデューシンがなくなることにより，ロドプシンがいくら光で刺激されても，その信号をホスホジエステラーゼに伝えることができなくなるために順応が生ずる．

図 13.9　視覚情報の中枢への投射

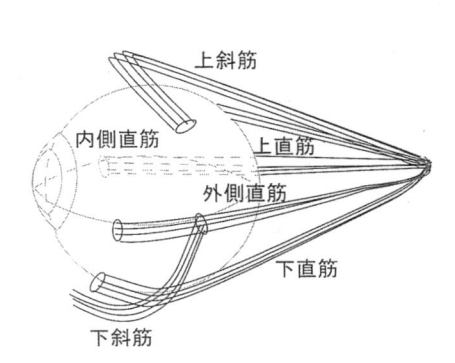

図 13.10　眼球運動に関わる動眼筋

全な円ではない（図13.9）．視神経を1の部位で切断されると左眼からの情報が中枢に伝達されない．視交叉で2のように切断されると両眼の視野の外側の情報が伝達されない．このように視野のどの部分が欠損しているかを調べると，視覚伝達系のどこが損傷しているかを推定できる．

h．眼球運動

眼球運動は，外側直筋-内側直筋，上直筋-下直筋および上斜筋-下斜筋の3対の動眼筋により制御されている（図13.10）．これらの筋肉が協調的に働くことにより，さまざま方向に眼球を動かすことが可能となる．

目視する対象物が他のものに移ったときには，**サッケード運動**（急速眼球運動，saccadic movement）が生ずる．また，目視する対象物が徐々に動いているときには，滑らかな追跡運動が生ずる．眼球運動の調整機構の異常は斜視となる．

13.2 聴覚・平衡覚

内耳には音を受容する聴覚器と頭の回転や直線運動，傾きを感じる平衡感覚を司る前庭器官が存在している．

a．聴　覚

音は，音源の振動により生じた空気の分子密度の濃淡が次々と伝わっていくことにより伝播する．耳介は音を集めて外耳道に誘導する．空気の振動は，**鼓膜**（tympanic membrane）を振動させ，**ツチ骨**（malleus），**キヌタ骨**（incus），**アブミ骨**（stapes），そして蝸牛と接する卵円窓の振動を介して音の受容器である蝸牛内のリンパ液の振動を引き起こす（図13.11）．鼓膜から**蝸牛**（cochlea）へ振動が伝達される過程で，てこの原理を活用することにより，音の強さは20倍以上に増幅される．この骨伝導による増強は，空気よりも密度の濃いリ

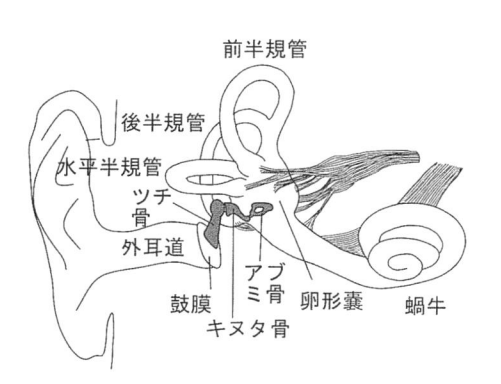

図 13.11 聴覚器および平衡覚器

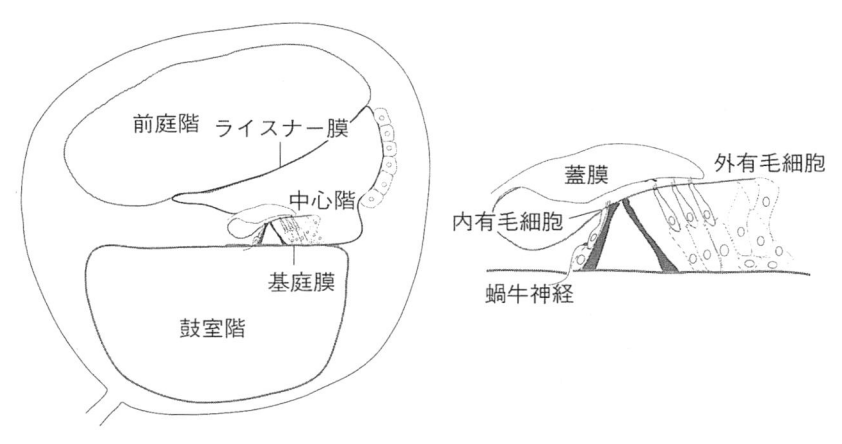

図 13.12 蝸牛内の構造（左）とコルチ器（右）

ンパ液の振動を引き起こすために重要な機構である．

蝸牛は，鼓室階，中心階および前庭階から構成されている（図13.12）．鼓室階と中心階の間には振動を受容する機能を有する**有毛細胞**（hair cell）が存在する**コルチ器官**（organ of Corti）が存在する．コルチ器官は，基底膜，ダイテルス細胞，有毛細胞および蓋膜などから構成される．この構造は，ヒトでは基底部から頂部まで33 mm程度の長さをもち，渦を巻いている蝸牛全長にみられる．卵円窓を介して伝導した振動は**前庭階**（scala vestibuli）のリンパ液の振動を引き起こし，さらに**鼓室階**（scala tympani）を満たすリンパ液と基底膜を振動させる．その結果，有毛細胞が上下し，有毛細胞上部の感覚毛が蓋膜との接触状態が変化して，感覚毛が曲がる．すると，有毛細胞に存在する陽イオンチャネルが開口して電気的興奮（脱分極）が引き起こされて，伝達物質を放出し，蝸牛神経の興奮を促す．

ヒトの聴覚は，20 Hz程度の低い音域から20,000 Hz程度の高い音域まで受容する．視細胞，味細胞や嗅細胞は，異なる情報を受容する種類の異なる受容細胞が多様な情報の受容に関わっている．しかしながら，聴覚の場合には有毛細胞が受容する音の周波数に応じて何種類も存在するわけではない．蝸牛の始まり（基底部）に存在する**基底膜**（basilar membrane）は高い周波数の振動で振動する．その結果，基底部に近い領域に存在する有毛細胞は，高い周波数の音を受容することになる．また，蝸牛の奥の領域では低い周波数で振動する．このため，蝸牛の奥の領域の有毛細胞は低い周波数の低い音を受容する．このように，同じ性質をもつ有毛細胞しか存在しなくとも，蝸牛における位置の違いを活用することにより，聴覚器はさまざまな周波数の音を受容する性質を獲得した．

蝸牛の内部は，体液のイオン組成に近い外リンパ液で満たされてい

難聴
聴覚障害は聴覚器のレベルで大きく二つの原因から発生する．外耳や内耳における音伝導が傷害を受けると伝音性難聴が生ずる．また，抗生物質のストレプトマイシンが引き起こす難聴は，有毛細胞の音受容を傷害し，感音性難聴を生じさせる．

る前庭階と鼓室階と,細胞内液のNa^+とCa^{2+}濃度を高めたイオン組成の内リンパ液で満たされた中心階に分かれる.内リンパ液の特徴的なイオン組成は,有毛細胞が変位したときに生ずる電位変化を増強する働きをしている.

コルチ器には**内有毛細胞**(inner hair cell)と**外有毛細胞**(outer hair cell)という2種類の音受容細胞が存在する.内有毛細胞の数は,3,500個程度しか存在せず,12,000から20,000個と推定される外有毛細胞よりも数は少ない.しかしながら,30,000本近い求心性の神経の90〜95%の神経線維は,内有毛細胞からの音情報を伝えている.すなわち,一つの内有毛細胞からは,何本もの求心性神経である蝸牛神経にシナプスを介して音情報を送っている.一方,外有毛細胞はいくつかの外有毛細胞が一本の蝸牛神経にその情報を送っている.このため,音の受容細胞としては,内有毛細胞の方が大きな働きをしていると考えられる.また,蓋膜の付け根に近い位置で接している内有毛細胞は,小さな振動でも感覚毛に偏位が生ずるために,小さな音から受容することができる.一方,蓋膜の付け根から離れた位置で接している外有毛細胞は,大きな振動が生じないと感覚毛が変位しない.外有毛細胞は,このような存在する位置の特性から大きな音を受容したことを中枢に伝える役割をしている.

蝸牛神経は,同側の**蝸牛神経核**(cochlear nuclei)に入力している.蝸牛神経核からは,反対側および同側の**上オリーブ核**(superior olivary complex)にその情報を送っている.すなわち,上オリーブ核から上位の聴覚中枢では,両側の音情報を受け取り,処理している.このように両側の音情報が収束することは,音源の位置を明らかにする(定位)ために必要である.

b. 平 衡 覚

内耳には,蝸牛の他に**卵形嚢**(utricle),**球形嚢**(saccule),**前半規管**(anterior semicircular canal),**後半規管**(posterior semicircular canal),**水平半規管**(horizontal semicircular canal)から構成される**前庭迷路**(前庭器官,vestibular organ)が存在する(図13.11).これらの器官には蝸牛で音を聞くときに機能している有毛細胞が存在しているが,音を聞く器官としては働いていない.前庭迷路は,視線を維持して視覚を維持することや,姿勢を維持するために必要な情報である加速度を受容している.

前半規管,後半規管,水平半規管は,環状の構造をしており,外リンパ液で満たされている.頭部が回転すると,半規管にも回転が生ずる.その結果,半規管内の外リンパ液が回転方向とは反対側に移動す

る．半規管の付け根に存在する**クプラ**（cupula）で，有毛細胞の感覚毛が曲がる．その結果，蝸牛の有毛細胞と同様に細胞膜電位が変化して，その情報を神経細胞の末端に伝える．前半規管，後半規管，水平半規管は，XYZ軸に対応するように垂直方向に交わっている．このため，3次元のすべての方向にかかる回転運動による加速度を受容できる．ある方向に頭部が回転すると，その回転に対応する半規管内のリンパ液が移動し，さまざまな方向の回転により生ずる加速度を検知することができる．

頭部にかかる重力や体の動きにより生じた直線運動による加速度は，卵形嚢と球形嚢の二つの耳石器で検知される．卵形嚢は水平方向，球形嚢は重力方向の変化を検知する．卵形嚢と球形嚢も外リンパ液で満たされる．前後，上下方向の直線的な運動により加速度の変化が生ずると，リンパ液の動きが生ずる．耳石器には，炭酸カルシウムからできている**耳石**（statoliths）とゼラチンから構成される耳石膜が感覚毛の上部に接触している．リンパ液の動きが生ずると，耳石膜が動く．その結果，感覚毛に偏位が生じ，有毛細胞が興奮する．

平衡覚は，頭の位置を固定し視線を保つために非常に重要である．運動中に一点を見つめていることができるのは，平衡覚からの情報が速やかに処理されているためである．視覚情報は非常に多量であるために注視体の速い動きにあわせて処理する情報としては向いていない．平衡器官から受容した情報が，眼球の動きを制御する動眼筋に伝えられ，眼球が視線を維持できるような反射は**前庭動眼反射**（vestibulocollic reflex）と呼ばれている．

13.3 味覚と嗅覚

味覚や嗅覚は化学物質を受容するため，化学感覚と総称されている．ヒトのような陸棲の動物では，味覚は体内に摂取するかしないかを判断する情報を受容する重要な役割を果たしている．嗅覚は周囲の状況を判断する情報を受容する．嗅覚情報には，初期の火事を焦げた匂いで知ることができるように，生死に関わる情報も含まれている．

a. 味覚

味覚は，五つの基本味から構成されている．**甘味**はエネルギーとなる糖，**旨味**は体の構成要素となるアミノ酸（グルタミン酸）と核酸（イノシン酸やグアニル酸），**塩味**は体の諸活動を支えるために必須なミネラルが食物に含まれていることを知らせる．いずれも，生命を維持する上で欠くことができないために，積極的に摂取するように好ま

動揺病
乗り物で揺られていると，平衡器官は常に頭部の動きを感じて脳に伝えている．一方，本などを読んでいると，視覚情報は文字を注視しているために動いていることを脳に伝えない．このような情報の不一致が不快な情動を引き起こす．車に乗っているときに，前の座席に座り，視覚で動きを感じていると酔いにくいのは視覚情報と平衡覚情報が一致するためである．

5基本味
以前は，味覚は塩味，甘味，酸味および苦味の四つの基本味で構成されるとされてきた．日本で見いだされた旨味は，これらの四つの基本味の組合

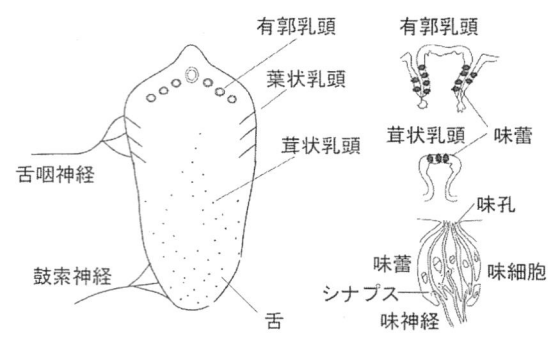

図 13.13 味覚器と味細胞

しい味と感じられる．一方，**苦味**は毒物に，**酸味**は腐敗物が食物に含まれていることを示し，体に有害であるので忌諱される味質である．ただし，現代に生きるヒトの場合には，文明の進歩とともに文化的な要因が味覚情報を修飾するため，本来の生理的な意義からだけで味覚情報を評価することが不可能となっている．たとえば，生命活動を維持するために十分な量の糖や塩を手に入れることが難しかった時代には，塩や砂糖を含有している食物をその味覚信号がもたらす命令に従って摂取すればよかった．しかしながら，摂取したいと思えば無制限に摂取できる現代では，過度の塩や砂糖の摂取が高血圧や肥満などの成人病の原因となっている．また，ヒトは，経験に基づく学習によりビールや酢の物などの食べ慣れた食物が有する苦味や酸味をむしろ好んで摂取する嗜好を示す．

味覚は，**味細胞**（taste cell）で受容される．味細胞は，主に舌に存在する**味蕾**（taste bud）を形成している．また，味蕾は口蓋や咽喉にも存在している．舌表面には，味蕾の開口部（味孔）が開いており，唾液あるいは飲料中に溶解した味物質が味細胞の先端部の微絨毛に存在する味受容体と結合する．旨味，甘味および苦味を有する物質は，味細胞内のセカンドメッセンジャーを介して脱分極し，神経伝達物質を放出して味神経に味情報を伝える．塩味や酸味は，それ自身がイオンチャネルを開口させて脱分極を引き起こす可能性が考えられている．

味蕾は，舌全面に分布する茸状乳頭，舌の側面に分布する葉状乳頭，舌の付け根の方に分布する大きな構造を有する有郭乳頭に存在している．舌の先端は甘味，舌の付け根は苦味に比較的よく応答する性質を有するが，それぞれだけに選択的に応答するわけではない．味細胞は，二次感覚細胞で，味蕾内で舌咽神経や鼓索神経などの味神経とシナプスを介して情報をやりとりしている．一つ一つの味細胞の味選択性はそれほど高くなく，5基本味の中のただ一つにのみ応答するの

せでつくられる味質と考えられていたためである．しかしながら，旨味が独立した味であることが生理学的に示されて5番目の基本味と認められるようになった．欧米では，旨味という概念がなかったために英語の単語がなった．そこで，旨味の表記は"umami"が使われている．

味刺激の相乗効果
ヒトは調理に関する長い歴史の中で，糖と塩，旨味と塩を組み合わせると，より甘味や旨味が強くなることを経験的に習得してきた．このように，二つの味物質を混ぜ合わせることにより，強い味覚を感じる現象を相乗効果と呼ぶ．日本人が見いだした相乗効果の優れたものは，鰹節（イノシン酸）と昆布（グルタミン酸）を組み合わせると，非常に旨味が増す現象である．これは，日本料理の調理にさまざまな場面で応用されている．最近，味受容体レベルで旨味の相乗効果がみられることが示された．

ではなく，いくつかの味質に応答する．このため，味細胞からの味情報を伝える味神経を調べると，甘味や塩味によく応答する味神経もみつけられているが，どれか一つの味質情報のみを選択的に伝達するということはない．

味神経は，延髄の弧束核に投射する．弧束核は，唾液，消化液やインスリンの分泌反射に関与するとともに，味情報を上位中枢に伝える中継点として機能する．弧束核からは視床の味覚野を経て大脳皮質味覚野で味の識別が行われる．

b．嗅　　覚

匂いの種類は，数万種類あるいは数十万種類存在すると考えられている．嗅覚器は，多種多様に存在する匂い物質を鋭敏に検知し，識別する能力を有している．匂いは，鼻腔の奥に存在する上甲介上を覆っている嗅上皮で受容される．匂い物質は揮発性の化学物質ではあるが，**嗅細胞**（olfactory cell）で直接受容されているのではなく，嗅粘液に溶解した後に受容される．嗅上皮には嗅粘液を分泌するボーマン腺が存在している．嗅粘膜の中には疎水的な性質を有する匂い物質と結合するタンパク質が存在する．このタンパク質は匂い物質を効率よく嗅細胞に提示する役割をもっていると考えられている．また，嗅粘液中の匂い物質の排出にも関係している可能性もある．嗅上皮は，主に匂い物質を受容する機能を有する嗅細胞と支持細胞および基底細胞から構成されている．嗅細胞は，有害な匂い物質も受容するために損傷を受けやすい．そこで，損傷の有無にかかわらず一定の期間（ラ

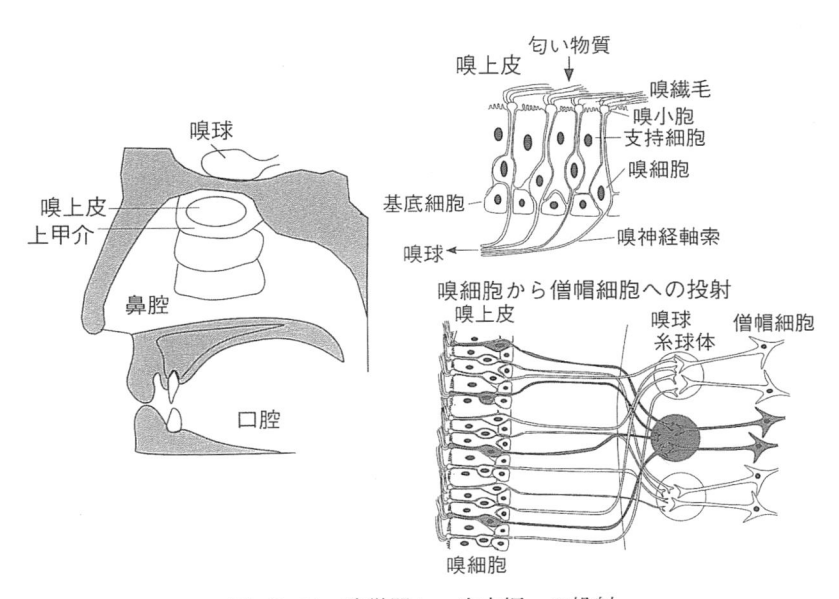

第2の嗅覚：副嗅覚
ヒトの胎児には，一般的な匂いを受容する嗅覚器の他に副嗅覚器（鋤鼻器）が存在している．大人になると退化してしまうので，母親の匂いの記憶に関係している可能性が考えられている．脊椎動物の多くは，副嗅覚器はフェロモンの受容器官として大人でも生殖や社会行動に関係した重要な働きをしている．

図 13.14　嗅覚器と一次中枢への投射

ットの場合およそ30日）で脱落して新しい細胞に置き換わる．新しい細胞は，基底細胞が分化して形成される．

　嗅細胞は，神経細胞が匂い物質を受容する能力を獲得したもので，それ自身が神経細胞の性質をもっている．嗅細胞は双極性の細胞で嗅上皮の中に存在する細胞体から嗅上皮表面の10本近い**嗅繊毛**（olfactory cilia）を有する嗅小胞までデンドライトを伸ばしている．また，細胞体からは嗅覚一次中枢の嗅球内の糸球体に神経軸索を投射している．糸球体では嗅球からの出力細胞である**僧帽細胞**（mitral cell）とシナプスを形成している．嗅球内には，傍糸球体細胞や顆粒細胞などの介在神経が存在し，嗅覚情報を処理している．僧帽細胞から出力した神経線維は外束嗅索を形成し，前梨状皮質や扁桃核に投射している．この過程で，少しずつではあるが，匂い情報の統合がみられている．

嗅覚における順応
嗅覚器も比較的早い順応がみられる．コーヒーの匂いが強いレストランに入っても，しばらくするとコーヒーの匂いを感じなくなる．しかしながら，ケーキが運ばれてくると甘い匂いを感じることができる．これは，すべての嗅覚機能に順応が生じているのではないことを示している．

　嗅覚器には1,000種類ほどと推定される受容体が存在している．一つの嗅細胞には1種類の受容体のみが発現している．ただし，1,000種類の受容体だけでは，膨大な種類の匂い物質に対応できないためにその選択性は非常に低く，さまざまな匂い物質に応答している．同種の受容体を発現している嗅細胞は，嗅球内の限られた糸球体に集まって投射している．すなわち，この段階で嗅覚情報はかなり集約されている．匂い物質が受容体に結合すると，嗅細胞に特異的に発現しているGTP結合タンパク質であるG_{olf}を介して**アデニル酸シクラーゼ**を活性化する．その結果，環状アデノシンモノリン酸（cAMP）が合成される．cAMPは嗅繊毛に存在する陽イオンチャネルを開口させ，嗅細胞に脱分極が生じ，活動電位が発生する．

参考文献

1) 柏柳　誠：化学感覚，生物物理学ハンドブック（石渡信一，桐野　豊，桂　勲，美宅成樹編），pp.293-296，朝倉書店，2005．
2) 本庄　巌編：感覚器，CLIENT 21，中山書店，2000．
3) 所　敬，金井　淳編：現代の眼科学，金原出版，2004．
4) 「特集」味覚のメカニズムに迫る，生体の科学，**56**(2)，2005．
5) 「特集」聴覚神経科学の新しい展開，神経研究の進歩，**46**(1)，2002．

索 引

ア 行

愛情遮断症候群　152
アウエルバッハ神経叢　109
アクチン　52,59,67
アクチンフィラメント　54,73
味細胞　212
アジソン病　165
アストログリア　26
アセチルコリン　57,70,75
アセチルコリンエステラーゼ　58
圧受容器反射　84
アデニル酸シクラーゼ　214
アデノシン　138
アドレナリン(受容体)　12,160
アポフェリチン　132
アマクリン細胞　203
アルドステロン(症)　144,164,165
アルファ運動神経　35
アンギオテンシノゲン　86
アンギオテンシンⅠ　86,165
アンギオテンシンⅡ　86,138,165
アンギオテンシン変換酵素　86
暗順応　207
アンドロジェン　168

胃　113
胃　液　118
胃回腸反射　116
胃結腸反射　116
胃　酸　119
胃酸分泌　119
異所性ペースメーカ　75
胃蠕動　114
胃大腸反射　116
一次性蠕動　113
一次性能動輸送　10
1秒率　97
1秒量　97
1回換気量　96
1回肺胞換気量　98
1回膜貫通型受容体　12
一酸化窒素　121,138

イヌリン　139
胃粘膜バリアー　120
イノシトール三リン酸　69
インスリン　155
インスリン様成長因子　152
インヒビン　169

ウィリスの脳動脈輪　89
ウェルニッケ中枢　41
受け入れ弛緩　114
右　心　71
運　動　175
運動神経　31,52
運動性言語中枢　40
運動単位　56

エクソサイトーシス　119,143
エストロジェン　166
エネルギー代謝　170
エネルギー単位　171
エリスロポエチン　15,169
遠位曲尿細管　144
遠位尿細管　141
嚥　下　112
エンケファリン　152
遠　視　205
エンテロオキシンチン　120
エンテロガストロン　120
エンドサイトーシス　128,143

横隔神経　94
横隔膜　94
横　管　73
横行小管　54
黄体形成ホルモン　166
嘔　吐　115
黄　斑　202
オキシトシン　154,197
遅い痛み　48
オームの法則　82
オリゴデンドログリア　26
温　感　48
温受容器　48
温度受容器　181

温度馴化　182

カ 行

回　39
外因性調節機構　79
外殻温　178
外呼吸　93
概日リズム　3,179
外　節　203
外側膝状体　202,207
外転神経　32
解剖学的死腔　98
外膀胱括約筋　147
外リンパ液　209
外肋間筋　94
化学受容器反射　85
化学性調節　105,106
化学的消化　126
化学伝達物質　11
過換気症候群　108
蝸　牛　208
蝸牛神経核　210
核　4,5
核鎖線維　60
拡　散　87
核酸分解酵素　123
核小体　5
核心温　178
核袋線維　60
拡張期血圧　83
角　膜　201
下垂体後葉ホルモン　150
下垂体前葉ホルモン　150
下垂体門脈　151
ガス交換　71,100
ガストリン　110
滑車神経　32
褐色細胞腫　162
褐色脂肪組織　182
活性ビタミンD　132,169
活動電位　11,28,72
滑面小胞体　4
カテコールアミン　80,150
カハールの間質細胞　68

かゆみ　49
カルシトニン　150, 159
カルモジュリン　68
眼　圧　201
感覚神経　31
感覚性言語中枢　40
眼　球　201
幹細胞　15
間質液　4
冠循環　90
緩衝作用　103
冠状動脈血栓　199
杆　体　203
間　脳　38
眼房水　201
ガンマ運動神経　35
顔面神経　32
寒冷馴化　183
寒冷利尿　154
関連痛　49

機械侵害受容器　49
機械的消化　126
気　胸　95
基礎代謝量　171, 174
拮抗筋抑制　63
気道抵抗　99
稀突起膠細胞　26
機能的合胞体　72
機能的残気量　96
基本味　211
逆蠕動　116
逆輸送　143
ギャップ結合　12
キャリア輸送　143
嗅上皮　213
嗅神経　31
嗅繊毛　214
吸　息　93
凝固系　21
強　縮　72
強制呼出曲線　97
胸部誘導　75
胸膜腔　95
共輸送　143
巨人症　152
起立性低血圧　85
近位尿細管　141, 144
緊急反応　162
筋原線維　54
近　視　205
筋小胞体　52, 54, 67, 73

筋　節　54
筋線維　52
筋線維鞘　53
筋線維束　53
筋層間神経叢　109
緊張筋　55
筋紡錘　51, 59～63
筋ポンプ作用　84

屈曲反射　37
駆出期　77
クッシング症候群　165
クプラ　211
クリアランス　138
グルカゴン　156
グルクロン酸抱合　19
グルココルチコイド　162
グルコース輸送体　128
クレアチニンクリアランス　140
クレアチンリン酸　91
クレチン病　159
グレリン　110, 170

形質膜　5
頸動脈小体　106
血　圧　82
血液循環　71
血管運動　87
血　漿　14
血漿膠質浸透圧　23, 88
血　清　14
結　腸　116
血流配分　81
下　痢　123
腱　53
原核生物　5
腱器官（Golgiの）　37, 59, 61
腱　索　77
腱受容器　61
腱紡錘　51, 61, 62
ヘンレのループ　141

溝　39
交換血管　81
交感神経　31
膠質浸透圧　9
後シナプス　30
恒常性　1, 4, 14
甲状腺機能亢進症　159
甲状腺機能低下症　158
甲状腺刺激抗体　159
甲状腺ホルモン　150

抗　体　23
高張尿　144
更年期　198
後　脳　38
興　奮　72
興奮-収縮連関　58, 66
興奮性細胞　11
興奮性シナプス　30
興奮性シナプス電位　53
興奮伝導系　65
興奮の収束　31
興奮の伝導　28
興奮の発散　31
合胞体　53
抗ミュラー管ホルモン　188
抗利尿ホルモン　153
呼吸交換比　172
呼吸商　171
呼吸性アシドーシス　104
呼吸性アルカローシス　104
呼吸性代償　105
呼吸中枢　43
呼吸中枢性調節　105
鼓室階　209
呼　息　93
弧束核　213
骨格筋　51
骨格筋循環　91
骨粗鬆症　159, 199
骨多孔症　159
ゴナドトロピン　166
小人症　152
鼓　膜　208
固有心筋　71
コリンアセチルトランスフェラーゼ　58
ゴルジ装置　4, 6
ゴルジ体　6
コルチ器官　209
コルチコイド　150
コルチゾル　162
コロトコフ音　83
コンプライアンス　99

サ　行

最終消化　126
サイトーシス　143
細　胞　4
細胞間液　4
細胞基質　5
細胞形質　5
細胞骨格　6

細胞質　5
細胞体　27
細胞内受容体　13
細胞(内)小器官　4
細胞内小胞体　6
細胞膜　5,6
サイロキシン　157
サーカディアンリズム　3
左 心　71
左心室　79
サッケード運動　208
サーファクタント　99
酸-塩基平衡調節　20,145
残気量　96
三叉神経　32
酸素解離曲線　101
酸素結合力　102
酸素分圧受容器　106

ジオプトリー　205
閾 値　164
色素細胞刺激ホルモン　153
色素上皮　202
子宮周期　192
糸球体外メサンギウム　141
糸球体毛細血管　134
糸球体ろ過　136
糸球体ろ過障壁　140
糸球体ろ過量　137
子宮内膜周期　192
死腔換気量　98
軸 索　27
刺激(興奮)伝導系　72
自原抑制　37
視交叉　207
自己調節機構　89
脂 質　129
思春期　188
視 床　41
視床下部　41
視床下部-下垂体系　150
視床下部賦活系　44
視床下部ホルモン　150
視神経　32
視神経乳頭　202
耳石器　211
耳石膜　211
膝蓋腱反射　36
自動性　74
シナプス　27,57
シナプス可塑性　41
シナプス間隙　30

シナプス小胞　30
ジヒドロテストステロン　169
2,3-ジフォスフォグリセリン
　　102
脂肪組織ホルモン　170
脂肪分解酵素　122
視 野　207
射 精　191
自由エネルギー　171
集合管　141,144
収縮期血圧　82
終 脳　38
終 板　53,57
終板電位　57
終末細動脈　86
終末槽　55
樹状突起　27
受 精　195
受動輸送　9,142
受容体チャネル　13,57
シュレム管　201
シュワン細胞　26
順 応　46
上オリーブ核　210
消 化　126
消化間期伝播性収縮　115
消化管ホルモン　110,150,169
松果体ホルモン　150
条件反射　118
小膠細胞　26
硝子体　202
小循環　80
茸状乳頭　212
小 腸　115,130
小腸絨毛　127
小 脳　42
上皮小体ホルモン　150,159
正味の酸の排泄量　146
静脈還流量　82
食 道　113
徐呼吸　107
女性ホルモン　166
暑熱馴化　182
自律神経　69
自律神経系　31
仁　5
真核生物　4
深吸気量　96
心 筋　51,63,64
神経管　38
神経筋接合部　35
神経筋単位　56

神経細胞　26
神経支配比　56
神経性調節　105
神経節細胞　202
神経内分泌系　151
腎血漿流量　136
腎血流量　136
信号伝達　12
心雑音　78
心室筋　71
心室筋収縮の同期性　75
心周期　77
腎小体　135
腎静脈　135
腎髄質対向流系　145
心臓血管中枢　84
心臓交感神経　75
心臓の仕事量　78
心臓のスターリングの法則　79
心臓迷走神経　75
腎-体液系による機能的調節　86
伸張反射　36,62
陣 痛　197
伸展受容器　61
心電図　66,75
伸展反射　36
浸透圧効果　8
腎動脈　134
心拍出量　79
心拍出量曲線　79
心拍数　75
心房筋　71
心房性ナトリウム利尿ホルモン
　　170

膵 液　121,123
錘外筋　56
錘外筋線維　51
髄 鞘　27
水晶体　201
錐 体　204
錐体外路(系)　40,61
錐体路　40
膵 島　154
錘内筋　56
錘内筋線維　51
水平細胞　203
膵ホルモン　150
睡 眠　44
睡眠時無呼吸症候群　108
スターリングの仮説　88
ステロイドホルモン　163

スパイロメータ 95,96
滑り説 55

精液 190
性行動 191,193
精子 191,194
静止膜電位 10,11,28,72
星状膠細胞 26
生殖 187
静水圧 83
性腺刺激ホルモン(ゴナドトロピン) 166
精巣決定因子 188
生体リズム 2
成長ホルモン 152
青年期成長急進 188
性の分化異常 188
正の変力作用 74
性反射 191,193
性ホルモン 150
生理学的死腔 98
生理的適応 2
脊髄視床路 49
脊髄神経 32
脊髄反射 36
セクレチン 110
舌咽神経 32
絶縁性伝導 29
舌下神経 32
赤血球変形能 87
節後神経 33
接合尿細管 141
接触消化 126
節前神経 33
全か無の法則 28
前シナプス 30
染色体異常 187
先端肥大症 152
前庭階 209
前庭動眼反射 211
前庭迷路 210
蠕動 111,114,115
蠕動突進 115
前脳 38
全肺気量 96
前毛細管括約筋 86
前梨状皮質 214

双極細胞 202
増大単極肢誘導 75
相動筋 55
僧帽細胞 214

促通拡散 9
側底膜 127
咀嚼 112
速筋 55,56
ソマトスタチン 110
粗面小胞体 4

タ 行

第1音 78
体液 7
体液分画 7
体温 178
体温調節 180
体温調節自動制御系 181
体温調節中枢 181
体温調節反応 182
対光反射経路 42
胎児循環 90
代謝因子 92
代謝性アシドーシス 105
代謝性アルカローシス 105
体循環 80
大循環 80
体性神経系 31
大腸 116
大動脈体 106
第2音 78
第2メッセンジャー 149
体熱平衡 180
大脳辺縁系 41
胎盤 195
唾液 117,118
脱分極 28
脱落膜化 195
炭酸脱水酵素 19,21,102
単収縮 72
単純拡散 9
胆汁 123,125
胆汁酸 124
胆汁色素 125
弾性血管 81
弾性線維 99
男性ホルモン 168
担体輸送 143
タンパク質 129
タンパク分解酵素 121
短ループネフロン 136

チェーン-ストークス呼吸 107
遅筋 55,56
緻密斑 141
着床 195

チャネル 142
中間消化 126
中心窩 202
中心溝 39
中心静脈圧 83
中枢神経系の虚血反応 85
中脳 38,41
腸・胃抑制反射 115
腸液 123
腸管のスターリングの法則 115
長期抑制現象 43
跳躍伝導 29,49
張力緩和 114
長ループネフロン 136
チロシンリン酸(化) 12,13

抵抗血管 81
低酸素性肺血管収縮 90
低張尿 144
滴定酸 146
テタニー 159
鉄欠乏性貧血 16
電位依存性 Na^+ チャネル 58
電解質 131
電解質コルチコイド 164
電気化学的エネルギー勾配 142
伝達物質受容体 11

動眼筋 208
動眼神経 32
洞(房)結節 65,74
糖質 128
糖質コルチコイド(グルココルチコイド) 162
糖質分解酵素 122
等張尿 144
糖尿病 156
糖尿病性アシドーシス 156
動脈管 91
動脈弁 77
等容(積)性弛緩期 77
等容(積)性収縮期 77
動揺病 211
特異動的作用 175
特殊心筋 71
トランスデューシン 204
トランスフェリン 132
トランスポータ 142
トリアシルグリセロール 129
トリグリセリド 122,129
努力肺活量 97
トリヨードサイロニン 157

索　引

トロポニン　59
トロポニンC　73
トロンビン　22
トロンボキサンA_2　22

ナ　行

内因子　16,119
内因性調節機構　79
内呼吸　93
内耳神経　32
内部環境　4
内分泌　149
内膀胱括約筋　147
内リンパ液　210
内肋間筋　94
長さ-張力曲線　73
7回膜貫通型受容体　12
難　聴　208

二次性能動輸送　10
日内リズム　41
ニッスル小体　27
二点弁別閾　47
乳　汁　198
乳汁駆出反射　198
乳　腺　198
乳頭筋　77
ニューロン　26
尿崩症　153
尿　管　147
尿細管　135
尿細管再吸収　136
尿細管・糸球体フィードバック
　　137,141
尿細管分泌　136
尿失禁　148
尿濃縮希釈機構　145
尿　閉　148
妊　娠　195

ネクサス　64
熱放散　183
ネフロン　135
粘　液　119
粘膜下神経叢　110

脳幹網様体賦活系　44
脳　室　38
脳循環　89
脳神経　31
脳脊髄液　38
能動輸送　9,10,142

脳　波　44
ノルアドレナリン　75,160
ノンレム睡眠　44

ハ　行

肺活量　96
肺活量予測値　97
肺受容体性調節　106
肺循環　80,90
肺水腫　90
排尿筋　147
排尿中枢　147
排尿反射　147
排　便　117
肺胞2型上皮細胞　99
排卵性大量分泌　169
バゾプレッシン　153
パチニ小体　46,59
発　汗　184
発痛物質　49
発　熱　184
バビンスキー反射　37
速い痛み　48
パラアミノ馬尿酸　139
パラトルモン　159
反筋伸張反射　37,63
反　射　36

ヒアルロニダーゼ　191
糜　汁　113
糜　粥　113
微小循環　86
ヒス束　65
ヒストン　5
ビタミン　131
ビタミンB_{12}　16
非タンパク呼吸商　173
ヒト絨毛性性腺刺激ホルモン（ヒ
　ト絨毛性ゴナドトロピン）
　　195
ヒト絨毛性ソマトマンモトロピン
　　197
ヒト胎盤性ラクトーゲン　196
ピノサイトーシス　128
皮膚分節　32
非ふるえ熱産生　182
標準双極肢誘導　75
ビリルビン　19,125
ヒルシュスプルング病　116
貧　血　16
頻呼吸　107

ファゴサイトーシス　128
フィックの法則　92
フィードバック調節　151
フィブリノーゲン　22
フィブリン分解産物　22
不応期　29
不感蒸散　184
不揮発性酸　146
副交感神経　31
腹式呼吸　94
副腎アンドロジェン　164
副神経　32
副腎髄質　160
副腎髄質腫瘍　162
副腎性器症候群　165
副腎皮質　162
副腎皮質ホルモン（コルチコイド）
　　150
不減衰伝導　29
浮　腫　88
物質交換　71
太いヘンレ上行脚　144
負の変時作用　75
プラスミン　22
フランク-スターリングの法則（ス
　ターリングの法則）　66
振子運動　111
ふるえ　182
プルキンエ線維　65,74
ブローカ中枢　40
プロジェステロン　167,196
プロスタグランジン　121,138,
　　169,197
フロセミド　144
プロテアーゼ　191
プロラクチン　152
分時換気量　98
分時肺胞換気量　98
分節運動　111,115
分　娩　197

平滑筋　51,63,64,67
閉　経　198
ペースメーカ電位　74
ペプチド　129
ヘマトクリット　14
ヘ　ム　101
ヘモグロビン　16,101,102
ヘーリング-ブロイエル反射　106
ヘルパーT細胞　23
ヘンダーソン-ハッセルバルヒの
　式　104

扁桃核　214
ヘンレ係蹄　136

ポアズイユの法則　82
膀胱　147
膀胱三角　147
傍糸球体装置　140,165
房室結節　65,74
房室伝導遅延　74
房室弁　77
傍分泌　111
ホスホジエステラーゼ　204
歩調取り電位　65,74
ホメオスターシス　1
ポリモーダル侵害受容器　49
ホルモン　149
ホルモン・受容体複合体　149

マ　行

マイスナー小体　46
マイスナー神経叢　110
膜酵素　126
膜消化　126
膜電位　28

ミオシン　52,59,67
ミオシン軽鎖キナーゼ　68
ミオシン軽鎖脱リン酸化酵素　69
ミオシンフィラメント　54,73
ミクログリア　26
ミセル　124
ミトコンドリア　4,5
脈圧　83
脈絡膜　202
ミュラー管抑制因子　188
味蕾　212

無髄神経　28,49
ムスカリン性アセチルコリン受容体　12
胸やけ　113

明順応　207
迷走神経　32
メラトニン　154
メルケル盤　46

毛細血管　86
毛細血管内圧　88
盲点　206
網膜　201
モチリン　110
モンロー-ケリーの原理　89

ヤ　行

有郭乳頭　212
有効換気量　98
有髄神経　27,49
有毛細胞　209
輸出細動脈　134
輸入細動脈　134

溶液再吸収率　142
葉酸　16
葉状乳頭　212
陽性変時作用　66
陽性変力作用　66
容量血管　82
抑制性シナプス　30
予備吸気量　96
予備呼気量　96

ラ　行

ラクトフェリン　118
ラプラスの法則　137
卵円孔　90
ランゲルハンス島　154
卵巣　192
卵巣周期　192
卵巣ホルモン　166
ランビエの絞輪　27
卵胞　192
卵胞刺激ホルモン　166
卵胞ホルモン　166

リソソーム　6
リゾチーム　118
リボソーム　4〜6
流動モザイクモデル　7
流入期　77
両側性伝導　29
緑内障　201
リンパ産生　89

リンパ循環　88
リンパ輸送　89

ルフィニ終末　46

冷感　48
冷受容器　48
レチナール　204
レニン-アンギオテンシン-アルドステロン系　85
レニン-アンギオテンシン系　141
レプチン　170
レム睡眠　44
連結橋　55,73

老視　206
ろ過　87
ロドプシン　204

α運動ニューロン　56,61
α-γ連関　61
β運動ニューロン　56
β-エンドルフィン　152
β_1型アドレナリン受容体　66
γ運動ニューロン　56,61

A帯　54
ABO型　24
ACh受容体チャネル　58
Caポンプ　59,132
CO_2ナルコーシス　107
Gタンパク　12
HIOMT　154
I帯　54
LHRH　166
Na^+-K^+-ATPase　142
Na^+/K^+ポンプ　10
P波　76
QRS群　76
Rh型　24
SR終末槽　59
T管(系)　52,54,58,65,73
T波　76
Z線　54
Z膜　54

| 人 体 生 理 学 | 定価はカバーに表示 |

2006年3月25日　初版第1刷
2018年1月20日　　　第10刷

<table>
<tr><td>著　者</td><td>黒浦柏河窪篠高丸</td><td>島野柳合田原井丸守</td><td>晨哲　康隆一良孝</td><td>汎盟誠明裕之章典洋</td></tr>
<tr><td>発行者</td><td colspan="3">朝　倉　誠　造</td></tr>
<tr><td>発行所</td><td colspan="3">株式会社　朝倉書店
東京都新宿区新小川町6-29
郵便番号　162-8707
電　話　03(3260)0141
ＦＡＸ　03(3260)0180
http://www.asakura.co.jp</td></tr>
</table>

〈検印省略〉

© 2006　〈無断複写・転載を禁ず〉　　　　　　　Printed in Korea

ISBN 978-4-254-33502-6　C 3047

JCOPY ＜(社)出版者著作権管理機構　委託出版物＞

本書の無断複写は著作権法上での例外を除き禁じられています．複写される場合は，そのつど事前に，(社)出版者著作権管理機構(電話 03-3513-6969，FAX 03-3513-6979，e-mail: info@jcopy.or.jp)の許諾を得てください．

有田秀穂・原田玲子著

コア・スタディ 人体の構造と機能

31086-3 C3047　　B 5 判 240頁 本体5600円

医学教育コアカリキュラムに則して，人体各器官の正常構造と機能を，わかりやすく解説。1テーマにつき，図表1頁と解説文1頁を見開き形式でまとめ，エッセンシャルな知識が要領よく得られる。医学部学生，医療関連学科学生に最適な書

玉川大 小島比呂志監訳

脳・神経科学の研究ガイド

10259-8 C3341　　B 5 判 264頁 本体5400円

神経科学の多様な研究(実験)方法を解説。全14章で各章は独立しており，実験法の原理と簡単な流れ，データ解釈の注意，詳細な参考文献を網羅した。学生・院生から最先端の研究者まで，神経科学の研究をサポートする便利なガイドブック。

日本再生医療学会監修
京大 山中伸弥・東大 中内啓光編
再生医療叢書1

幹 細 胞

36071-4 C3347　　A 5 判 212頁 本体3500円

移植などに頼ることなく疾病のある部位を根本から治療し再生させる再生医療にとり，幹細胞研究はその根幹をなしている。本書は，幹細胞研究の世界的な研究者たちにより編集・執筆され，今後の幹細胞研究に不可欠な最先端の成果を集めた。

日本再生医療学会監修
東京女子医大 岡野光夫・東京女子医大 大和雅之編
再生医療叢書2

組 織 工 学

36072-1 C3347　　A 5 判 196頁 本体3500円

失われた組織を再生する際に，移植に必要となる新たな組織・臓器を，高分子や各種の細胞から培養し作り上げるための技術が必要となる。本書は移植手術で，数々の成功を収めている細胞シートの第一人者の編集により，その技術を紹介する。

日本再生医療学会監修
阪大 澤 芳樹・東京女子医大 清水達也編
再生医療叢書3

循 環 器

36073-8 C3347　　A 5 判 184頁 本体3500円

かつては困難をきわめた心臓手術も，細胞シートなど，組織工学の驚異的発展により，目覚ましい進歩を遂げ，手術を成功させつつある。本書は，心臓や血管，弁などの循環器系臓器を再生する最先端の技術を，実績ある執筆者たちが紹介する。

日本再生医療学会監修
阪大 西田幸二・理研 高橋政代編
再生医療叢書4

上 皮 ・ 感 覚 器

36074-5 C3347　　A 5 判 232頁 本体3500円

ヒトに外部のさまざまな情報をもたらす視覚や聴覚などの感覚器，そして皮膚などの上皮の特異な構造を明らかにし，その疾患例と再生のための手法を，移植手術などで数多くの成功を収めてきた研究者たちの編集・執筆によりその技術を紹介。

日本再生医療学会監修
福島県立医大 後藤満一・東京女子医大 大橋一夫編
再生医療叢書5

代 謝 系 臓 器

36075-2 C3347　　A 5 判 212頁 本体3500円

代謝系臓器(膵臓，肝臓，腎臓)のさまざまな疾病と，その臓器をES細胞やiPS細胞などを使って拒絶反応を起こさない方法で，根本から治療・再生する先端的な手法を，治療に携わる医師のみならず学生にもわかりやすく解説する。

日本再生医療学会監修
武庫川女大 脇谷滋之・東大 鄭 雄一編
再生医療叢書6

骨 格 系

36076-9 C3347　　A 5 判 200頁 本体3500円

軟骨や骨などの骨格系を再生するためには，医学のみではなくさまざまな工学技術も要求されてくる。本書は，軟骨・骨・骨格筋・半月板などの骨格系臓器を，多能性幹細胞などの最先端の技術を使って再生しようとする試みを紹介する。

日本再生医療学会監修
慶大 岡野栄之・東北大 出澤真理編
再生医療叢書7

神 経 系

36077-6 C3347　　A 5 判 208頁 本体3500円

事故で脊髄を損傷した場合，生涯，車椅子での生活を余儀なくされると思われてきた。しかし，神経や脳も幹細胞やニューロンの研究により，再生・回復への道が見えはじめてきている。本書は，神経系についての最先端の再生医療を紹介する。

日本再生医療学会監修
名大 上田 実・長崎大 朝比奈泉編
再生医療叢書8

歯 学 系

36078-3 C3347　　A 5 判 208頁 本体3500円

歯を中心とした口腔，顎骨や周りの神経などを，ES細胞やiPS細胞など，これまでの治療とは，まったく異なる手法で拒絶反応を起こすことなく再生する。その先端的な手法を，歯科医のみならず学生にもわかりやすく解説する。

国際医療福祉大 矢﨑義雄総編集

内 科 学 （第10版）

32260-6 C3047　　B 5 判 2548頁 本体29000円
32261-3 C3047　　B 5 判 (4分冊) 本体29000円

「朝倉内科」節目の大改訂10版。図表はさらに読み取りやすく印象に残るデザインに刷新。本文と図表の対応も一目瞭然で調べやすくなった。国家試験出題基準を満たすとともに，各論にはこの数年における進展や発見をまとめた「新しい展開」をもうけた。さらには，乳腺疾患や子宮癌等の婦人科系疾患，災害・避難生活における疾患も新たに追加し，内科医に要求される守備範囲の広さに応えた。携帯に便利な分冊版には，各巻に総索引をつけ，常に全体像が見えるよう工夫した。

上記価格（税別）は 2017年 12月現在